全国高等中医药院校"十三五"规划教材

U0746454

推拿学研究进展

（供针灸推拿、康复等专业研究生和推拿专业人员用）

主　编　吕　明

副主编　顾一煌　窦思东　王继红　黄锦军
　　　　李进龙　魏玉龙　张　玮　曹　锐

编　者　（以姓氏笔画为序）

王　乙（长春中医药大学）	王卫刚（陕西中医药大学）
王晓东（浙江中医药大学）	王海宽（广州中医药大学）
王继红（广州中医药大学）	井夫杰（山东中医药大学）
吕　明（长春中医药大学）	吕立江（浙江中医药大学）
刘　波（黑龙江中医药大学）	刘　鹏（长春中医药大学）
齐凤军（湖北中医药大学）	纪　清（上海中医药大学）
李　武（湖南中医药大学）	李　洁（河北中医学院）
李守栋（南京中医药大学）	李进龙（河北中医学院）
李宝岩（辽宁中医药大学）	汪　莹（重庆医科大学中医药学院）
张　玮（江西中医药大学）	陈红亮（河南中医药大学）
范宏元（贵阳中医学院）	赵红义（天津中医药大学）
袁海光（陕西中医药大学）	顾一煌（南京中医药大学）
徐　飙（南京中医药大学）	黄锦军（广西中医药大学）
曹　锐（辽宁中医药大学）	阎博华（成都中医药大学）
彭　亮（湖南中医药大学）	董有康（云南中医学院）
窦思东（福建中医药大学）	翟　伟（天津中医药大学）
樊　云（湖北中医药大学）	魏玉龙（北京中医药大学）

学术秘书　王卫刚（兼）

中国健康传媒集团
中国医药科技出版社

内 容 提 要

　　本书为全国高等中医药院校"十三五"规划教材。全书分上下两篇，上篇为基础篇，主要介绍了推拿作用机制研究进展、推拿功法研究进展、推拿手法研究进展；下篇为治疗篇，主要介绍了推拿治疗骨伤病研究进展、推拿治疗内科病研究进展、推拿治疗妇科病研究进展、推拿治疗儿科病研究进展、推拿治疗五官科病研究进展等内容。本教材突出中医特色，力求全面、系统地反映近年来推拿学发展的最新研究成果，有助于推拿学科的发展。

　　本教材主要供针灸推拿、康复等专业研究生使用，也可供从事推拿教学、临床、科研的专业人员以及广大的推拿爱好者参考使用。

图书在版编目（CIP）数据

　推拿学研究进展/吕明主编 . —北京：中国医药科技出版社，2018.12
　全国高等中医药院校"十三五"规划教材
　ISBN 978 - 7 - 5214 - 0555 - 2

　Ⅰ . ①推… Ⅱ . ①吕… Ⅲ . ①推拿 - 中医学院 - 教材 Ⅳ . ①R244.1

中国版本图书馆 CIP 数据核字（2018）第 258672 号

美术编辑　陈君杞
版式设计　张 璐

出版　**中国健康传媒集团** | 中国医药科技出版社
地址　北京市海淀区文慧园北路甲 22 号
邮编　100082
电话　发行：010 - 62227427　邮购：010 - 62236938
网址　www. cmstp. com
规格　787 × 1092mm $^1/_{16}$
印张　13
字数　258 千字
版次　2018 年 12 月第 1 版
印次　2018 年 12 月第 1 次印刷
印刷　三河市双峰印刷装订有限公司
经销　全国各地新华书店
书号　ISBN 978 - 7 - 5214 - 0555 - 2
定价　**35. 00 元**

编写说明

本教材为全国高等中医药院校"十三五"规划教材，是由长春中医药大学、南京中医药大学、广州中医药大学、河北中医学院、上海中医药大学、江西中医药大学、辽宁中医药大学等20多所中医药院校的30多位推拿专家，遵循"科学、先进、实用、系统、高质量"的原则集体编写的。推拿学研究进展是针灸推拿、康复等专业研究生的主干课程，为了更好地适应全国高等中医药院校教育教学改革和发展的需要，经认真调研，确立了本教材的编写内容。本教材主要供针灸推拿、康复等专业研究生使用，也可供从事推拿教学、临床、科研的专业人员以及广大的推拿爱好者参考使用。

本教材与时俱进，适应21世纪高素质人才培养的需要，突出中医特色，力求全面、系统地反映近年来推拿学发展的最新研究成果，有助于推拿学科的发展。

本教材具有很高的实用价值，在内容上重点突出了两方面的内容，即近年来疗效好的推拿治疗方法和有所创新的理论。

本教材由上、下两篇共八章组成。上篇为基础篇，包括第一章至第三章，主要介绍了推拿作用机制研究进展、推拿功法研究进展、推拿手法研究进展；下篇为治疗篇，包括第四章至第八章，主要介绍了推拿治疗骨伤科病研究进展、推拿治疗内科病研究进展、推拿治疗妇科病研究进展、推拿治疗儿科病研究进展、推拿治疗五官科病研究进展。教材的第一章，由汪莹、吕立江、李宝岩编写；第二章，由樊云、顾一煌编写；第三章，由顾一煌、王继红、纪清、曹锐编写；第四章，由李进龙、翟伟、窦思东、纪清、张玮、黄锦军、王卫刚、李守栋、范宏元、袁海光、彭亮、樊云、陈红亮、王晓东、李武、徐飚编写；第五章，由齐凤军、吕明、王继红、翟伟、阎博华、王乙、刘鹏、李洁、李武编写；第六章，由窦思东、吕明、魏玉龙、王海宽编写；第七章，由井夫杰、刘波、陈红亮、范宏元、李洁、赵红义、徐飚编写；第八章，由纪清、王卫刚、董有康编写。

在编写过程中，我们始终牢固树立"精品意识""质量意识"，精心设计、精心编写、层层把关，反复修改，但由于水平有限，不足之处在所难免，希望广大师生在使用过程中提出宝贵意见，以便我们今后进一步修订提高。

编　者

2018年10月

目 录

上篇 基础篇

下篇 治疗篇

上 篇

基础篇

第一章 推拿作用机制研究进展

一、推拿对肌肉骨骼系统的作用及机制

肌肉骨骼系统疾病是推拿疗法的主要适应证。

(一)推拿对肌肉的作用及机制

1. 改善肌肉的营养代谢

推拿手法可以促进血液、淋巴等体液的循环,使肌肉得到充分的氧及营养物质,促进代谢产物的排放,减少自由基的生成,提高肌肉的活力和耐受力。

2. 修复肌肉组织

推拿手法可将断裂的组织抚顺理直,使断面吻合,有利于减轻疼痛。研究表明,适宜的推拿可以促进损伤部位新生毛细血管的形成和肉芽组织成熟,松解组织黏连,减轻增生,促进肌肉的组织修复和生物力学功能恢复。手法治疗后,肌球蛋白重链MHC-Ⅱ亚型在1周、2周时明显升高,MHC-Ⅰ亚型在3周、1个月、2个月时明显升高,说明推拿手法可早期促进肌纤维恢复,以改善失神经支配后骨骼肌的结构形态,促进骨骼肌再生修复。

3. 解除肌肉痉挛

肌肉痉挛是一种自然的保护机制,但持久的肌肉痉挛可挤压穿行于其间的神经血管,形成新的疼痛源。推拿解除肌肉痉挛的机制为镇静止痛、解痉止痛、消肿止痛及活血止痛。有研究发现,采用委中、承筋、承山、昆仑等穴位推拿法治疗下肢肌肉痉挛,具有疗效显著、操作简单、安全可靠的特点。

4. 促进炎症介质的分解稀释

推拿活血化瘀的作用可使局部肿胀减轻,降低组织间的压力,消除神经末梢的刺激,而使疼痛消失,有利于水肿、血肿的吸收,促进肌肉功能恢复。

(二)推拿对骨骼的作用及机制

1. 推拿对脊柱曲度及脊柱节段三维空间位置的影响

推拿手法是治疗脊柱退变性疾病的常见有效方法,在对脊柱软组织力学性能进行放松和恢复的基础上,运用脊柱微调手法对失稳关节进行调整,使脊柱曲度和脊柱节段三维空间位置尽可能恢复到正常解剖位置,这可能是推拿手法的另一作用机制。

在观察手法对颈椎病患者治疗前后影像学变化情况的研究中发现,推拿组患者治疗后颈椎不稳病例数和不稳节段数均显著减少,颈椎病患者经推拿手法治疗后颈椎节段稳定性与治疗前相比显著增加($P < 0.05$);在观察脊柱微调手法对神经根型颈椎病的颈椎曲度影响的试验中发现,脊柱微调手法组颈椎病患者治疗前后的颈椎曲度改善程度有显著差异($P < 0.05$),且优于牵引治疗组;在探讨推拿手法对颈椎病患者颈椎节段三维空间位置影响的研究中发现,松解手法联合调整关节手法对颈椎病患者颈椎

的三维空间角度（X 轴、Y 轴、Z 轴）有显著改变的作用（$P < 0.05$）。有研究采用 Borden 氏测量法发现，益脑推拿法可改善颈椎生理曲度，且优于传统推拿。

在研究推拿对腰椎间盘突出症（腰突症）患者腰椎曲度影响的试验中发现，推拿治疗腰椎间盘突出症患者前后的腰椎曲度比较，差异显著（$P < 0.05$）。应用 ITK 重建软件重建腰椎椎体并进行有限元分析，比较理筋手法与理筋手法加调整手法（理调手法）干预前后腰椎椎体三维位移变化情况。结果腰突症患者推拿手法治疗后 L_{1-5} 各椎体的空间位置发生了一定改变。理筋手法组 L_{1-5} 各节段三维角位移与正常组相比，均呈现大于正常组的趋势。说明理调手法比理筋手法更能调整失稳或退变节段的空间位置，使腰椎椎体产生水平及旋转移位，而非上下移位，对纠正腰椎"骨错缝"产生重要作用。

上述研究结果提示，在推拿理筋手法放松脊柱肌群作用的基础上，推拿调整手法能够调整失稳关节的位置，改善脊柱生理曲度，恢复脊柱的正常功能。

2. 推拿对椎间孔的影响

颈椎椎间孔是由相邻脊椎的椎弓根上下切迹相对构成的骨性管道，呈漏斗型。如钩椎关节有骨质增生，则表现为椎间孔变形变小。

椎间孔狭窄除了钩椎关节和关节突关节增生及椎间盘退行性改变以外，关节位置异常也是重要因素。推拿治疗可通过纠正骨错缝，以纠正小关节位置，减轻临床疼痛症状，舒缓肌肉紧张程度，改善椎体间的骨关节应力关系，从而使椎体上下钩椎关节和关节突关节的解剖关系发生轻微改变。椎间孔的前后径与上下关节突的位置关系非常密切，虽然骨质增生是不可逆转的，但推拿治疗后上下关节突的复位将增大前后径。

腰椎改良斜扳法可看作是旋转斜扳类手法和拔伸牵引类手法相结合的一种尝试，在脊柱失稳的状态下使一侧小关节发生位移，改善突出物和神经根的关系。此法强调医患配合，在充分的腰部牵拉力、旋转力和杠杆原理作用下，通过调整上位下肢屈髋幅度使病变节段处于扳动的支点而起到定位作用，其作用力使腰椎的组织结构处于同轴位置，所以能用较轻的力扳动支点而进行调整，提高了临床的可操控性和安全性。

在推拿治疗前后，狭窄椎间孔的平均前后径，左侧 C_{2-3}、C_{4-5}、C_{6-7} 椎间孔的上下径，左侧 C_{5-6} 椎间孔前后径，右侧 C_{4-5}、C_{5-6} 椎间孔的前后径，C_{5-6} 椎间孔上下径均有显著变化。说明推拿治疗可以改善椎间孔大小，改善神经根型颈椎病的症状，从而达到治疗目的。

现代生物力学理论认为：脊柱的稳定性和生理运动是在静力平衡的基础上，依靠肌肉运动的动力平衡作用实现的；脊柱退化性疾病的发生是脊柱动静力平衡失衡的结果。中医学对于脊柱退化性疾病的描述与现代生物力学对脊柱退化性疾病功能病理的认识具有一致性。中医学"筋骨失衡"理论认为经筋与骨是一对矛盾的统一体，脊柱退化性疾病的发生是"筋出槽"和"骨错缝"共同作用的结果。推拿疗法非常重视筋和骨之间的关系，认为"筋骨失衡，以筋为先"，着眼于通过推拿手法重建脊柱动静力平衡系统，恢复脊柱的生物力学平衡。

（三）不同推拿手法对肌肉、骨骼产生不同的作用

推拿手法直接作用所涉及的组织层次，是推拿产生疗效的关键。不同推拿手法针对不同层次的肌肉软组织起作用，所以在治疗时应选择有效的手法组合，手法作用分层递进，以达到最佳疗效。按揉法作用于浅层、中层软组织，㨰法可达到中深层肌肉软组织，弹拨法能作用于深层的肌肉软组织。这样的手法组合，对各层次的肌肉软组织皆能起到有效的松解作用，为进一步的调整手法打下良好基础。擦法直接作用于肌肤表层，可作为最后的整理结束手法。另外，不管是脊柱定点旋转复位法还是斜扳法，均存在剪切力、扭转力和牵拉力的复合作用。腰椎改良斜扳法可以看作是旋转斜扳类手法与拔伸牵引类手法相结合的一种尝试，在脊柱失稳时，使一侧小关节发生位移，改善突出物和神经根的关系。其强调医患配合，在充分的腰部牵拉力、旋转力与杠杆原理作用下，通过调整上位下肢屈髋幅度，使病变节段处于扳动的支点，从而起到定位作用，其作用力使腰椎的组织结构处于同轴位置，因此能用较轻的力扳动支点而进行调整，提高临床的可操控性和安全性。

（汪　莹）

二、推拿镇痛机制

在临床治疗中，推拿可以用于治疗多种疼痛性疾病，如软组织损伤性疼痛、脊柱病相关性疼痛、神经性疼痛、炎性疼痛、癌症晚期疼痛等，其机制可能与以下几个方面有关。

（一）"通""荣"止痛

"气血不通"和"气血不荣"是中医痛症发生的主要原因。"不通则痛"多为"实痛"，"不荣则痛"多为"虚痛"。推拿镇痛，针对"不通"或"不荣"或其他临床症状，辨证论治，通过推、拿、点、按、揉、摩等推拿手法局部取穴和远道取穴，以指代针，或"通"或"荣"，从而达到止痛之作用；另外，推拿手法可以产热，产生的热效应具有止痛之功效。正如《素问·举痛论》中所言："按之则热气至，热气至则痛止矣。"《素问·举痛论》有记载："寒气客于肠胃之间，膜原之下，血不得散，小络急引故痛，按之则血气散，故痛止。"《医宗金鉴·正骨心法要旨》中也提出骨科疾患，"因跌扑闪失，以至骨缝开错，气血瘀滞，以肿为痛，宜用按摩法。按其经络以通郁闭之气，摩其壅聚，以散瘀结之肿，其患可愈。"说明推拿具有行气活血、通络止痛的功效。

（二）外周水平调节机制

人体内存在兴奋性神经递质和抑制性神经递质，相互协同，共同调节疼痛信号的传导。调节疼痛的兴奋性神经递质主要有 5-羟色胺（5-HT）、乙酰胆碱（ACH）及儿茶酚胺（CA）等；抑制性神经递质主要有 β-内啡肽（β-EP）与 γ-氨基丁酸（GABA）等。人体受到伤害性刺激时，兴奋性神经递质水平升高，痛敏增加；与之相反，抑制性神经递质含量下降，疼痛加剧。提示疼痛可能与这两类神经递质失调有关。

运用"通法"推拿干预急性痛风性关节炎大鼠，发现推拿手法可有效抑制急性痛风性关节炎大鼠外周疼痛介质钾离子（K^+）、多巴胺（DA）与去甲肾上腺素（NE）

的释放。观察推拿对软组织损伤家兔的实验中，软组织损伤家兔外周血液中 β - EP 含量低于正常组，而 5 - HT 含量高于正常组，经推拿治疗后，软组织损伤家兔外周血液中 β - EP、5 - HT 含量都接近正常水平，表明推拿对参与镇痛的神经递质 β - EP 和 5 - HT 具有双向调节作用。有研究用推挽灌流法直接动态观察家兔中脑导水管周围灰质（PAG）灌流液中 β - 内啡肽（β - END）及单胺类物质的释放变化，并且设立轻、重手法对照组，发现轻手法和重手法均可以提高家兔的痛阈，不过两者的镇痛机制存在差异。推拿重手法镇痛时，NE、DA 及 3，4 - 二羟基苯乙酸（DOPAC）含量皆明显下降，β - EP 含量也有所下降；推拿轻手法镇痛时，PAG 灌流液中 β - EP 含量升高，NE、DA 及其代谢产物 DOPAC 含量皆下降。观察推拿手法对实验性类风湿关节炎（RA）家兔疼痛影响的结果表明，推拿手法使家兔的痛阈与 β - EP 含量升高，使 CCK - 8 的含量向正常水平恢复，提示推拿手法的中枢作用机制可能与内源性阿片肽 β - EP 的大量释放及促使 CCK - 8 含量向正常水平的恢复有关。另有研究发现，以痛为腧按揉法对发作期腰椎间盘突出症所致的腰腿痛有镇痛作用，且经治疗后，压痛点治疗组的腰椎间盘突出症患者血 β - EP 含量明显高于斜扳法对照组，血 P 物质水平明显低于治疗前。研究 GABA 与 N - 乙酰 - L - 半胱氨酸 NAc 在痛觉调制中的作用时，采用静脉注射，电脉冲强刺激坐骨神经作为伤害性痛刺激，其结果提示：外源性 GABA 可使正常大鼠 NAc 中痛反应神经元对伤害性刺激的反应减弱，表现即为镇痛效应，且 GABA 的这种镇痛作用主要是通过 γ - 氨基丁酸受体（GABAA）介导的。

（三）脊髓水平调节机制

脊髓是中枢神经系统的低级中枢，作为痛觉信息加工、处理和译释的第一站，是一个疼痛反射中枢。疼痛信息或伤害性信息经脊髓后根传入到脊髓，再经脊髓的初步整理与分析，一方面继续上升至脑的不同节段，另一方面则经传出神经到肌肉、腺体等效应器，完成简单的初级反应。同时，大量的特异性伤害性神经元存在于脊髓背角Ⅴ层。脊髓节段性抑制的研究表明脊髓水平的 γ - 氨基丁酸、阿片肽与 P 物质，皆不同程度地参与了突触前抑制和突触后抑制，继而产生镇痛效应。临床上运用华佗夹脊、局部取穴、邻近取穴和背俞穴治疗内脏痛，这可能是其神经生物学机制。

根据经典的闸门镇痛学说进行分析，脊髓水平推拿镇痛的机制可能是通过兴奋较粗的 A 类纤维，并使其传入的信息部分抑制 A 类与 C 类纤维共同投射的感觉传递纤维，就像关闭了痛觉传递的闸门，在脊髓水平就直接抑制疼痛信号传导，起到镇痛作用。

（四）脊髓上中枢水平调节机制

在研究按揉环跳穴对神经痛大鼠的镇痛效应及其中枢机制中，运用"以痛为腧"推拿方法治疗神经痛大鼠，发现推拿具有较明显的即刻和累积的镇痛作用；推拿治疗神经痛的中枢机制与杏仁核的相关性比与中脑导水管周围灰质（PAG）更密切。应用脑功能核磁共振（fMRI）技术，观察 5 例腰椎间盘突出症患者按揉左侧委中穴前后脑功能区的激活和抑制情况。按揉委中穴后，一方面引起左杏仁核、左伏隔核和左、右下丘脑信号升高（$P < 0.05$）；另一方面引起左前扣带回信号降低（$P < 0.05$）。提示在疼痛处（委中穴）按揉，可同时影响疼痛回路和愉悦回路。国外有研究小组发现疼痛

和愉悦可能是 2 种超出所有人想象的类似的感觉,疼痛和愉悦经常刺激着大脑中同样的部位,这表明大脑对于疼痛和愉悦的调控有着共同的形态学基础。提示可能存在着一个评价疼痛刺激和愉悦刺激的共享的神经体系。

(五) 心理性机制

人们感到疼痛时,会立刻用手来按抚疼痛之处以缓解其不适,这是一种本能而又常见的本体反应。在推拿临床上,通常会发现患慢性痛证的患者大多"喜按"痛处,尤其是运用推拿手法治疗慢性痛患者时,能明显缓解其疼痛,同时患者具有明显的舒适感。另外,根据国外研究发现,脑内可能存在着一个评价疼痛刺激和愉悦刺激的共享的神经体系,推拿镇痛的心理性机制可能与推拿激活脑内的愉悦环路与镇痛环路,降低致痛性神经递质,提高抑痛性神经递质,阻滞疼痛信号的传导,从而产生舒适感有关。但是,这种舒适感通常需要依靠推拿治疗加以维持,并随着推拿治疗次数的增加,心理依赖感逐渐增强。

(汪　莹)

三、推拿对神经系统的作用及机制

推拿对神经系统具有一定调节作用,作用机制十分复杂,有研究认为其治疗效应可能是机械力刺激、疼痛感以及接触时的温度传递三者共同作用的结果。推拿把适宜的机械力刺激作用于人体体表的特定部位,引起该部位的皮肤或者深层组织感受器的变化,继而将机械力的刺激转化为电信号,以神经冲动的形式经传入纤维到达中枢神经系统,且在神经系统发生复杂的电学变化和化学变化,借助于神经 - 内分泌 - 免疫三大系统发挥其调节与治疗作用。

(一) 对中枢神经系统的影响

推拿可改善脑电图、脑血流。有研究发现,中等压力的推拿可以降低患者的心律,使其脑电图 δ 波活动增加、α 及 β 波活动减少,而轻度压力的推拿则使脑电图 δ 波活动降低、β 波活动增加,患者心率加快,产生觉醒反应。利用单光子发射计算机断层扫描技术观察颈椎推拿后患者脑血流的变化,结果发现,在推拿后小脑的一个区域(头颅空间坐标定位 x, y, z 轴: -42, -48, -24) 出现局灶性脑血流下降。

推拿可能影响大脑皮质感觉运动整合。有研究用脊柱推拿手法干预反复颈痛发作的患者,发现推拿后顶叶 N20 与额叶 N30 的体感诱发电位波幅显著降低,在推拿干预后这种变化平均持续 20 分钟,提示脊柱推拿可能会改变大脑皮质感觉运动整合。有研究通过单、双脉冲经颅磁刺激仪观察颈椎推拿对大脑皮质的抑制与易化作用,发现颈椎推拿后,大脑皮质的易化程度在短时间内增加,与此同时,大脑皮质对下运动神经元的抑制作用降低,拇外展短肌的刺激反应时间缩短,拇长伸肌的刺激反应时间延长。提示颈椎推拿可能改变了特定的中枢神经处理过程中皮质运动的易化与抑制作用。在研究中还发现,颈椎推拿后,皮质 P22 - N30 体感诱发电位的 MU/M + U 的值显著下降(P22 - N30 体感诱发电位的变化是因为对双向输入信号抑制能力的增加所致),同时,脊柱推拿后相同皮质（P22 - N30）的体感诱发电位峰值 MU 振幅也明显下降，提示颈椎推拿可能改变了大脑皮质对躯体感觉输入信息的整合。在同一研究中，研究者还观察了脊柱推拿对功能训练造成的躯体感觉输入信号的影响，结果显示，如果受试者只进行功能训练（20 分钟反复打字），则其双侧皮质（N20 - P25 和 P22 - N30）的体感诱发电位 MU/M + U 值显著升高，但在训练前接受脊柱推拿者未出现上述现象，相反地，皮质 P22 - N30 体感诱发电位 MU/M + U 值显著降低，提示颈椎脊柱推拿可能不仅改变了躯体感觉输入信息的整合，而且也改变了中枢神经系统对功能训练的反应方式。

对颈椎病慢性疼痛的患者进行推拿治疗，于治疗前后予以颈椎病量表评估，并采用磁共振仪采集静息态脑功能磁共振数据，应用独立成分分析提取出默认网络，采用支持向量机算法，找出对区分治疗前后的 DMN 最有意义的脑区，对这些区域与临床量表的相关性进行分析。结果提示，与病情呈正相关的脑区有左侧额下回三角区、左额中回眶部、左舌回和右侧楔前叶；与病情呈负相关的脑区有左侧直回、双侧中央后回、右侧额上回、右顶下回。说明推拿手法治疗可能通过调整患者的默认网络，增强默认网络与感觉和执行相关皮层的连接，抑制其与认知、视觉及记忆皮层的联系而改善临床症状。

脊柱推拿能够显著提高患者对机械性刺激的痛阈，提高交感神经的兴奋性，但脊柱推拿对热刺激的痛阈并无影响，提示脊柱推拿可能是通过激活第三脑室周围灰质背侧（dPAG）下行痛觉传导通路而发挥镇痛作用的。

另有研究以腹部诸穴和头部百会、风府两穴组方，通过特有的推拿手法治疗肝郁气滞型广泛性焦虑症患者，表明此组方具有疏肝行气、调神解郁的治疗作用。

（二）对周围神经系统的影响

推拿对治疗周围神经损伤具有良好的疗效，尤其是对神经根、神经干的受压有明显的治疗作用，从而对周围神经及神经所支配的血管肌肉产生调节作用。疗效主要表现在感觉与运动障碍的恢复、提高肌力、逆转肌肉萎缩等方面。最具有代表性的是推拿治疗神经根型颈椎病和腰椎间盘突出症。

有研究者通过脊柱微调手法对患者软组织实施松解手法，改善颈椎病患者颈肩部的肌肉群力学性能，进而缓解甚至消除患者颈部疼痛等临床症状，纠正颈椎关节移位，改善甚至恢复患者颈椎正常曲度，减轻前柱压应力，进而改善患者颈椎间盘突出情况，重建颈椎静力平衡。颈椎静力平衡重建后，神经根张力恢复，神经、脊髓的供血情况得以改善，使神经根周围压迫得以缓解，同时也促进颈部的血液循环，降低炎性反应和促进炎性因子的吸收，使临床症状缓解或治愈。且脊柱微调手法运用于神经根型颈椎病的最大优势在于能直接作用于脊柱病变节段上下椎的棘突、横突和椎间小关节，调整不正常的脊椎序列，并且不干扰其他节段的稳定性。

临床观察发现，循经点穴配合旋转手法可治疗腰椎间盘突出症，其机制在于点穴推拿可刺激病变部位周围骶棘肌、髂肌、大腿内收肌，促进血液循环，改善神经组织缺氧，缓解肌肉、肌腱痉挛，协调脊柱力学平衡。同时，点压病变部和旋转腰部，可使转位椎体回位，消除侧弯，恢复力学平衡关系，促进突出间盘髓核回位或者变动位置，从而消除或缓解对神经根的压迫和刺激。

（三）对躯体神经系统的影响

有研究采用推拿手法模拟仪定性、定量模拟手法，对坐骨神经损伤模型大鼠进行干预。观察到推拿治疗后，大鼠的斜板试验与光热耐痛阈行为学改善；髓鞘结构大多数趋完整态，空泡状缺损减少；轴索无明显肿胀，雪旺细胞部分空泡化或线粒体水肿减少；有髓神经的髓鞘厚度和轴突直径均有明显恢复，逐渐接近正常水平。提示推拿治疗可明显促进坐骨神经损伤大鼠坐骨神经纤维髓鞘的再生，轴索的恢复，减轻雪旺细胞胞质和线粒体的水肿，对周围神经损伤后超微结构的修复和再生有明显的促进作用。

另有研究观察，经机械振动推拿治疗后，下颌下腺内源性神经生长因子单位浓度增加，神经髓壳及患肢肌肉明显恢复，说明机械振动推拿治疗能有效防治肌肉萎缩，促进大鼠下颌下腺神经生长因子的分泌，加速受伤臂丛神经根的修复。

临床观察针灸推拿治疗，可以舒筋通络、活血化瘀、温经散寒，改善局部血供，消除局部炎性反应，从而有效地降低腕管的内压，解除正中神经压迫，改善神经的营养，促进神经功能的恢复，消除神经症状。

（四）对自主神经系统的影响

颈部脊柱推拿对自主神经系统功能具有调节作用。有研究通过对成年健康男性颈部进行推拿操作，触压双侧颈椎横突（C_{2-5}水平）、左右旋转与扳法，以心率及心率变异性的改变为指标，观察推拿前后自主神经系统紧张性的改变。结果发现，推拿后，心率显著降低（R-R间期延长），时域分析中 SDNN 与频域分析中总功率谱均显著性增加，提示迷走性张力增高，说明颈部脊柱推拿可调节自主神经系统张力，推拿方法可治疗心血管疾病如心律失常。

另外，推拿手法对于脊髓型颈椎病自主神经紊乱导致的头部症状、消化系统功能障碍、泌尿系统功能障碍及咽部症状均有缓解作用。

（汪　莹）

四、推拿对循环系统的作用及机制

推拿对于循环系统的作用及机制，既可以从宏观角度分析其对心脏、血管等方面影响的总体情况，还可以从微观角度分析其对血液成分，相关细胞、组织等方面影响的详细情况。

（一）对心脏的影响

心脏作为循环系统的动力源和核心结构，推拿对心脏及其附属组织都有明显的调节作用。

1. 对心脏泵血功能的影响

当发生急性心脏疾病或由于其他原因引起心脏骤停时，为了防止心脏停止跳动4～

6 分钟后，造成大脑和其他重要组织器官因严重缺血、缺氧而产生不可逆性的损害，可基于"胸腔泵原理"，采取心肺复苏操作，即进行以按压类推拿手法为主的胸外心脏按摩操作。反复有节律的按压，能够使心脏内的血液流入动脉血管，而当压力撤掉时，借助肋骨的弹性以及心脏本身具有的弹力，可使胸骨恢复原位、心脏各腔室重新舒张，静脉血可流入心房、心室，加强心脏的泵血功能。使脑、心等重要器官及时得到充分的血液供应，加强代谢产物的排出，使骤停的心脏得以复苏。此过程中，用微循环显微镜直接观察眼球结膜微循环（BCM）的动态变化，同时与动脉压力（AP）传感器测试结合，可以观察到：细静脉粒摆流→细动脉出现→细静脉向心性缓流→粒流→粒线流→微循环重建，复苏成功。

如果长时间胸外心脏按摩无效，或者已经有开放性胸部损伤，胸部损伤严重，出现心包填塞等，为了保证心脏能够泵血，可以单纯基于"心脏泵原理"，直接采取胸内心脏按摩的方法，使心脏复跳。

2. 对冠状动脉的影响

通过按揉肺俞、厥阴俞、心俞、膈俞等背部腧穴，巨阙、膻中等胸部腧穴，以及内关、大陵、神门等上肢穴位，可以调节自主神经系统活动，使局部紧张程度下降，使心脏做功减少，耗氧量也随之降低，提高左心室收缩力，心肌舒张期延长，冠状动脉的血液供应得以保障，为心肌提供充足血氧，并形成良性循环，使心电逐渐趋于正常、房性早搏消失，及时缓解心绞痛、缺血性心力衰竭等症状。

3. 对心肌的作用

推拿操作于相关穴位，能够提高心肌 $Na^+ - K^+ - ATP$ 酶活性，以保证能量的生成及 ATP 的利用，维持心肌细胞的稳定。另外，可以提高心肌乳酸脱氢酶（LDH）的活性，减少缺氧造成的乳酸堆积及其对机体所带来的损害。舒张期延长的同时，收缩期也随之延长，血液灌注量随之增多，加强心肌的血氧代谢，改善心肌缺血，提高心功能。

4. 对心率、心律的影响

由于心率、心律与机体状态等因素有密切联系，所以根据不同机体状态，选择合适的推拿手法和刺激部位，可有效发挥出推拿对心率、心律的双向良性调整作用。如按揉内关、心俞、厥阴俞等穴位以及对颈部局部进行推拿操作，可以通过调节自主神经总体功能，包括交感神经和迷走神经的兴奋性、抑制性，使其恢复平衡，改善心功能、增强冠脉血流量、激活垂体－肾上腺皮质系统的体液因子，从而达到纠正心律失常的作用。随着心律逐渐恢复，心率也趋于正常。

5. 对心脏相关神经的调节

很多心脏疾病都源于自主神经的功能紊乱。推拿手法的机械刺激，对于相应部位进行操作，可对自主神经无论交感神经还是副交感神经都有良好的调节效果，调节整个神经系统兴奋与抑制的平衡，直接或间接地调整心血管功能。

研究表明，心脏局部受第 1~4（有时包括第 5）胸交感神经和迷走神经支配。捏脊等推拿手法可刺激脊神经根，使交感、副交感神经功能恢复协调。此外，背部肺俞、厥阴俞、心俞等穴位都在脊神经后支的内侧皮支或外侧支分布区，而且多是敏感点。心肌缺血缺氧在临床上表现的主要疼痛区是在左胸前 $T_{1\sim5}$ 的生皮节范围以及左上肢的内侧。推拿手法作用于上肢相关穴位，可以使局部紧张程度下降，其中内关穴区肌肉由人体正中神经支配，其纤维来自 $C_6 \sim T_1$，心脏支配神经节段为 $C_6 \sim T_{10}$，两者在 $C_6 \sim T_1$ 有交汇重叠。心脏和内关穴的神经纤维有部分来自脊神经和迷走神经节中的同一个神经元。内关与心脏之间既存在通过中枢的长反射，也存在着不依赖中枢神经系统的短反射，两者的联系途径主要是正中神经。对内关穴进行推拿操作即可调节心脏的自主神经，解决心脏相关疾病。

颈椎、胸椎脊柱局部平衡失调，造成相关交感神经和迷走神经受到压迫刺激，使其功能紊乱，间接影响受其支配的心脏功能，产生窦性心动过缓、心动过速、房性早搏等。推拿可以对颈部、胸部局部深层结构进行调整复位，矫正椎体序列，减小或消除异常压迫刺激，保证颈部神经不受干扰，功能正常发挥，恢复心率、心律和心肌功能，并对血压发挥良好的调节作用。

（二）对血管的影响

血管作为循环系统的组成部分，除毛细血管以外，血管壁均可分为内膜、中膜和外膜。当推拿手法作用于体表，力量传递到皮下，可使血管壁受到不同程度的压力，使局部压力增高，管内血液暂时性减少。根据血流动力学的原理，动脉局部因心脏输出血液的压力及血管壁弹性作用，使之压力增高。同时将局部传入神经的刺激信息传递至中枢，当力量减弱后，伴随传出神经返回的信息支配，及血管壁内膜、中膜和外膜自身的弹性纤维、弹性膜调节管径，使局部血液流量增多，压力加大，并快速向远端流去，血液循环得以促进，间接影响到全身循环系统。在肢体远端进行大范围操作，可以及时分散头部过多的供血，缓解颅内血压过高的情况。

1. 对颅内血液供应的影响

推拿手法直接作用于头部，刺激头皮神经末梢和头皮血管感受器以及颈部软组织内感受器，通过反射机制，交感神经紧张度降低，可使毛细血管扩张，解除椎动脉压迫，从而改善椎－基底动脉的血液供应和局部血液循环，使头部血流增加，改善大脑皮层兴奋性，脑的血液循环得到保障，从而改善大脑皮层缺氧状况，并且调节血压，因此对于防治新生儿缺氧缺血性脑病后遗症具有良好的疗效和优势。

研究发现，在头部、颈肩部相应穴位，脊柱及其他部位进行推拿操作，可即时改善缺血性中风恢复期患者大脑后动脉（PCA）、椎动脉（VA）和基底动脉（BA）的血流速度。能够更为有效地改善"上虚"型椎－基底动脉缺血性眩晕模型家兔椎－基底动脉及小脑后下动脉（PICA）血流速度，并延长眼震持续时间。同时提高脑血管的充盈度，提高脊髓局部供血量，改善中枢神经的血液供应。

推拿作用于颈部，可改善局部结构平衡，直接调节椎动脉穿行位置或间接调节支配其功能发挥的交感神经，使椎动脉供血功能恢复正常；还可直接作用于颈部的颈总动脉局部，对动脉窦进行有节奏的刺激，从而促使椎－基底动脉血液供应恢复正常，对颅内血液供应进行调节，缓解由此产生的头痛、眩晕、耳鸣等症状，并发挥出对心率和血压的重要调节作用。

2. 提高血管壁弹性

推拿手法作用于体表，产生的压力和摩擦力传递到皮下血管壁，使血管壁有节奏地收缩、舒张，可清除血管壁上的脂类物质，恢复血管壁弹性，减缓血管硬化速度。

3. 促进血管网重建

实验研究发现，切断后缝合的肌肉，经推拿操作后，使储备状态下的毛细血管更多地开放，横断面的毛细血管数量可增加 50 余倍，形成新的血管网，加强局部血液循环的恢复，加快肌肉组织修复。超声影像检测发现，推拿后有明显的功能性新生毛细血管形成、微循环重建，改善血液供应。

4. 对血液流变的影响

推拿产生的压力及热能使肌肉产生被动性收缩与舒张，并可降低肌肉紧张度，减轻局部血管外周压力，同时力量可直接作用于血管外壁，松弛血管的平滑肌，使血管内径扩充，减少血管内阻力，加强红细胞变形能力，降低血小板聚集率，提高血液流速，降低血液黏稠度，增加局部血流量。按压腹部时，可使腹腔内脏及下腔静脉受到挤压，促进静脉血液的回流。充分促进甲襞微循环，加快红细胞解聚，改善局部组织缺氧现象，并发挥出对血压的调节作用。

5. 对血管内分泌的影响

血管内皮细胞本身就是复杂的酶系统，能合成、分泌多种生物活性物质，通过推拿能促使血管部分细胞释放组织胺、类组织胺等血管活性物质引起血管扩张。对椎动脉型颈椎病患者进行推拿治疗后可使患者血液流变学的部分指标和收缩血管的血清内皮素（ET）水平明显下降（$P < 0.01$）；血清中舒张血管的 NO 水平明显上升（$P < 0.01$）。有效调节血管内皮细胞的内分泌功能。推拿对血管内 NO 释放进行调节的同时，能够使促进血管内皮舒张的舒张因子（EDRFs）发挥活性，并使其与之拮抗的收缩因子（EDCFs）之间的平衡得以调节。能明显放松血管平滑肌、舒张血管，双向良性调节血压，可使血压尽快恢复到正常状态。

实验证实，在针灸推拿等动态力学刺激下，可以调节血管舒缩物质的合成释放，使收缩血管的内皮素 - 1（ET - 1）减少，使扩张血管的前列环素 2（PGI_2）增加，可以同时促进血管扩张和抑制血栓形成，防止血管平滑肌增生，调节血液循环，减少瘀血产生。

（三）对血液的影响

1. 对血细胞成分的影响

推拿加快血流速度的同时，能够加快细胞流动速度，可使白细胞、红细胞及血小板总数增加，淋巴细胞比例增高，血清中补体效价及白细胞对细菌吞噬能力明显增高。

2. 对镇痛物质含量的影响

推拿治疗可使血清中 β - 内啡肽（β - EP）升高，血清中前列腺素 E2（PGE_2）降低；另外，推拿后血浆中儿茶酚氨（CA）、多巴胺（DA）含量均明显升高。对于疼痛有较好的镇痛治疗作用。

3. 对其他物质含量的影响

不同捏脊疗法能升高疳积患儿血清铁蛋白及尿淀粉酶、D – 木糖水平，升高血锌含量；使脾虚证家兔血清胃动素下降，血清 D – 木糖含量上升，有效改善肠道吸收功能。

电针配合推拿治疗对于血清中前列腺素 $F_{2\alpha}$（$PGF_{2\alpha}$ 及 β – EP 含量均具有一定的作用，β – EP 来源于垂体，是一类具有吗啡样活性的神经多肽，它受促肾上腺皮质激素释放因子（CRF）的调节，并受肾上腺的反馈调控，具有内源性镇痛作用，可有效治疗痛经。

（李宝岩）

五、推拿对呼吸系统的作用及机制

（一）对肺功能的影响

通过心肺复苏操作，进行胸部按压有效实现心脏功能恢复，加强自主循环的同时，可使肺的血流量增加，静脉侧的酸负荷不断地进入动脉侧，使动脉血 pH 值下降。静脉酸负荷的排出量亦随着肺血流量增加而提高。心搏骤停时终末潮气二氧化碳分压（PCO_2）较低，在有效心肺复苏治疗下，增加肺泡通气量，终末潮气 PCO_2 上升，反映出肺 CO_2 排出量增加。自主循环恢复后终末潮气 PCO_2 恢复正常，甚至短时间内超过正常，有效改善无氧代谢和乳酸中毒。

在新生儿围生期的临床复苏过程中，首选推拿患儿背部，能够降低窒息发生率，提高患儿的复苏成功率。其中背部推拿的复苏成功率可达到 90.0% 。

通过抚触的推拿操作于窒息儿非特定部位皮肤，给予感官温和的刺激，满足窒息儿情感上被关爱的需求，消除其孤独、焦虑、恐惧等不良情绪。通过对相关穴位的推拿，提高窒息儿呼吸、循环、消化功能，并使安静睡眠时间增加，促进食物的消化和吸收，从而使患儿体重迅速增加，提高免疫力、应激力、对外界的适应能力及神经行为能力，促进身心健康发育。

呼吸不单纯由胸腔内压力决定，有时候还与腹内压有关，当腹内压过高，可通过相关推拿手法配合调节，尤其对新生儿、早产儿呼吸方面十分重要，可及时在其腹部推拿，并且通过推拿手法实现人工排便的效果，缓解过高的腹内压，增加胸部容量，降低早产儿出生后出现呼吸暂停的频率。

（二）对肺通气量的影响

很多推拿手法，如拿揉颈项、揉肺俞、拿肩井、搓摩胁肋、按弦走搓摩等，可有效调节斜角肌、肋间内肌、肋间外肌、膈肌和肋间神经有效调节，增强呼吸作用的附属组织，提高胸腔内容量。推拿后肺活量变动绝对值超过 5% 人数和未进行推拿而肺活量变化绝对值超过 5% 的人数之间构成比有高度显著性差异，说明推拿加强了以上呼吸肌的收缩舒张功能，使肺活量增高，改善了肺功能。肺内气体交换量增加，血氧饱和度随之提高，体内多余的二氧化碳和酸性代谢产物排除更加彻底，全身细胞、组织和器官的功能得到改善。发挥出推拿手法宽胸理气的作用，以治疗呼吸系统常见疾病，如慢性支气管炎、哮喘、阻塞性肺气肿等病症。

（三）对病理状态改善的影响

推拿可使机体产生一种鸦片肽性物质，可以直接抑制延脑咳嗽中枢、支气管感受器、肺脏的牵张感受器、感觉神经末梢，使气管平滑肌扩张，起到止咳作用。

推拿通过对肺俞等相关穴位刺激，增加了内、外呼吸肌的肌力，可改善潮气量及动态肺顺应性，降低气道阻力，改善肺功能，提高动脉血氧分压。

哮喘缓解期不服药的情况下，进行胸背、上肢处穴位推拿的"平喘摩按法"治疗，可减少发作频率、减轻发作程度，提高患儿的通气量，明显减少肺部哮鸣音，最大呼气流量（PEF值）、PEV1值均明显增加。明显改善咳嗽、剧烈活动后轻咳，无胸闷、憋气、喘息等症状。

推拿能够有效调节婴幼儿时期支气管肺炎的气道高反应性及血中IgE、嗜酸性粒细胞（EOS）水平。推拿改善脊柱的肌肉紧张度，纠正脊柱小关节紊乱，对脊神经的窦椎神经返支的良性刺激，对肺脏和膈肌产生影响，改善肺功能。推拿还可以增加患者的免疫力，减少继发感染的机会，缓解支气管痉挛，促进患者哮喘等呼吸系统疾病康复。

（四）对降温清热的影响

捏脊等推拿手法使神经递质的释放恢复正常，可提高机体免疫力，恢复机体的免疫屏障和化学屏障，抑制致病菌群增长，消除肺部炎症和化学介质，改善中枢体温调节信号的传导，使升高的体温恢复正常。

另外，小儿肌肤娇嫩，末梢循环丰富，对外界刺激反应非常敏感，对推拿手法的刺激反应也很迅速，易于取效。加之推拿手法的机械刺激直接作用于皮肤促使毛细血管的扩张，加快了汗腺的分泌，有利于机体热量的散发，从而促进体温的下降。

（五）对脊源性哮喘的影响

气管、支气管和肺的功能活动受 $T_{1\sim5}$ 脊髓侧角发出的交感神经和迷走神经支配，脊源性哮喘患者多伴有颈胸节段棘突，尤其是 $C_{6\sim7}$、$T_{1\sim4}$ 棘突偏歪、移位和椎间关节错位，局部软组织增厚、硬化，触诊可有条索状结节，交感神经受到抑制，副交感神经作用相应增强，使支气管平滑肌痉挛，分泌物增加，膈肌运动减弱，支配支气管和肺的交感神经发生"去神经敏感性"，使交感神经 β 受体功能低下，迷走神经 M 受体亢进而引发哮喘。

通过推拿手法使异常移位椎体整复后，支配支气管和肺的交感神经和迷走神经功能恢复，保持了环磷酸腺苷和环磷酸鸟苷的相对平衡，以维持支气管平滑肌的正常功能。

（六）对变态反应的影响

研究证实，小儿推拿在防治小儿哮喘上发挥了重要的作用，对哮喘患儿实施小儿推拿，可以有效提高 $CD3^+$、$CD4^+$、$CD8^+$、$CD4^+$、$CD25^+$、$CD4^+$、$CD25^+$、$Foxp3^+$、$TGF-\beta_1$ 和免疫球蛋白 IgA、IgG、IgM，降低 IgE，证明小儿推拿加强了免疫应答，进而控制慢性感染，改善活动受限、哮喘症状及对刺激原的反应，提高临床疗效。

巨噬细胞 Toll 样受体（TLR）是新近发现的固有免疫病原模式识别受体，可以介导多种免疫细胞，激活炎性因子，调节炎性反应。运用传统小儿推拿疗法对慢性持续期哮喘患儿进行治疗干预，观察其外周静脉血巨噬细胞 TLR1、TLR2 和 TLR4 的表达变化，结果提示小儿推拿疗法治疗组的外周血巨噬细胞 TLR1、TLR2 和 TLR4 的表达较对照组高，提示小儿推拿疗法可能是通过上调巨噬细胞 TLR1、TLR2 和 TLR4 的表达水平来改善小儿哮喘的临床症状。

变应性鼻炎患者的血清总 IgE 以及特异性 IgE 比一般人群明显增高。中药、超声波、足浴结合穴位推拿，能够减少 IgE 的合成、下调 IL-4，纠正失衡的 Th1/Th2 的细胞因子网络，从而抑制变态反应性炎症的发生，对于巩固疗效、防止复发具有重要意义。

（七）与其他疗法配合对呼吸系统的影响

采用推拿联合穴位贴敷法治疗小儿肺炎喘嗽，可提高细胞免疫功能与体液免疫功能，促进免疫功能恢复正常，比单纯常规西药治疗的起效更快，临床疗效更可靠。

足穴推拿联合维生素 D 治疗慢性阻塞性肺疾病急性加重期并发低钙血症的临床疗效显著，可提高血钙水平和 PO_2，增强机体免疫功能，有利于减轻气道炎症、缩短症状持续时间。

（李宝岩）

六、推拿对消化系统的作用及机制

（一）对恢复消化器官位置的影响

由于消化系统主要器官多分布在腹腔，缺少支撑，位置相对浅表，运用揉法、摩法等手法的机械性力量及产生的热效应，直接作用于消化系统的胃肠等组织器官的体表投影区和相关治疗部位，可以直接调节胃肠功能，使胃肠蠕动加快，促进血液循环，提高自主神经支配敏感程度，增强胃肠自身肌肉能动性，使松懈的组织功能恢复正常，及时纠正错乱位置，发挥出"升阳举陷""调整复位"的作用，有效治疗胃下垂、疝气、肠梗阻等情况，有利于术后肠道复位。

除了揉法、运法、按摩法等常规手法之外，还运用顶托法、插法、分法、合法、侧推法等，既有直接作用于胃部，也有通过其他部位操作及呼吸的调整，从促进胃肠蠕动、加强腹壁腹肌收缩力、调节交感神经和副交感神经 3 个角度出发，使胃肠得到约束，各器官之间位置关系改善，使下垂胃肠得到提升，尽早复位。

此外，将内服中药、中药熏洗、针灸等方法与推拿相结合，治疗小儿脱肛，可达到完全治愈的效果，易于接受，减少患儿痛苦。

（二）对消化液分泌的影响

通过相关穴位、部位的推拿手法操作，对消化腺和消化道内分泌功能有良好双向调节作用。

1. 唾液的分泌

运用推拿手法，直接操作于面部局部，如按揉颊车、下关、廉泉等穴，通过局部三叉神经感应调节，对于腮腺、下颌下腺、舌下腺起到双向良性调节，既能抑制脑性瘫痪造成的流涎过多，又能改善面瘫等原因引起的唾液分泌不足，促进功能恢复正常。

2. 胃液的分泌

通过脊柱局部操作，按揉足三里、摩腹等推拿手法，及其他特定穴的操作，调节自主神经平衡，可以增加胃液和胃蛋白酶的分泌，有效促进胃肠分泌吸收功能。通过捏脊等手法，还可以加强胃窦部胃泌素的分泌含量，及时增进食欲，改善脾虚等症状。

3. 对肝脏、胰腺的影响

采用腹部推拿及特殊穴位的点按的方法，使腹部肌肉产生运动，增加肝细胞的通透性和改善微循环障碍，消耗肝内脂肪，促进肝脏脂肪的转运，减少肝内脂肪的堆积，从而达到促进消化的目的。

经络推拿术能降低单纯性肥胖患者的胰岛素（INS）、甘油三酯（TG），并减轻患者体重。通过捏脊、相关穴位推拿手法操作，促进脊柱神经传导，可以使胰腺分泌的尿淀粉酶明显升高。

4. 胆汁的分泌

通过推拿可以反射性地引起胆总管括约肌松弛，促进胆道收缩，有利于胆汁的排泄、抑制胆道平滑肌痉挛，有效缓解胆绞痛；能促进胆汁分泌，补充胆汁不足，有助于脂肪的消化与吸收。

5. 肠液的分泌

推拿相关穴位，通过交感神经的作用，使支配的胃肠器官兴奋，反射性地舒张胃肠括约肌，并促进肠液分泌。研究表明，捏脊结合针刺能够显著升高糖尿病胃轻瘫新西兰兔血管活性肠肽的含量，促进家兔胃窦和近端结肠组织中血管活性肠肽的分泌，加快恢复胃肠动力，从而起到降血糖和促进胃肠排空的作用。

（三）对胃肠蠕动能力的影响

在临床上，对胃病患者进行穴位推拿前后胃电图的比较，发现对胃电图、胃窦基本电节律的频率影响不大，而对幅值可有兴奋和抑制 2 种影响，可见推拿有双向良性调整作用。

摩法、压法、揉法、捏脊法、掌振法作用于相关部位，具有良好调节胃肠蠕动效果，可直接用于呃逆、腹泻、便秘、腹胀、腹痛、寒凉造成的神经性腹泻，缓解胃肠痉挛。

推拿可以提高胰岛素和促生长因子（IGF-1）水平，增加胃肠蠕动，使婴幼儿的体重明显增加。

对胃镜检查中幽门痉挛的患者，指压内关穴治疗后，使肠蠕动加强，波频波速加快，幽门痉挛解除，胃镜能迅速插入幽门。

捏脊可促进食管体部运动，促进肠壁蠕动，从而解除梗阻。减少胃食管反流发生的次数、缩短反流持续时间。

（四）对消化道吸收功能的影响

通过捏脊、相关穴位推拿手法操作，促进脊柱神经传导，调节胃肠神经反射，促进胃游离酸、胃总酸度、胃蛋白酶以及肠中胰蛋白酶、胰脂肪酶、胰淀粉酶等消化液的分泌，加强蛋白质、淀粉的消化吸收能力，促进食欲。

推拿能使病理状态下胃液分泌减少，胃蛋白酶活性被抑制，同时捏脊疗法能活跃造血功能，并能调节机体酶活力，改善小肠吸收功能。

在小儿推拿中，通过腹部天枢、中脘等穴位的推拿可增强胃肠运动，增加食欲，使大便次数增多，有利于肠内结合胆红素的排泄，从而使黄疸减轻。在穴位推拿中融入足三里、补脾经以及脾俞和胃俞等穴位的推拿，增强了胃、肠运动。同时通过捏脊可以刺激背部皮神经反射性引起脊椎排便中枢兴奋，从而加快胎粪的尽早排出，减少肝肠循环造成的肠壁对胆红素的吸收，间接把进入肠道的结合胆红素还原成粪胆红素原，从而减少肠壁对未结合胆红素的重吸收，加速黄疸的消退。

捏脊能够缓解小儿厌食症伴锌元素缺乏的主要临床症状，升高血锌含量，显著增加尿 D－木糖排泄，改善肠黏膜的吸收功能。可以促进胃动力的恢复及降糖药物的吸收，从而使餐后血糖降低，且无不良反应。

对新生儿全身皮肤推拿，并结合相关穴位的小儿健脑益智推拿，可以直接传至皮肤感觉终端，调节机体内分泌和神经系统。能增进胆红素的排泄，减轻新生儿胆红素水平，控制血胆红素在正常范围。

（五）对大肠的运动和排便功能的影响

通过穴位推拿，患者肠道的自主能动性得到充分调动，肠蠕动恢复，消除胀气，促进排便，减少术后腹胀的发生率。

腹部推拿作用原理是通过一定刺激来促进肠蠕动。手指的直接作用力促使胃肠道管腔发生形态改变和运动，使胃肠道蠕动的速度加快和力量加大，从而加快胃肠内容物的运动排泄；同时还可通过神经、经络的传导反射作用，增强胃肠道的蠕动和消化液的分泌，减少肠道对水分的重吸收，使粪便软化易于排出。有利于协助新生儿胃肠蠕动，排出肠管内积气；触觉感受器经过神经传达到中枢，产生生理性反射，能刺激消化功能，使胃泌素分泌增加，促进肠蠕动，有利于胎便顺利排出，促进食物消化吸收。腹部推拿同时可以改善潮气量及动态肺顺应性，降低气道阻力，改善新生儿的肺功能，提高动脉血氧分压，胃肠功能相应得到改善，胃排空时间缩短，利于胎粪排出。腹部推拿能防止胎粪黏滞、腹胀、呕吐、黄疸加重等并发症的发生。

穴位按揉联合腹部推拿，有利于腹肌及肠道状态的良性恢复，可有效调整胃肠道的蠕动状态，促进肠道的津液分泌，提高卒中卧床患者对排便反射的敏感性，从而有效排便。

利用足部推拿，根据生物全息律，对相关反射区产生的刺激通过神经传入中枢，阻断和取代相应器官原有的生理冲动，使相关脏腑功能得到调整，肠蠕动和直肠张力增强，肠内积滞清除，预防腹胀和便秘，对普通外科腹部术后患者和剖宫产患者胃肠功能的恢复有良好效果。

（六）对修复消化道内壁破损的影响

捏脊手法配合胸腹部穴位指压法，在舒适柔和的手法操作过程中，提高胃溃疡患者血液中超氧化物歧化酶（SOD）的活性，降低丙二醛（MDA）的浓度，从而降低胃溃疡对胃黏膜的损伤作用。

小儿推拿中通过对特定穴位施以补泻的手法，能双向良性调节胃肠功能，改善胃肠道血液循环和淋巴回流，加速消化液分泌，促使炎症消散，利于组织恢复。

掌振法、捏脊法、整脊法、指揉法、揉腹法以及推拿结合其他疗法等，可治疗由于病毒和细菌的感染、药物的不良反应、幽门螺杆菌（Hp）感染和气候等因素所造成的慢性浅表性胃炎。尤其是因幽门螺杆菌感染造成的慢性活动性胃炎，可以在胃脘局部、背部相关脊柱节段进行推拿操作，同时配合中医辨证论治在相关穴位处进行操作，可有效调节周围和中枢神经、增强循环系统功能发挥，加快血液的供应及淋巴循环，提高静脉及淋巴回流速度，促进胃自身蠕动及分泌机能、消化道的运动。

（七）对消化道支配神经的影响

推拿手法作用于体表，由体表末梢感受器传至脊髓后角，并在此转换神经元后到达第Ⅶ板层，经脊髓前角到交感神经节，调节相应内脏功能。体表感受器感受到推拿手法的刺激，传入脊髓后角（Ⅳ~Ⅴ）板层，由脊髓丘脑束到达丘脑腹后外侧核，由中央后回传至下丘脑网状结构，并由此传入内脏。掌振法等推拿手法作用于上腹部，通过手法刺激产生解剖学、生物化学、神经体液等各方面不同程度的变化。调节免疫功能，改善人体内部的各种生理机能，达到治愈疾病的目的。按揉足三里等穴位，有效控制迷走神经中的兴奋性纤维和抑制性纤维，双向良性调节胃电波幅强弱。

（八）对食欲调节的影响

推拿手法作用于相关部位，可使厌食患儿血清胃动素含量恢复至正常，食欲好转，脾胃功能加强。

捏脊能够降低血浆和下丘脑减食欲作用的八肽胆囊收缩素（CCK-8）含量、显著增加血浆促食欲作用的 β-内啡肽（β-EP）含量，从而改善幼龄厌食大鼠食量。

推拿疗法可以改善患儿体内铁、锌、钙等微量元素的摄入不足，提高患儿对 D-木糖的吸收率，增强脾胃的吸收功能，治疗脾胃虚弱型厌食症患儿，有效率达 94.56%，促进患儿生长发育，并无其他不良反应。

（九）对消化功能相应脊柱节段的影响

不容忽视脊柱部对消化系统的影响，如胸椎小关节功能紊乱可反射性地引起交感神经兴奋，使胃肠蠕动减弱，引起痉挛性疼痛，包括幽门痉挛、肠道痉挛，导致胃黏膜慢性炎症等。可通过对脊柱部进行推拿手法操作，使相应节段整理复位，并对脾俞、胃俞等背腧穴进行按揉操作，抑制交感神经兴奋程度，同时引起副交感神经兴奋，促进胃液分泌，舒张胃肠括约肌，缓解痉挛状态，增强食欲，及时恢复胃肠功能。

（李宝岩）

七、推拿对泌尿系统的作用及机制

（一）对泌尿系统康复的影响

产妇分娩是导致产妇泌尿系统障碍的重要原因，尤其容易合并尿潴留及尿路感染。根据全息理论，运用推拿手法进行足部按摩，刺激肾、输尿管、膀胱、尿道等，从中枢和外周神经调节膀胱功能，刺激盆神经和阴部神经传出，引起逼尿肌的收缩和尿道外括约肌的开放，从而促进排尿，减少尿残余量。推拿手法对于产后泌尿系统的恢复以及产后的整体康复有促进作用。

（二）对肾脏泌尿功能的影响

揉、按、点、推、拿、捏、抹等推拿手法，尤其是足部推拿，能够促进尿酸结晶（代谢性的）等有害物质从尿中排出，排尿比未推拿者畅顺，能确实有效地促进体循环和机体代谢功能加强。

1. 对尿比重的影响

尿比重是指尿液与纯水的质量之比，是尿中溶解物质浓度的指标。溶解于尿液中的固体物质，主要是尿素和氯化钠。前者反映食物中的蛋白质含量，后者反映食物中的含盐量。通过推拿，可以促进肾小球对血液中的一些物质的过滤，使滤液中溶质增加，推拿 3 小时后，尿比重显著增高。

2. 对尿 pH 值的影响

尿 pH 值是反映尿液酸碱度的指标，而尿的酸碱度主要由尿液中 H^+ 的浓度有关。研究证明，某些肾结石的形成与尿 pH 值变化密切相关，如在尿 pH 值降低时容易形成酸性结石而在尿 pH 值增加时容易形成碱性结石。推拿可能通过抑制 $Na^+ - H^+$ 交换，使肾小管细胞分泌 H^+ 减少，从而使尿液中 H^+ 浓度降低，pH 值升高，使酸性尿液的 pH 值上升而趋近于 7，酸性尿液中性化趋势对减少酸性结石的形成具有积极意义。

3. 对尿电解质的影响

肾小球滤过液流经近球小管后，滤过液中约 67% 的 Na^+、K^+ 和水被重吸收。而水的重吸收与 Na^+ 的重吸收过程有密切关系。推拿手法作用于足部泌尿反射区后尿 Na^+ 排出显著增高，而尿 K^+ 却显著减少，推拿手法有类似保钾排钠的作用。

4. 对尿中尿酸、尿素氮、肌酐的影响

尿酸、尿素氮、肌酐均是体内代谢产物，肾脏是主要的排泄途径。推拿后，尿液中尿酸、尿素氮、肌酐均明显增多，提示推拿可促进体内代谢产物的排泄，避免在体内的蓄积而致病。其机制可能是推拿可使肾血流量增加，从而使代谢产物经肾小球滤过增加所致。

5. 对尿量的影响

尿量的多少可间接反映有效血浆流量的大小，而有效肾血浆流量是评估肾脏泌尿功能的重要指标之一。推拿后第 1 小时的尿量均减少，第 2、3 小时的尿量又均明显增多，3 小时总尿量也明显增多，但对全天尿量均无明显影响，说明按摩足部泌尿反射区 3 小时内能增加尿量，促进肾脏的泌尿功能。推拿刺激交感神经和副交感神经，使肾小

动脉舒张，肾血流量增加，肾小球有效滤过压增高，阻止水和 Na^+ 的重吸收，从而增加尿量。

（三）推拿对泌尿结石的影响

1. 对泌尿系结石引起绞痛的影响

急性泌尿系结石引起绞痛发作，用推拿手法按压揉摩敏感点，即按压与绞痛点水平面对应的腰背部，有疼痛或酸胀感之点。由轻到重，一般 3～5 分钟，患者可以感到疼痛明显减轻，此时用拳或手掌轻叩背部 3 次，再用手掌按摩敏感点使肌肉松弛，约 20 分钟可缓解疼痛。用强手法按压腰背部阿是穴，能疏通气血、联络脏腑、改善血液循环、消除肌肉痉挛，达到缓解疼痛的目的。从西医学观点来看，阿是穴一般为结石的泌尿系梗阻的部位，通过局部按摩，可起到缓解平滑肌痉挛，促使结石下移的作用，从而达到止痛的效果。

根据西医学研究，任何炎症异物作用于输尿管都可以发出神经冲动，通过内脏自主神经在各级中枢进行整合，引起疼痛感觉信号。推拿一定区域构成深浅不同的感觉刺激，其传入信息与结石痛觉传入信息在旁中央上行系统的水平相互影响，使痛觉传入信息受到抑制，产生镇痛效应。

2. 对输尿管结石的影响

输尿管结石时，运用推拿手法从患者输尿管上段向下段推按寻找痛点。触及痛点后即用力推按，时间一般为 3～5 分钟，但急性血尿期患者慎用。运用推按手法，能促进气血流通，使气行推动血行，有利于加快结石排出。腹部相应区域的按摩，可提高输尿管内外的压力，反射性提高肾小盏平滑肌舒缩频率，使输尿管尿流量增加，可以对结石进行有力的内冲击作用。

（四）对小儿遗尿的影响

推拿手法如捏法、按法、揉法、摩法、点法等刺激小儿三阴交、百会、丹田、补肾经、脾经，补肺经，捏脊，摩腹，点揉气海、中极、关元、外劳宫、腰骶部等部位可治疗遗尿，单纯运用推拿疗法总有效率为 90.6%。

推拿手法揉丹田、补肾经、按揉肾俞、擦腰骶部可温补肾气，壮命门之火，固涩下元；补脾经、肺经，推三关可补肺脾气虚；按揉百会、外劳宫可温阳升提；按揉三阴交有通调水道之功。捏脊可调阴阳、理气血、和脏腑、通经络、培元气、舒血脉。通过各种手法，作用于督脉及足太阳膀胱经，刺激五脏六腑的元气，具有调整脏腑基本功能及气血正常运行之功，有效提高大脑皮层对排尿反射的敏感性，增强"警戒点"的功能，加强其与自主神经和周围神经的联系，使功能协调，引起逼尿肌收缩，膀胱内压升高，从而调节膀胱功能。

（吕立江）

八、推拿对免疫系统的作用及机制

（一）对免疫因子的影响

推拿已被广泛运用于支气管哮喘、反复呼吸道感染、银屑病、类风湿关节炎等疾病的治疗，并取得较好疗效。推拿可以增加机体血液中的免疫分子，增加血清免疫球蛋白及其复合物的含量，使之更好地介导各种免疫细胞之间的协作，充分发挥体液免疫的功能作用。

推拿在防治小儿哮喘上发挥重要作用。能够有效提高 $CD3^+$、$CD4^+$、$CD8^+$、$CD4^+$、$CD25^+$、$CD4^+$、$CD25^+$、$Foxp3^+$、$TGF-\beta_1$ 和免疫球蛋白 IgA、IgG、IgM 和降低 IgE，加强免疫应答，控制慢性感染，改善活动受限、哮喘症状。

推拿肾俞穴治疗老年肾虚腰痛免疫机制研究中，患者经过在腰部双侧施以由轻到重的㨰法 10 分钟和按揉双侧肾俞穴后血清中 IgG、IgM 和 T 淋巴细胞等含量均明显升高。采用头皮针、体针、艾灸结合推拿治疗支气管哮喘，能明显改善患者肺活量、免疫球蛋白、CO 结合力、血氧。通过对寻常型银屑病患者的风池、神道、灵台、腰阳关等穴位进行推拿治疗后，发现其体液免疫紊乱有明显改善。

疏经通督推拿法对患者疲劳状态细胞活性有显著改善作用，且明显优于对照组。疏经通督推拿疗法能改善患者体液免疫水平，纠正患者异常的补体水平，并能有效改善患者细胞免疫含量。

（二）对免疫力的影响

推拿可增强人体的自然抗病能力和提高机体免疫能力，有利于新陈代谢，使白细胞的数量增加，并能增强白细胞的噬菌能力。对患者来说，推拿既可使其局部症状消退，又可加速患部功能的恢复。对于一般慢性病或身体过度虚弱的患者，以及不便吃药的小儿，推拿可增强其体质，起到预防保健作用。如对健康者背部足太阳膀胱经处施用平推法 10 分钟，可以使白细胞吞噬能力有不同程度的提高，淋巴细胞转化率、补体效价增高。此外，临床上尚有用推鼻旁、摩面、按揉风池、擦四肢等防治感冒效果亦很好，说明其提高了人体的免疫力。

（三）对免疫系统的调节作用

推拿对免疫系统具有双向调节作用。如对实验性接种肿瘤的小白鼠进行穴位推拿治疗，发现推拿能抑制肿瘤细胞的增殖，使自然杀伤（NK）细胞数量升高、寿命延长，表明推拿能通过提高机体的免疫功能来抑制肿瘤细胞的生长。推拿手法治疗阳虚大鼠模型，发现 T 淋巴细胞亚群 $CD4^+$ 升高，$CD8^+$ 降低，$CD4^+/CD8^+$ 升高，研究认为调整细胞免疫功能可能是推拿增强生物体抗病能力的机制之一。同时，推拿还可以增加机体血液中的免疫分子，增加血清免疫球蛋白及其复合物的含量，使之更好地介导各种细胞免疫。推拿对人体体液免疫有双向调节作用，能够调节血清中免疫球蛋白含量的高低，特别是对补体 C_3 的调节，血清中 C_3 含量增高时，经过手法治疗，可使免疫亢进得到抑制。

（吕立江）

九、推拿对内分泌系统的作用及机制

（一）对胰岛素分泌的影响

推拿对人体内分泌腺及内分泌细胞有调节作用，通过其分泌的激素对机体的生理病理产生一定的调整作用。手法能调节胰岛功能，促进胰岛素分泌，特别是振腹可能对胰岛产生一定作用，同时推拿可增加机体的血糖代谢。推拿能显著加快机体脂肪组织代谢，显著改善肥胖型糖尿病患者体重、症状，并能增加胰岛细胞活性，防止并发症出现，治疗患者血中胰岛素水平明显下降，减少胰岛素抵抗。

推拿如摩腹、一指禅推法、揉法等手法治疗，通过对靶器官的良性刺激，发挥调整胰岛素水平作用。胰岛素受体的靶器官主要是肝脏、脂肪和骨骼肌。腹部是全身脂肪堆积之处，因此手法主要作用于中脘、关元、气海、梁门、天枢等穴，可以很好地增强脂肪内靶器官的敏感性。直接对胰俞的擦法刺激可以通过经络传导于脏器发挥推拿对胰岛素水平的良性调节作用。推拿手法通过整体治疗延缓胰岛细胞衰老，防止并发症的出现，可明显改善 2 型糖尿病患者的糖脂代谢及胰岛素抵抗。

推拿手法轻摩胰脏在腹壁的投影区，能够提高胰腺的功能，在推拿 2 周后，患者可逐渐减少胰岛素用量，对内源性胰岛素的功能有恢复倾向。推拿可以扩张血管，促进血液流动，改善微循环，促进和改善胰岛素的分泌，还可以改善中枢神经系统和自主神经系统调节功能，增强免疫能力，加强机体内新陈代谢，使肌肉组织内葡萄糖得到充分利用，从而达到降低血糖、治疗糖尿病的目的。

（二）对甲状腺分泌的影响

对于甲状腺功能亢进患者，在其 C_{3-5} 棘突旁敏感点采用一指禅推法治疗，可以使其心率较治疗前有明显减慢，其他症状和体征都有相应改善。在甲状腺上推拿，可使甲状腺组织细胞产生信息反馈，刺激产生的冲动通过感受器传入神经，再至丘脑、垂体，从而阻断了丘脑、垂体异常分泌促甲状腺素，达到调节甲状腺功能平衡，使之代谢趋于正常。

用轻手法按摩全息穴肾上腺、心、脾、小肠、甲状腺、甲状旁腺等反射区，刺激了相应的感受器，能够降低血清甲状腺素（T3、T4），使血中促甲状腺激素水平升高，逐步改善"三多一少"及怕热、多汗、肌肉颤抖等症状。

（三）对性腺分泌的影响

运用推拿手法中的拿、揉、按、点、擦等手法，使血清雌二醇（E2）的水平明显增高，但推拿治疗前后卵泡刺激素（FSH）、黄体生成素（LH）没有明显变化，因此，推拿可能是通过对卵巢功能的改善，提高其分泌雌激素的功能，使更年期妇女雌激素水平升高。对前列腺增生患者进行推拿治疗，发现其可以提高性腺激素分泌，重建性腺激素的生理负反馈，并使尿路通畅。

（四）对其他内分泌激素水平的影响

1. 对生长相关内分泌的影响

推拿能够调节下丘脑和外周血八肽胆囊收缩素（CCK-8）含量。CCK-8 是一种在胃肠道和脑组织广泛分布的肽类激素，有明显的致厌食作用。推拿捏脊等手法可以使下丘脑及血浆中 CCK-8 的含量降低，从而防止幼儿厌食的发生。推拿手法还可以促进幼儿体重增长和血红蛋白（Hb）、生长激素（HGH）、促肾上腺皮质激素（ACTH）、甲状腺素（T_3、T_4）、胰岛素（INS）、胃泌素（GAS）等的水平。

2. 推拿对消化相关内分泌的影响

推拿手法对于肠易激综合征患者空腹血浆胃肠激素［酪神经肽（NPY）、P 物质（SP）、血管活性肠肽（VIP）］的变化有影响，能够使 NPY 含量明显上调，SP、VIP 含量明显下调。

捏脊手法增加血浆胃泌素含量，改善脾虚症状，通过捏脊、相关穴位推拿手法操作，促进脊柱神经传导，调节胃肠神经反射，提高胃游离酸、胃总酸度、胃蛋白酶以及肠中胰蛋白酶、胰脂肪酶、胰淀粉酶等消化液的分泌，加强蛋白质、淀粉的消化吸收能力，促进食欲。

3. 对损伤修复相关内分泌的影响

牵引推拿手法治疗腰椎间盘突出症，通过荧光技术法分析治疗前后唾液中单胺类神经递质含量变化，发现能显著下调 5-羟色胺（5-HT）的含量，并能下调 5-羟吲哚乙酸（5-HIAA）、去甲肾上腺素（NE）和多巴胺（DA）的含量；推拿对于损伤有很好的治疗作用，可以促使血中皮质醇（CS）、葡萄糖（GS）、去甲肾上腺素（NA）、肾上腺素（A）和酪氨酸（Tyr）的含量下降，有助于抑制下丘脑-垂体-肾上腺皮质和交感-肾上腺髓质系统的异常功能。

（吕立江）

第二章　推拿功法研究进展

一、少林内功

少林内功由于练功后增劲明显，强身健体作用强大，为中医推拿流派所采用，经历代相传，形成一套以静力性下肢裆式练习为主，结合上肢动作的练功方法，是推拿练功主要功法之一。静力性下肢裆式为主的少林内功功法习练，可提高心肺功能、增强耐力体能观点的提出和对心率变化量与下肢裆式练习时间线形关系的发现，动摇了现代体育界只有动力性运动训练（跑步、游泳等）才能提高人体有氧耐力的传统观点。

日本学者发现，在少林内功练功过程中，尽管习练者进行持续高强度的等长肌肉收缩，却没有观测到人体收缩期血压明显上升和呼吸次数明显增加的现象，推测这可能是通过"自然呼吸"提高了呼吸效率。有研究采用近红外线分光光度法（Near－infrared Spectroscop，NIRS）对资深少林内功锻炼者练功时脑组织的氧饱和度（StO_2）、总血红蛋白（TotalHb）量、氧合血红蛋白（OxyHb）量及去氧血红蛋白（DeoxyHb）量进行测试分析，结果发现，资深少林内功锻炼者，尽管进行高强度的等长性肌肉收缩，但脑内的总血红蛋白量以及氧饱和度始终维持在生理范围之内。表明通过长期锻炼所练就的"自然呼吸"法可以促使脑组织非常经济的耗氧，有效抑制血液中去氧血红蛋白的增加。所以，正确适度的少林内功锻炼不会影响人体内环境的稳态，反而可以提高脑组织的氧合能力。

有学者从解剖学角度探讨少林内功的功法功理，认为少林内功锻炼时双掌从胁肋下徐徐加力推出，两手呈现螺旋翻转，使前臂肌肉产生拧转裹抱，形成拧劲、争劲、螺旋劲等，通过各部肌肉、韧带的伸展收缩，相互争衡，增强上肢关节的稳定性及肌肉力量。有效锻炼使得上肢肌肉、韧带、关节充分伸展，还可预防急、慢性损伤，使关节更加灵活和稳固。少林内功的练功，重视下肢"霸力"，以持续的高强度下肢等长性肌肉收缩为练功准则，强调裆势、步形，通过下肢各种屈曲、起伏，使下肢肌肉、韧带以及腹肌、腰肌、背肌等都得到全面的锻炼。

秦元等研究少林内功锻炼对大学生体质的影响，结果发现经过12周的习练后，实验组手反应时较练功前明显缩短（$P < 0.05$），表明少林内功可提高习练者手的灵活度；每分仰卧起坐次数和坐位体前屈距离均显著提高（$P < 0.05$），表明少林内功可以增强习练者腰腹部肌肉耐力和机体的柔韧性；哈佛台阶健适指数（PFI）显著升高（$P < 0.05$），表明少林内功可提高习练者的心脏机能，如增加心脏每搏输出量、降低心脏前后负荷等。江征等研究发现，与对照组相比，练习少林内功12周后，功法组男女生双侧捏握力与练功前相比均无显著性差异（$P > 0.05$），但男生上肢肌耐力测试有明显提高（$P < 0.05$），女生则无显著性差异（$P > 0.05$）。周信文等利用肺功能自动诊断仪测量习练少林内功半年前后健康男生呼吸系统的变化情况，发现少林内功功法训练可使第一秒最大呼气率、最大呼气流速、流速容量曲线及分钟最大通气量等相应值都有所提高，最大呼气中段流与流速—容量曲线也有所改善，说明少林内功训练能够减少大、小气道阻力，提高肺泡弹性，提高呼吸系统整体水平和储备能力。

韦庆波等通过观察糖尿病前期患者3个月习练少林内功每日1次（处方动作依次为：前推八匹马、倒拉九头牛、凤凰展翅、顺水推舟、海底捞月、顶天抱地，每周5次以上）、少林内功每日2次、少林内功每日3次以及步行（受试志愿者进行每日2次，中等步速的步行锻炼，频率80～100次/分钟，每次30分钟，使用计步器及Polar心率监测表进行记录，每次中间可以根据个人情况进行适当的休息），对照（患者的饮食及运动不作任何要求，不进行任何干预及限制）不同的运动方案对糖尿病前期进行治疗的临床疗效，探讨少林内功治疗糖尿病前期的临床特点。结果表明，少林内功对于糖尿病前期患者，在控制空腹血糖、餐后2小时血糖以及糖化血红蛋白等均具有一定的治疗效果，同时还可以增加胰岛素的敏感性，改善糖尿病前期患者的生活质量。少林内功习练与糖尿病前期在治疗效果上也存在一定的量效关系，每天进行少林内功3次习练，对糖尿病前期患者的治疗效果最为优异。少林内功锻炼还可增强糖尿病患者肌肉和肝脏组织对胰岛素介导的葡萄糖利用率。研究发现肌肉力量和胰岛素抵抗之间呈负相关关系。少林内功的锻炼，其实还是一种抗阻训练与有氧运动的有效结合。有研究显示，抗阻训练结合有氧运动干预可以快速有效地改善糖尿病前期患者的代谢紊乱状态，有利于血糖控制。陈惠德等研究发现，习练少林内功可调节性腺分泌功能，习练者雌二醇、血清睾酮比值显著降低，而血清睾酮、黄体生成素比值显著提高，提示习练少林内功可防治老年多发病如动脉粥样硬化及冠心病等。

树刚在金宏柱教授指导下，将60例痰瘀互阻证稳定型劳力性心绞痛患者随机分为少林内功组与对照组（每组30人）。对照组单纯使用药物治疗（基础西药治疗，包括硝酸酯类、β受体阻滞剂、钙拮抗剂、阿司匹林、他汀类降脂药；心绞痛急性发作时，予舌下含服硝酸甘油0.5mg），少林内功组在药物治疗基础上进行少林内功训练。每天训练少林内功2次，每周训练5天，疗程为3个月。其后，对比观察治疗前后患者的心绞痛发作情况、静息性心电图表现，应用6分钟步行试验（6MWT）和美国康复医学会制定的功能独立性评定量表（FIM）评估患者的心功能及运动耐量、日常生活功能独立性的变化，并记录不良事件发生；同时检测患者外周血的内皮祖细胞（EPC）和血管内皮生长因子（VEGF）的单位数量和水平。结果显示，少林内功能有效改善冠心病稳定型劳力性心绞痛患者的心绞痛发作情况、静息性心电图，提高药物治疗稳定型劳力性心绞痛的临床疗效；能有效提高患者的心功能及运动耐量；能改善患者生活质量。研究认为其治疗冠心病稳定型劳力性心绞痛的效应机制可能为少林内功作为一种等长收缩运动模式能使肢体产生安全有效的生理性缺血，进而动员骨髓中的内皮祖细胞进入外周血，并通过血管内皮因子的促进作用，帮助缺血心肌侧支循环新生。张根英等研究显示，习练少林内功前后高血压患者收缩压和舒张压均有显著性下降，提示习练少林内功对高血压患者具有较好的治疗效果。

（樊　云）

二、易筋经

2005 年武汉体育学院课题组完成了国家体育总局 2002 年下达的"健身气功·易筋经十二势功法研究"的课题任务。课题组新编创易筋经十二势，经统计数据证实，对练功者的情绪有积极的影响，可降低焦虑、抑郁水平；对练功者的心血管机能、呼吸系统机能、柔韧性、平衡、肌肉力量均有良好影响。从课题组数据中可以看出，易筋经锻炼对肩周炎、腰痛、腿痛、膝痛、颈椎病、肘痛、头痛头晕、多梦、尿频尿急、便秘、胃痛、食欲差、椎间盘突出症均有较好的效果，而对气管炎的影响较小，对哮喘、嗜睡无效。说明易筋经对治疗骨关节病、消化系统和中老年人的常见病症如尿频尿急、头痛头晕、多梦有较好的效果，而对治疗气管炎、哮喘无效。

石爱桥等学者采用问卷调查法（问卷包括：《症状自评问卷表》《焦虑自评量表》《老年抑郁量表》《幸福度问卷表》）对湖北武汉和河南洛阳 7 个锻炼点中老年人参加健身气功·易筋经锻炼的情况及健康情况进行调查。结果表明，参加健身气功·易筋经 6 周的锻炼，对习练者心理调节能力有显著改善，习练者的焦虑和抑郁水平有所降低，焦虑自评与幸福度有所改善；同时，对习练者的心血管系统（改良台阶实验）、脉搏、血压、呼吸机能（肺活量）、柔韧性（体前屈测量）、平衡（闭目举臂单腿直立试验）、肌肉力量（左右手握力测量）均有积极的影响。章崇会等通过横向和纵向研究发现，简编易筋经十二势对老年人的焦虑自评（SAS）有较好的良性影响。钟志兵等研究发现，在习练健身气功·易筋经 6 个月后练功组对象《症状自评量表 SCL－90》各因子得分均低于对照组，且人际关系、焦虑、抑郁、偏执和其他 5 个因子得分均明显低于对照组，敌对、强迫、精神病性 3 个因子得分均明显低于对照组；在练功 1 年后，练功组对象《症状自评量表 SCL－90》各因子得分均进一步低于对照组。林秋的试验结果显示，进行为期 1 年、每周不低于 5 次的健身气功·易筋经等功法锻炼能够提升单身老年人的整体自尊和身体自尊，促进单身老年人的心理健康，但其对单身老年人的生活幸福感影响不大；进行中等负荷健身气功·易筋经等功法锻炼对单身老年人身体自尊、生活满意感和心境的影响效果最好，同时，集体锻炼比单独锻炼对单身老年人的心境、自尊的良性影响效果明显。

高亮等学者发现，有规律地参与健身气功·易筋经等功法锻炼 1 年以上，每周至少 2 次的老年人，其"大五"人格问卷中开放性项目评分明显高于无健身气功锻炼经历或偶有少量体育锻炼的老年人（$P < 0.01$）。（注："大五"人格问卷，由美国心理学家 Costa 和 McCrae 1987 年编制修订，共有 25 个条目，从适应性、社交性、开放性、利他性、道德感 5 个方面对人格进行描述。）长期参与健身气功锻炼可改善老年人随年龄增长对新鲜事物的接受能力弱、不愿意随环境和情况变化而调整自己想法和行为习惯性的生活方式。

有学者研究发现，经过 2 个月易筋经功法习练治疗（每晚 19 时至 20 时 30 分，每日 1 次，每周至少 5 次），失眠症大学生患者匹兹堡睡眠质量指数量表（PSQI）各项目及总分、焦虑自评量表（SAS）和抑郁自评量表（SDS）的评分较治疗前均有明显下降

（$P < 0.01$）。此研究结果说明，易筋经功法习练能降低人体焦虑水平，改善睡眠，是切实可行的针对青少年失眠患者的行为治疗。

易筋经功法注重充分地屈伸、外展内收、扭转身体等，通过"伸筋""拔骨"来牵拉人体各部位的肌群和筋膜，以及肌腱、韧带、关节囊等结缔组织，从而促进活动部位软组织的血液循环及营养，对身体形态及生理机能起到良性作用。老年人随着年龄的增长，机体的力量、柔韧性、平衡和灵敏等身体素质均呈下降趋势，有相关研究报道认为，合理运动锻炼可以延缓老年人身体素质的下降。苏玉凤等研究发现通过3个月健身气功·易筋经锻炼后，练功组舒张压显著降低（$P < 0.05$）、背力增加（$P < 0.05$）、坐位体前屈明显增加（$P < 0.01$）、闭眼单腿站立时间明显增加（$P < 0.01$）、反应时减少（$P < 0.05$）。程其练等研究发现，中老年人参加健身气功·易筋经新功法锻炼3个月后，神经系统动态反应速度和平衡能力有了明显提高。练功半年后，中老年人体质得到比较全面的改善，表现为练功者的身体形态、呼吸机能、柔韧性、握力、平衡力等都有显著性良好变化，并且练功半年到一年这一阶段基本保持一个较稳定的良好状态。刘晓丹等以64名老年女性为对象，随机分为练功组（34人）和对照组（30人），练功组进行每周6次健身气功·易筋经习练，每次40~50分钟，共6个月时间，对照组不参加任何集体或个人的有计划锻炼。分别于实验前和练功6个月后对实验对象的握力、背力、坐位体前屈、闭眼单腿站立、反应时进行测试。练功6个月后，练功组背力显著高于练功前（$P < 0.01$），坐位体前屈、闭眼单腿站立明显高于练功前（$P < 0.05$），反应时显著低于练功前（$P < 0.01$），握力高于练功前，但差异未见显著性（$P > 0.05$）。表明健身气功·易筋经锻炼有助于提高老年女性的力量、柔韧性、平衡和灵敏等身体素质。章文春等研究发现，健身气功·易筋经功法的习练能够明显提高老人的思维敏捷性、动作灵活性、短时记忆力等，能延缓中老年人智能衰退的功效。因为练功组于"健身气功·易筋经"功法习练6个月前、后分别进行孙福立等设计的智能生理年龄软件测试（指标包括心算速度、数字符号、计数、动作反应、两位数字记忆广度、跟踪操作、图形再认、生理年龄、老化度等），各项之间差异显著（$P < 0.05$ 或 $P < 0.01$）。翟元等将易筋经功法引入高校病残体弱大学生这类特殊人群，将其作为康复体育课程内容指导他们学习和锻炼。17周后（先学习2周，后15周每周习练2次，每次1.5小时），研究者发现，病残大学生胸围显著增加、体重明显减轻、肺活量的增长非常显著，心率下降显著，柔韧性（主要指标为坐位体前屈）和平衡能力（主要指标为闭眼单腿站立）变化非常显著，下肢力量（重要指标为立定跳远水平）增长显著，SCL-90指标除偏执、强迫外都发生显著和非常显著变化（$P < 0.05$ 或 $P < 0.01$）。表明习练易筋经功法能积极有效地改善病残大学生身体形态，提高其身体素质，维护其心理健康水平。郭洪波等将易筋经功法引入公务员人群进行研究，因为公务员长期伏案，工作负担重，体育运动少，健身意识淡漠，各种慢性病（包括心理疾病）高发。他们指导公务员志愿者习练易筋经功法，17周后（先学习2周，后15周每周习练2次，每次1小时，均为下午4~5时），参加试验的公务员们的胸围、腰围、皮褶（肩胛、上臂、腹部）厚度降低明显（$P < 0.05$）；心率、收缩压、舒张压降低明

显（$P < 0.05$）；肺活量上升明显（$P < 0.01$）；闭眼单腿站立、下肢爆发力成绩提高明显（$P < 0.05$）；反映人体柔韧性的坐位体前屈成绩也有很大提高（$P < 0.01$）；心境状态量表评分（包括紧张、愤怒、疲劳、抑郁、精力、慌乱和自尊感7个分量表）显著改善（$P < 0.05$），其中紧张和精力有非常显著差异（$P < 0.01$）。表明易筋经功法习练对公务员身心健康有积极有效的影响，能提高他们的身体素质和形态，改善他们的生理功能，干预他们的不良情绪和心理状态。

伍庆华等探讨健身气功易筋经对衰老进程的影响，发现练功组在6个月易筋经练习后，血清MDA的含量同时显著低于对照组和实验前（$P < 0.05$）；1年后，练功组对象血清SOD活性显著高于实验前（$P < 0.01$），血清MDA含量显著低于实验前（$P < 0.01$）；练功组实验1年与6个月相比较，血清SOD有显著的提高（$P < 0.05$）。冯毅翀等通过研究发现练习易筋经可抗衰老，总有效率达90.1%，并会使Rb和P16阳性表达率降低。苗福盛等研究发现，经过6个月的健身气功易筋经锻炼（训练时间为每周5次，平均最大心率控制为120次/分钟，整个过程平均心率为100次/分钟，每次持续50~60分钟）的健康老人其血清IgG、补体C3、C4含量与对照组（无运动健身习惯的老年人）相比增高，且具有显著性差异（$P < 0.05$ 或 $P < 0.01$），而IgM、IgA含量与对照组相比无明显变化。研究者认为健身气功易筋经属于中等强度有氧锻炼，长期坚持健身气功易筋经锻炼能提高老年人免疫球蛋白水平和补体含量，提高机体免疫功能，增强抗病能力。

合理运动、体育锻炼是糖尿病治疗重要方法之一。卢永屹等将易筋经结合饮食调摄运用于糖尿病前期患者，发现这样的干预可以显著降低糖尿病的发生率。施晓芬等学者观察到，运用易筋经功法锻炼结合针灸治疗代谢综合征患者3个月，能显著减少其腹围，降低体重指数（BMI），降低血糖、甘油三酯、胆固醇和低密度脂蛋白浓度，提升高密度脂蛋白浓度，从而整体提高患者的生活质量。近年来，由于人们生活水平的不断提高，饮食结构的变化，高脂肪及高热量食物的过量摄入，加之运动减少和生活工作方式的改变，导致高脂血症的发病率越来越高，严重影响人们的健康。所以对高脂血症的防治，特别是运动康复，已成为当今社会热门的研究话题。刘晓丹等为探讨易筋经对老年女性血脂和自由基代谢的影响，将64名老年女性随机分为练功组和对照组，分别于试验前和练功6个月后对试验对象血脂和自由基水平进行测试。练功6个月后练功组患者高密度脂蛋白的含量较练功前明显升高，低密度脂蛋白的含量较练功前明显降低，而胆固醇和甘油三酯含量较练功前相比也有下降。他们还发现练习易筋经6个月后，练功组患者超氧化物歧化酶及谷胱甘肽过氧化物酶测试水平明显高于练功前（$P < 0.05$），丙二醛水平显著低于练功前（$P < 0.05$）。袁满观察健身气功·易筋经锻炼对原发性高脂血症患者血脂及自由基代谢水平的影响，尝试从抗氧化角度探索易筋经锻炼对高脂血症防治作用机理。他们让高脂血症患者坚持每周5次，每次30分钟的易筋经锻炼，练习6个月，并在练习前、练习3个月、6个月后抽血检测血脂及自由基代谢相关指标，结果发现，易筋经可有效降低高脂血症患者血清TC、TG、LDL-C水平，提高HDL-C水平，且可降低MDA含量，增加SOD活性，延缓衰老进

程，显著减少脂质过氧化反应，有效降低动脉粥样硬化的发生率。叶倩带领 30 例高脂血症中老年患者参加试验，习练易筋经功法 6 个月（每日早上习练 30 分钟，每周 5 次），其后检测其血液总胆固醇（TC）、甘油三酯（TG）、高密度脂蛋白（HDL）、低密度脂蛋白（LDL）、载脂蛋白 A（ApoAI）、载脂蛋白 B（ApoB）及 ApoAI/ApoB 等指标，结果发现，易筋经功法习练可降低高脂血症患者血脂及血清载脂蛋白（APO）水平，对 TG、HDL – C、LDL – C（$P < 0.01$）和 ApoAI、ApoB、ApoAI/ApoB（$P < 0.05$）指标改善有非常显著或显著意义，而对 TC 虽然无统计学意义，但有下降趋势。说明长期有规律地习练易筋经可降低高脂血症患者血脂，预防血管动脉粥样硬化，降低冠心病等心脑血管疾病的发生率。

邵盛等研究发现，易筋经功法训练可兴奋交感神经，从而促进新陈代谢和血液循环。长期坚持易筋经功法习练还可增加心肌收缩力，减少心脏后负荷，提高每搏输出量，进一步增强了心肌顺应性和舒张功能，并改善静息心率和心储备能力。杜少武等对 50～70 岁的中老年人进行研究，证实经过 6 个月以上的易筋经锻炼，中老年人左心室每搏射血量及心室的舒缩功能有显著改善。王意南等人通过彩超的手段也证明了易筋经锻炼半年后对心脏功能的增强作用。

王广兰采用 HRV 分析技术来探索练习传统"健身气功·易筋经"后机体自主神经系统的调节作用。发现在受试者练习"健身气功·易筋经"的过程中，交感神经和迷走神经平衡转为交感神经占优势的状态，交感神经兴奋性随着练功运动的开始明显增强；练习后交感神经和迷走神经平衡转为迷走神经占优势的状态，迷走神经立即恢复较强的调节作用，交感神经兴奋性随之被抑制。上述实验结果说明练习健身气功·易筋经后，练功者自主神经系统功能的调节作用明显增强。

有学者从生物力学角度探析易筋经的功法功理。他们通过仔细分析，认为"易筋经"中"韦驮献杵第二势"练习时两掌平伸外撑，力在掌根，"韦驮献杵第三势"两掌翻转上托，前脚掌支撑，力达四肢。这种翻转拧旋、下沉上托的用力模式，形成螺旋劲、互争劲等各种劲力，使得肩周的冈上下肌、大小圆肌、胸大肌以及肩胛下肌等主要肌肉得到了充分锻炼，增强了肌力。同时，它也能使肩关节处于一个合理的位置上，增强盂肱关节的稳定性，还能够有效预防肩部以及上肢的慢性劳损，加强肩关节的灵活性。"出爪亮翅势"尽量背伸腕，以桡侧腕长伸肌与短肌、尺侧腕伸肌等伸肌的收缩为主；随后，仰掌变俯掌，松腕，屈肘，收臂的动作则锻炼尺侧腕屈肌、桡侧腕屈肌、掌长肌等屈肌。"九鬼拔马刀势"的动作锻炼了前臂的旋前圆肌、旋前方肌以及旋后肌和肱桡肌，它们增强了腕关节周围肌肉、肌腱的力量，也提高了腕关节的动态稳定性。"倒拽九牛尾势"小指到拇指逐个相握成拳的动作则充分锻炼了小指展肌、小指短屈肌、拇内收肌、拇短展肌、拇短屈肌、拇对掌肌、掌侧骨间肌以及蚓状肌等肌肉和肌腱。"三盘落地势"通过马裆，使下肢肌肉、韧带以及腹肌、腰肌、背肌等都得到了全面的锻炼。"九鬼拔马刀势"通过内八字桩，使下肢的内侧肌群，如股薄肌、耻骨肌、长收肌、短收肌以及大收肌等肌肉得到了充分锻炼。"倒拽九牛尾势"弓箭裆以下肢的髂腰肌、股直肌、阔筋膜张肌、半膜肌、半腱肌、股二头肌、缝匠肌、腓肠肌等肌肉的锻炼为主，后蹬步则以股四头肌的锻炼为主。常练上述易筋经动作，可增强下肢肌肉的爆发力和耐受力。"打躬势"很好锻炼了颈、胸、背、肩、腰、腹及下肢的主要肌群、韧带等，加强了这些部位的力量和柔韧性并维持了人体脊柱的生理曲线，还能很好的改善椎间盘的受力状态，减低其发生劳损的可能。

长期练习易筋经对运动系统疾病有着积极的影响。涂富筹观察健身气功·易筋经对神经根型颈椎病的临床疗效及机制，发现健身气功·易筋经的习练对神经根型颈椎病患者外周血血液流变学的某些指标（全血黏度、红细胞压积、血浆黏度、红细胞聚集指数）有一定的改善，提示该功法的锻炼具有很好的活血化瘀的作用；同时，健身气功·易筋经的习练可显著降低神经根型颈椎病患者外周血 5 - HT、NO、NOS 这类炎性物质含量，具有减轻炎症、缓解疼痛的作用。窦思东等利用红外成像检测技术观察易筋经"托天桩"对颈型颈椎病患者背部督脉红外特性的影响。经过 3 个月的练习，受试者大椎穴温度及颈部区平均温度的变化具有显著性差异，说明易筋经"托天桩"锻炼可增强颈椎局部及督脉的阳气，促进能量的代谢。吕达等研究发现，习练易筋经治疗肩周炎可使肩背部血液循环加快，保证肩背肌肉筋膜的血液供养，调节肩背部物质代谢，利于肩背部损伤的软组织修复。陈维勇通过观察治疗前后患者肩功能与疼痛症状改善的变化情况，评价易筋经"九鬼拔马刀势"锻炼配合推拿手法对治疗肩关节周围炎的临床疗效。结果显示，"九鬼拔马刀势"锻炼配合推拿手法能有效改善肩周炎患者内旋功能位（反手摸背）、外展上举功能位（患手摸耳）、外旋功能位、临床总体症状、临床有效率、视觉模拟（VAS）评分，提示"九鬼拔马刀势"锻炼可作为临床上肩关节周围炎患者进行功能康复锻炼的一种可靠有效的选择。曹广英等通过临床观察发现，针刺结合易筋经功法锻炼（每日早晚 2 次习练，共约 80 分钟，连续 2 个月）能显著改善肩周炎患者患肩疼痛感、外旋、内旋、前屈上举功能及日常生活能力（$P <$ 0.05），且能显著提高其治疗有效率（$P < 0.01$），提示针刺结合易筋经功法习练治疗肩周炎有良好的临床疗效。

易筋经是一种静力性功法，可有效改善腰椎间盘突出源性下腰痛患者的功能障碍，迅速缓解下腰痛症状，其效果优于常规的牵引疗法，对腰肌劳损、慢性腰腿痛及骨质疏松患者亦有良好的缓解功效。周勇等在研究易筋经锻炼对中老年腰间盘突出症患者的康复影响中发现易筋经锻炼和手法治疗对腰椎生理曲度的影响比药物治疗有明显优势，而易筋经锻炼效果更佳。白白通过观察针刺（取穴双侧阿是、阳陵泉、委中、环跳、次髎、腰阳关、大肠俞、肾俞、腰夹脊，每日 1 次，治疗 5 日为 1 疗程，疗程间休息 2 天，共 4 个疗程）结合易筋经功法习练（每周练习 5 次，每日 1 次，约 30 分钟，坚持 4 周）对腰椎间盘突出症患者 VAS 评分、中文版 Oswestry 功能障碍指数（CODI）的影响，结果：针刺结合易筋经练习组患者上述指标改善显著（$P < 0.01$），说明该方法能够明显减轻患者腰部疼痛，缓解腰部活动障碍，改善腰部功能，且具有预防腰椎间盘突出症复发的作用。蔡祥碧观察腰椎间盘突出症下腰痛患者连续 4 周习练健身气功·新编易筋经，每日练习 1 遍，持续锻炼 45 分钟。结果发现健身气功·新编易筋经将镇痛和稳定性练习两者巧妙结合，对腰椎间盘突出症下腰痛有很好的治疗效果。健

身气功·新编易筋经在提高患者腰部核心肌群腹横肌、多裂肌的肌耐力，增加患者腰部稳定性方面能取得有效的改善。研究者认为易筋经在运动过程中要求患者提肛收小腹，对腹横肌、多裂肌有良性的训练刺激作用，使其稳定性、协调性得以提高。另外习练易筋经可减轻患者下腰疼痛，其作用可能与以下两方面有关，一则易筋经的习练将腰背臀腿部痉挛肌肉有效牵伸，打破疼痛肌紧张循环；二则易筋经的锻炼对腰部核心肌群腹横肌、多裂肌起到强化作用，有效缓解椎体上的压力，降低了椎间盘的负荷，增强腰部的稳定性。

骨骼肌衰弱，临床也称为"骨骼肌减少症"，是老年人常见的增龄性疾病，可严重影响老年人身心健康及生活质量，主要表现为骨骼肌数量的减少和肌肉功能的下降。它可促使骨质疏松、骨关节炎发展并产生严重后果，如运动能力下降、平衡能力下降、肌力减退、步行缓慢、骨脆性增加、易骨折等。此病是目前老年病研究的热点之一。王宾等观察 60 岁以上老年人进行 12 周健身气功·易筋经锻炼前后比较发现：健身气功易筋经锻炼能有效提高伸肌群在整个膝关节活动中肌肉收缩产生的最大张力，同时也能有效提高屈肌群的肌肉作功能力，但伸肌群的锻炼效果要大于屈肌的锻炼效果。该研究认为进行健身气功易筋经习练，可有效提高老年性骨骼肌衰弱症患者的下肢肌力，延缓骨骼肌的衰弱。龚利等指导老年骨骼肌减少症患者进行连续 8 周推拿功法易筋经十二势锻炼（每周 3 次，每次运动 20 分钟），然后采用等速多关节测试系统以 60°/秒、120°/秒、180°/秒等速向心运动（各 10 次，组间测试间隔为 10 秒）测定其屈伸膝的峰力矩（PT）、总功（TW）、屈膝肌与伸膝肌比值（H/Q）和平均功率（AP），以评定其膝关节肌力及关节稳定性。结果发现，推拿功法易筋经十二势锻炼能有效提高伸肌群在膝关节活动中肌肉收缩产生的最大力矩输出，在一定程度上改善伸肌群作功的效率，从而有效提高老年骨骼肌减少症患者下肢慢性向心运动时伸肌群肌力，并增强膝关节稳定性。金道鹏等观察到，经过连续 8 周推拿功法易筋经锻炼（每周 3 次，每次运动 60 分钟），36 名 60 岁以上骨骼肌减少症患者的 EPESE 体能评价量表各项指标及《中国老年人体质综合评价标准》中的 6 分钟步行试验、坐位体前屈、肩关节柔韧度等指标均较治疗前有显著提高（$P < 0.01$），从而提示推拿功法易筋经功法对缓解骨骼肌减少症患者主要临床症状及改善其日常生活质量具有明确疗效。刘玉超等对老年骨骼肌减少症者采用易筋经运动处方锻炼，8 周后，测试他们的睁眼及闭眼状态下总体平衡指数、前后平衡指数、左右平衡指数、ABCD 四区百分比等指标。结果发现，习练易筋经组患者的动态平衡能力较对照组有明显提高（$P < 0.05$ 或 $P < 0.01$）。究其可能原因为，易筋经功法是整体运动，它对躯体前庭系统、视觉系统、神经系统、本体感受、骨骼肌协同运动模式、姿势控制中的预备性活动等都有整体改善和调整作用，所以患者平衡能力才会逐渐提高。张勃欣为评价易筋经对改善中老年人平衡能力的影响，将带教参加试验的中老年人集中行 12 周的易筋经功法习练，每周 3 次，每次 40 分钟左右。然后，对他们进行闭目单脚站立测试、强化 Romberg 检查（主要评价人体在静态状态下的平衡能力）及起立—行走测试（主要评价人体在动态状态下的平衡能力）。结果发现，习练易筋经的中老年人闭眼单脚站立测试和强化 Romberg 测试时间较基线延

长，起立—行走测试时间减少，提示其平衡功能得到了显著改善。

有研究表明，健身气功·易筋经不仅可以改善习练者躯体疼痛等症状，而且能对习练者的心理状态产生积极影响，降低其焦虑、抑郁等水平，具有心身同治的功效。邱荣鹏选择纤维肌痛综合征患者作为研究对象，该研究是通过观察原发性纤维肌痛综合征治疗前后各相关指标的变化，评价健身气功·易筋经对纤维肌痛综合征的影响并探讨相关机理。研究者将 59 名纤维肌痛综合征患者随机分为口服西药组（简称为药组，20 人）、口服西药加易筋经组（简称药加易组，19 人）、易筋经锻炼组（简称易组，20 人）共三组。药组服用德利能糖衣锭（Amitriptyline HCl，三环类抗抑郁剂）连服 3 个月，同时给予行为认知疗法。药加易组除服药和行为认知疗法外，还辅以易筋经锻炼，每日锻炼 2 次，每次锻炼约 1 小时，连续练习 3 个月。易组不服用纤维肌痛综合征相关药物，只是通过行为认知疗法加上易筋经锻炼方法给予治疗。随后研究者比较各组视觉类比疼痛量表（VAS）、汉密顿抑郁量表（HAMD）、Athens 失眠量表以观察患者疼痛、抑郁、失眠等主要症状和体征的变化，并通过纤维肌痛综合征影响问卷（FIQ）进行评分，同时计算患者的疼痛点个数，并针对治疗方法可能出现的副作用进行评价。结果显示，易筋经习练可以增强口服西药加行为认知疗法的疗效，且可适当减少德利能的副作用，所以口服德利能加行为认知疗法辅以易筋经习练是治疗原发性纤维肌痛综合征的较好选择。同时，行为认知疗法和易筋经习练结合虽然总体上疗效要略差于同时服用德利能的治疗方案，但无副作用，可作为原发性纤维肌痛综合征临床治疗的一个不错选择。

（樊　云）

三、八段锦

八段锦是我国传统的养生导引术之一，历史悠久，流传广泛。据考证，八段锦起源于宋代，至今已有 800 多年历史，南宋洪迈所著《夷坚志》中载："政和七年，李似矩为起居郎……尝以夜半时起坐，嘘吸按摩，行所谓八段锦者。"南宋曾慥《道枢·众妙》和陈元靓《事林广记·修真秘旨》中记载了具体的动作方法。明代以后相关养生专著中亦多有八段锦的记载，如冷谦所著《修龄要旨》、高濂所著《遵生八笺》等。清代潘霞在《卫生要术》中，将八段锦稍加改编，成为"十二段锦"；对现代最有影响的八段锦套路则是定型于清代光绪年间。

八段锦一名，其"八"字不仅指八个节段、八个动作，更寓意功法有多种要素，相互制约，相互联系，循环运转，正如明代高濂在《遵生八笺》中"八段锦导引法"所述："子后午前做，造化合乾坤。循环次第转，八卦是良因。"其"锦"字由金、帛组成，示意精美华贵，套路编排精致、动作完美、效果优良，此外"锦"字还可理解为单个导引术式的汇集，如丝锦般连绵不断，是一套完整的健身方法。

八段锦自北宋流传至今，形式多样，如有立、坐、动、静、南派、北派之分。总观南派动作简易，以柔为主，多采用站式动作，强调导引与行气相结合，亦称"文八段"；北派动作繁复，以刚为主，动作多马步，侧重肢体运动，亦称"武八段"。其中，立势八段锦因便于群众练习而流传甚广。2002 年，国家体育总局健身气功管理中心成立专家团队，通过诸多文献史料的检索、考证、挖掘、整理，收集了南宋至今的立势八段锦 64 个版本，以此为蓝本，创编成"健身气功·八段锦"。健身气功·八段锦的创编以中医的阴阳、气血、脏腑、经络等为理论基础，注重"意、气、形"的综合锻炼，体现了"天人合一"的思想内涵。

八段锦全套动作柔和缓慢，圆活连贯，以腰为轴，带动四肢，松紧结合，动静相兼，腹式呼吸，动息相随，神形相合，以意领气，其运动强度和动作顺序符合运动学和生理学规律，便于练习掌握，健身效果显著。

近年来，随着八段锦的普及推广，对其理论和临床研究也随之增多。

（一）习练人群及时间的研究

梁倩蓉在文献检索、分析的基础上，采用自拟问卷的实验方法，对 420 例亚健康人群进行了八段锦锻炼前后的调查研究，并进行了统计分析。研究发现，从年龄上看，习练八段锦的不仅仅是老年人，受试者在 30 ~ 49 岁的在职人员是主要群体，占 50.8%，甚至 18 ~ 29 岁也有 27.4%；文化程度上，大学学历占 54.8%，研究生或以上学历占 9.1%；职业上老师、学生最多，占 68.3%。以上结果提示中青年、文化程度较高、在职人员对八段锦的接受程度较高。在习练时间的分析中发现，习练持续时间最长、频次较高的以小学或初中学历、农民或工人、70 岁以上的老年人为主，但该人群每次练习时间却不是最长的；习练持续半年或以上、频次为每周数次的以高中或大专学历、公务员或医务人员、50 ~ 69 岁为主，其中大专学历、医务人员是每次练习时间最长的人群，而公务员每次练习时间较少。由此可见，练习时间、频次与工作种类、应酬多少、身体状况、养生保健意识等息息相关。

（二）改善亚健康状况的研究

钟爽川以健身气功·八段锦为实验手段，通过 3 个月的练习，研究分析了亚健康人群在实验前后的亚健康改变情况，发现实验后，亚健康人数发生明显变化，大部分重度及中度亚健康人群转化为轻度亚健康，重度及中度亚健康人数减少；躯体亚健康方面，实验对肌肉酸痛、失眠、身体倦怠、持续脱发、常患感冒、手脚冰凉 6 种亚健康状况的改善达显著水平；心理亚健康方面，对压抑、疲惫、焦虑 3 方面的改善达显著水平；社会关系亚健康方面，对同事关系、朋友关系、配偶关系 3 方面的改善产生了一定的良性影响。

官铁宇采用实验法观察八段锦对大学生亚健康干预的情况，研究表明，通过 18 周八段锦锻炼对改善大学生亚健康状态有良好的作用，亚健康症状基本消除率达 44.9%，实验后受试者免疫指标 T 淋巴细胞的增殖和 NK 细胞活性明显提高，心理焦虑程度明显下降。由此得出结论，长期练习八段锦可改善亚健康症状，提高大学生免疫机能。

在梁倩蓉的研究中，通过对八段锦练习前后身心状况各指标的比较研究，提示练习八段锦后抵抗力差、易病、注意力不集中、疲倦、乏力、经常犯困、腰背腿或关节痛、不灵活、睡眠差、失眠多梦、烦躁、郁闷等身心状况均有明显改善，结合文献资料得出习练八段锦可调节亚健康状态，对身心健康均有积极影响，符合中医"治未病"的思想。

（三）促进心理健康的研究

刘洪福等人对 100 名大学生进行了实验研究，以探讨八段锦对大学生心理健康的影响，通过对实验组、对照组实验前后进行 POMS、SCL－90 水平测试，并经过统计分析，发现练习八段锦对降低大学生紧张、焦虑、忧郁水平起到了积极作用，使情绪状态得到了明显改善；对敌对、强迫、偏执、精神病等方面也得到了较好的改善。实验结果表明，长期坚持练习八段锦可促使大学生心理健康向积极的方向发展，同时可锻炼神经系统协调性和灵活性，缓解大脑疲劳、调整情绪。

（四）调节生理机能的研究

曾云贵等研究了练习健身气功·八段锦对中老年人的身体形态、生理机能的影响，认为练习八段锦可明显提高中老年人上肢和下肢力量，改善呼吸系统的机能，提高关节灵活性、平衡能力、神经系统灵活性。

李东峻对八段锦对人体心血管机能的影响进行了实验研究，发现练习八段锦可使心血管机能得到改善，使筋骨柔健、气血畅通、脏腑协调，具体表现在以下几方面：使肢端皮肤温度升高；血氧含量增加；心肌舒缩增强，心脏泵血能力增强；血管弹性顺应性增强，工作节律得到优化等。此外，受试者体验到，练习八段锦后，肺活量明显增加，身体耐力、力量明显增强，精力充沛，睡眠改善，记忆力增强。

（五）抗衰老的研究

邱文梅等从免疫功能和抗氧化能力的角度，探讨健身气功·八段锦延缓衰老的效应。将 156 名老年人随机分为八段锦组和不运动组，前者进行 24 周锻炼，后者进行合理膳食、睡眠健康教育、限制任何运动。24 周后比较两组相关指标，八段锦组丙二醛（MDA）含量显著降低，超氧化物歧化酶（SOD）、总抗氧化能力（T－AOC）活性显著升高，$CD4^+$、NK 细胞百分比、$CD4^+/CD8^+$ 显著升高，而 $CD8^+$ 细胞百分比显著下降，白细胞介素－2、肿瘤坏死因子－α 水平显著升高，白细胞介素－6 水平显著降低。由此可得出，坚持练习八段锦可提高抗氧化能力，这与其对免疫功能的调节作用密切相关，这可能是八段锦抗衰老的机制。

（六）辅助治疗疾病的研究

李兴海研究了健身气功·八段锦对 2 型糖尿病内皮依赖性血管舒张功能的影响，研究发现，经过 6 个月的八段锦练习，可显著改善 2 型糖尿病患者的内皮依赖性舒张功能，对控制血糖、改善血脂指标具有良好的作用。伍艳明将 175 例糖尿病患者分为 2 个年龄层，每个年龄层均分为对照组、健康教育组、八段锦组，分别于 3 个不同时间采用量表进行相关指标观察，研究结果显示八段锦可预防或延缓糖调节受损发展为糖尿病。黄荣春将 2 型糖尿病患者分为 2 组，所有患者均口服常规降糖药治疗，治疗组添加八段锦锻炼，一定时间后观察两组治疗前后空腹血糖、糖化血红蛋白、血脂常规等指标，结果表明八段锦对 2 型糖尿病有明显的辅助疗效。

刘俊荣等通过观察健身气功·八段锦对不同血脂水平中老年人群高密度脂蛋白、低密度脂蛋白、总胆固醇、甘油三酯水平的影响，探讨该方法防治高脂血症的作用机制，实验将受试者随机分为八段锦组和散步组，通过3个月的练习，测定实验前后相关指标，发现八段锦对指标的影响优于散步组，说明其可有效防治高脂血症。

潘华山等对八段锦运动对老年慢性肾炎治疗效应进行了临床观察研究，发现将常规药物治疗和八段锦锻炼相结合，对老年人慢性肾炎有更好的疗效，认为八段锦简单安全易学，值得在老年慢性肾炎的临床治疗中推广。李兆伟等对八段锦治疗大学生失眠症进行了研究，发现八段锦锻炼对大学生失眠症具有显著疗效，且与药物疗法相比，避免了不良反应，具有明显优势。

（顾一煌）

第三章 推拿手法研究进展

一、摆动类手法

（一）一指禅推法

一指禅推法是一指禅推拿流派的代表手法，在行业中广为流传并有着深刻影响。近年来，诸多推拿工作者对一指禅的源流、手法、临床等方面进行了相关研究。

1. 历史源流研究

一指禅推法历史悠久，但因无确凿的史料，起于何时尚无定论。

《辞海》中"一指禅"条目对其解释除佛家语外，另载"按摩术亦称一指禅。按摩创于歧伯，至达摩大备，于按、摩、推、拿四法之外，复增搓、抄、滚、捻、缠、揉六法，名曰一指禅。"正式提出了作为按摩术的一指禅，来源于达摩。

卞勇骞认为"一指禅"乃佛教用语，以一根大拇指为操作方法而命名，与推拿方法看似没有必然联系，但一指禅推拿要求术者将心念集中于一处，而一指禅就是万法归一，故而一指禅推法的精义源于一指禅，一指禅推法是一指禅这一精神在推拿方面的具体体现。

樊云认为一指禅推法借用"一指禅"之名，一是明确指出拇指为本法主要着力和施术用指，更重要的是以"禅境"要求术者静思敏心、排除杂念、定心冥想，专注于手法操作，强调"意念"在操作中的调控作用，并推测一指禅推法与佛教文化有一定联系。

但崔立津等人反对一指禅推法为达摩所创的观点，他们认为在"一指禅"前加上"达摩"二字，使"禅"神话，合乎当时社会在思想意识、精神追随或寄托方面的"清理"。加之无具体的文字记载，故达摩只是托名，是传说，传说不能代替历史。

更为广泛流传的一指禅推法的源头，是根据师承相传的脉络，追溯到清朝咸丰年间，由河南李鉴臣传扬州丁凤山，丁凤山勤学苦练，颇得李氏一指禅真谛，发展了一指禅推拿学派，在江浙两省颇负盛名，故后世尊丁凤山为江南一指禅推拿开山鼻祖。

2. 手法研究

随着计算机技术的发展和生物力学的介入，探索中医推拿手法运动学、动力学、手法规范化、标准化等方面的研究越来越多。

方磊等运用美国 Motion Analysis 公司开发的三维光学运动捕捉系统对一指禅推法的操作要领"沉肩、垂肘、悬腕"等进行了量化分析，实验中将受试者分为专家组、熟练组、初学组，分别具有 30 年以上、15 年以上、3 年以下推拿临床工作经验。实验结果显示，三组受试者"沉肩"的运动学数据变异系数差异不明显，肩关节稳定状态时上臂与躯干的夹角稳定在 60°~70° 范围内；专家组和初学组的"垂肘"运动学数据有显著差异，专家组的肘关节标记点始终低于腕关节标记点 3~4cm，充分体现了"垂肘"的技术要求；三组受试者屈腕角度数值差异不显著，"悬腕"时腕关节应自然屈曲呈 $50° \sim 60°$ 角。

方磊等还对轻、中、重度力量下一指禅推法上肢肌电信号特征进行了研究，以求找出手法操作关键技术的上肢肌群协同运动方式。研究发现，对肌电积分值（IEMG）指标分析结果显示，专家组、熟练组各肌肉 IEMG 差异较小，2 组在手法操作时对肌肉运动控制的模式相同，对手法不同力量的控制程度相近，而初学组相对上肢肌肉活动较弱，肌力较小，运动能力较差。按照肌肉输出功率比值高到低排序，专家组、熟练组参与操作的核心肌群一致，IEMG 较高的是尺侧屈肌群、桡侧伸肌群、肱三头肌、三角肌，而初学组是尺侧屈肌群、三角肌、尺侧伸肌群，根据运动解剖学分析，该手法要求"屈指悬腕"，故初学组操作中肌肉运动模式存在错误。在手法外摆阶段，专家组肱三头肌参与成分增多，辅助的拮抗肌肱二头肌收缩程度较低，熟练组其次，初学组肱二头肌协同比例最高，提示后两组应增加外摆幅度和肱三头肌伸肘的力量，而放松肱二头肌肌张力。手法持久性研究分析发现，专家组在单位时间募集肌肉放电程度、肌肉耐疲劳程度都优于其他 2 组。

吕杰等通过采集专家组、熟练组、初学组的一指禅手法垂直作用力信号，从周期均匀性和波形均匀性对该手法垂直作用力的均匀性（手法操作时速度、压力等须保持稳定）进行了量化研究。结果发现，周期均匀性指标方面，3 组无显著差异，说明各组受试者均能很好地把握一指禅推法的节奏，且这种节奏感的把握通过较短时间的训练就可达到较高水平；而在波形均匀性指标方面，初学组相比另 2 组有显著差异，专家组、熟练组无明显差异，说明一指禅推法力度的持久稳定需经过较长时间的训练才可较好地掌握。此外，结果显示，虽然 2 种均匀性指标都能在一定程度上反映一指禅手法作用力的均匀性，但波形均匀性的区分度更好，更适合作为评价手法均匀性优劣的指标。

杜春晓等通过采集一指禅推法初学者和熟练者的操作信息，对一指禅推法操作时的手法频率、有效做功期时间比进行了分析研究。研究中，按一指禅推法作用力方向将该手法操作分为"次做功期"和"主做功期"2 部分，前者包括用力垂直向下和向内（拇指屈曲时）的时间段，后者为用力方向向外（拇指伸展时）的时间段，一个手法周期由 1 个次做功期和 1 个主做功期组成。结果显示，各受试者操作频率都在 110 次/分以下，熟练者的频率为 78 次/分，故研究指出通常认为的该手法 $120 \sim 160$ 次/分的频率值得商榷。此外，研究结果显示次/主做功期时间比以略大于 0.28 为宜。

3. 临床研究

（1）骨伤科疾病　一指禅推法以其良好的渗透性，具有行气活血、舒筋通络、解痉止痛等作用而广泛应用于骨伤科疾病治疗中。陈新等将 80 例以疼痛为主诉的颈椎病患者随机平均分为治疗组、对照组，治疗组用一指禅推颈部五线治疗，对照组采用常规推拿治疗，结果显示治疗组患者的疼痛缓解程度明显高于对照组。

方针等将 90 例患有膝关节骨性关节炎的患者随机分为治疗组、对照组各 45 例，治疗组予以一指禅推法并股四头肌肌力锻炼，对照组予以非甾体消炎止痛药，经连续治疗 2 个疗程，依据骨痹症的临床疗效评定标准判定，治疗组的优良率明显高于对照组。

张洪坤将 60 例腰椎间盘突出症以下肢症状为主的患者随机分为治疗组、对照组，治疗组给予一指禅推法与㨰法、拿法、揉法、扳法相结合的新疗法，对照组仅给予㨰法、拿法、揉法、扳法结合的传统疗法。通过采用腰椎疾患治疗成绩评分法、腓总神经传导速度测定、胫神经传导速度测定，评价各组治疗前后下肢运动功能及日常生活能力。结果显示，一指禅推法对腰椎间盘突出症的疗效肯定，可以提高治疗成绩评分，提高下肢腓总神经传导速度（MCV）、胫神经 MCV，从而改善下肢运动功能。

李晓龙对 60 例腕管综合征患者进行了临床研究，在艾灸治疗的基础上，试验组以一指禅推法进行点穴舒筋治疗，对照组用临床常规按揉法进行点穴舒筋治疗，通过观察比较治疗前后患者腕关节桡偏、尺偏、背伸、掌屈运动功能的变化，并在治疗前后对患者进行 Levine 腕管综合征评分和 VAS 疼痛量表评分，评价一指禅推法在治疗该病中的疗效。试验结果显示，一指禅推法能明显改善患侧腕关节的整体运动功能，尤其在改善腕关节背伸、掌屈功能方面明显优于常规疗法，总有效率达 100%，疗效显著，操作安全，具有较高的临床应用价值。

陈宝伟将 100 例网球肘（肱骨外上髁炎）患者随机平均分为 2 组，治疗组采用一指禅推法，重点在阿是穴，对照组给予活血止痛胶囊，治疗一个疗程后统计分析，2 组疗效有显著差异，一指禅治疗组总有效率达 96%。

（2）内科疾病及其他　周静对 60 例失眠患者进行了一指禅推拿疗法的临床研究，对照组每晚睡前口服阿普唑仑，治疗组在常规药物的基础上加一指禅"引阳入阴"推拿法治疗，经过 2 个疗程治疗后，一指禅推拿配合常规药物治疗在改善失眠患者睡眠质量上优于对照组，且一指禅推法可以明显减少失眠患者安眠药物的服用。

连宝领等将 78 例腹泻型肠易激综合征患者随机分为 2 组，治疗组采用一指禅推拿治疗，对照组口服匹维溴铵和培菲康治疗，经 1 个月临床治疗，治疗组、对照组的总有效率分别为 90%、55.3%，可见一指禅推法对该病有较好的临床疗效。

沈爱明将 80 例患有水液缺乏性干眼症的患者随机分为治疗组和对照组，对主观症状积分、泪液分泌量、泪膜破裂时间、角膜荧光素染色积分进行了观察和研究。治疗组先予以火龙疗法 7~10 秒，再用一指禅推拿睛明、攒竹、鱼腰、瞳子髎、太阳、四白、承泣，交替重复 20 次；对照组予以"泪然"滴眼液外用，每日 6 次。经 1 个月治疗，分析显示一指禅推法配合火龙疗法可有效改善该病患者的干涩感、视疲劳、异物感、视物模糊、畏光感、眼红、疼痛感、流泪、烧灼感症状，对泪液分泌量、泪膜破裂时间、角膜荧光素染色的改善相当于或优于对照组。

康轶鑫为比较一指禅缠法和传统推拿法治疗婴幼儿肌性斜颈的疗效，选取该疾病的 100 例患儿随机分为 2 组，治疗组予以一指禅缠法为主的推拿治疗，对照组给予传统推拿方法治疗，经 4 个疗程治疗后比较分析，治疗组疗效优于对照组，并可以有效缩短疗程。

（二）㨰法

㨰法是㨰法推拿流派的代表手法，是丁季峰在一指禅推拿流派滚法的基础上发明的，并以此为主逐渐形成了㨰法推拿流派，它既继承了一指禅手法均匀柔和的特点，又增加了治疗面积大、刺激量强的优点。近年来，行业内关于㨰法的临床研究鲜见，但其教学研究、规范化研究、生物动力学、血液流变学等与手法技能相关的研究颇多。

1. 分类研究

㨰法发展至今，其手法形式日趋多样化，张瑞义等将㨰法的衍化手法进行了整理，并探讨了㨰法的分类和规范化。㨰法的衍化手法主要有指骨间㨰法、掌指关节㨰法、小鱼际㨰法、大鱼际㨰法、前臂㨰法、五指第一指骨㨰法、抱㨰法、㨰揉法等。张瑞义等认为，㨰法的分类可以从以下几个角度来讨论：①按运动形式或运动轴的不同可以分为前臂旋转运动类、腕关节屈伸运动类、前臂旋转腕关节屈伸复合运动类。②按着力部位面积大小可分为点、线、面三种，点为小指掌指关节背侧，线为掌指关节背侧、四指第一指间关节背侧等，面为大小鱼际、手背、四指第一指骨背侧面、前臂尺侧等。③按㨰法操作方向不同可分为横向线（通过着力点与操作者冠状位平行的直线）、纵向线（通过着力点与操作者矢状位平行的直线）、斜向线（通过着力点位于横向、纵向线间的直线）。④从手法施术部位分，㨰法可用于肩颈部、腰背部、臀部、四肢、腹部等处。⑤按单双手分，多数㨰法为单手操作，抱㨰法为双手操作。⑥手法复合程度不同，如㨰揉法等。

2. 手法研究

徐军等通过研究骨骼肌细胞 Ca^{2+} 通道的变化情况来解释推拿㨰法的作用机制，他们运用一套由压力发生装置、压强形成装置、压强显示装置及相关的压强数据记录装置组成的生物动力学实验设备，并进行一系列的实验环节设计，来研究㨰法应用对骨骼肌正常细胞和损伤细胞内 Ca^{2+} 浓度的影响。实验结果显示，㨰法样刺激对骨骼肌正常细胞和损伤细胞 Ca^{2+} 浓度均有降低的效果，其影响是显著的。

何杰光采用德国慕尼黑 NOVEL 公司生产的库容传感器 Novel 动态压力分布测量系统来研究推拿㨰法，以阐明㨰法作用的图像和面积特征，比较不同年资操作者㨰法的操作图像和面积特征的异同。实验将受试者分为初年资组（A 组，操作少于 3 年）、中年资组（B 组，操作 3~8 年）、高年资组（C 组，操作 8 年以上），且均为男性，所有受试者在压力垫上操作㨰法 2 分钟，并采集数据分析。结果显示：从面积上看，A、B 组在㨰法周期中的面积最小值都出现 0 值，说明其操作中出现跳动，这是 A、B 组㨰法技术尚未娴熟的客观证据。从图像上看，虽形态各异，不能把所有图像归类，但从㨰法的周期动作分解中可看出，A 组图像变化不如另两组丰富，说明 A 组动作生硬、缺乏轻重交替；B 组图像变化比另两组幅度大，接触面积、压力数值变化也较大；C 组接触面积、压力数值变化较平和，说明 C 组手法明显好于另两组。

曾广南同样使用 Novel 系统，在上一实验的基础上，对㨰法推拿作用的动态压力特征进行了研究，以阐明㨰法推拿作用的压力、压强、压力中心轨迹、压力峰型特征，并比较不同年资者㨰法操作的压力特征异同，分组及试验方法同上一实验。结果显示：

C 组的平均最大压力、平均最小压力、平均压强数值均最大；压力中心轨迹中长条形、心形为最多，且 C 组全是这两型，故认为这两型是滚法操作较好的压力中心轨迹；压力峰型中，A、B、C 组的单主峰型、主峰不明显型之和的占比分别为 30%、50%、100%，故认为这两个峰型是滚法操作较好的压力峰型。

3. 血液动力学研究

许世雄等认为，当在治疗部位施予滚法，操作的力量在血管壁上形成一个狭窄，狭窄随操作者的手沿着血管轴向前后运动，因此他们运用一个狭窄轴向运动刚性圆管中的黏性流动模型，用牛顿不可压缩黏性流体运动的控制方程 Navier Stokes 方程求解数值，来探索讨论滚法的血液动力学机制。研究提示，滚法推拿中的 2 个主要因素是用力、滚动频率，它们对血液动力学的影响通过狭窄运动频率、狭窄度两个参数来研究。固定狭窄度：在不同狭窄运动频率下，随着频率增大，管壁最大切应力在滚动前半周期随之减小，后半周期增大；狭窄运动频率很小时，管壁最大切应力的变化很小，随着频率增加，切应力的变化加快。固定狭窄运动频率：不同狭窄度下，随着狭窄严重程度增加，流量减少，管壁切应力增大。

黄忠辉应用近年来国际新起的一种建立流体系统模型和数值模拟计算的新方法"格子 Boltzmann 方法"进行了滚法推拿作用下血液动力学的研究，探讨血管形状、手法力度、频率等因素对血流量、流速、切应力等的影响。研究结果表明：不同频率产生的效果不同，当频率超过 168 次/分这一临界值时，效果将减小，该临界值频率下的瞬间相对血流量会达到最大；在较大操作深度作用下，血管血流量会增加，通过比较血管入口、推拿狭窄处、血管出口的血液流速，发现出口的流速比入口处增加，表明滚法作用会增加血液的瞬时流速；不同手法频率下管壁切应力变化显著，2 倍频率时相对切应力增加最明显，3 倍频率时切应力有所下降但仍比 1 倍时大，此外切应力随着推拿力度增加而增加。

4. 教学研究

孙筱应用运动学习与控制理论，将仪器反馈因素加入到滚法技能学习中，以比较教师反馈因素和仪器反馈因素对滚法学习的影响。研究将未学习过滚法的女大学生分为教师反馈组（教师指导、不告知仪器数据）、仪器反馈组（记录 3 次手法练习数据，告知相关数据）、双重反馈组（同时给予仪器数据和教师指导）、无反馈组（无仪器数据和教师指导），各组进行相同时间练习后比较分析相关数据。实验结果显示，不同反馈形式对滚法技能都有影响：教师反馈因素能有效改善滚法技能动作的学习，对技能改善的效果优于仪器反馈因素；仪器反馈因素对滚法操作频率的学习优于教师反馈；双重反馈学习效果更好；推拿教学中，仪器反馈可成为滚法技能传统教学的有力补充。

（三）揉法

揉法是一指禅推拿流派的手法之一，在临床上应用广泛。

刘佳利对我国各大中医药院校现行使用的十余部推拿学教材中揉法的手法描述进行了摘录和统计，认为揉法属于摆动类手法，其操作可分为指揉法、掌揉法、鱼际揉法、掌根揉法、前臂揉法、肘揉法。揉法操作时要求操作频率为 120～160 次/分，应以肢体的近端带动远端做小幅度的环旋揉动，着力部位要吸定于治疗部位，压力要均匀，动作要协调有节律。揉法作用于腰背、四肢等处，力量应达肌肉层；作用于腹部时，力量应达胃肠；作用于穴位时，应有酸、麻、胀、痛等感觉；作用于头面以美容时，力量仅达皮肤和皮下。

总体而言，揉法操作时要轻柔缓和，刺激量中等，具有宽胸理气、健脾和胃、温中散寒、缓解痉挛、活血消肿止痛等作用，常用于头痛、失眠、面瘫、便秘、颈椎病、骨折后康复、小儿先天性肌性斜颈等病症。

1. 骨伤科疾病

王桂茂等对按揉法治疗颈型颈椎病疼痛改善作用及近期疗效进行了临床研究，66例患者随机分为治疗组、对照组，治疗组给予按揉风池、肩井、秉风、天宗、极泉等穴位，对照组给予坐位枕颌带牵引并指导进行颈椎活动锻炼。研究对两组患者在入组时、治疗1周后、治疗2周后进行McGill疼痛问卷调查，并对组间疗效进行对比分析。结果显示，按揉法治疗颈型颈椎病具有良好的镇痛作用，能在短期内缓解颈肩部疼痛，且具有一定的累积效应。赵虹等运用点揉风池、风府、丝竹空、太阳、角孙、翳风、百会、天冲等穴位治疗椎动脉型颈椎病引起的脑供血不足，对照组予以针灸治疗，2个疗程后治疗组总有效率达96.70%，明显优于对照组。

李征宇等为了观察按揉法对发作期腰椎间盘突出症所致的腰腿痛的镇痛作用，并与传统治法的疗效进行比较，特选择60例单侧型发作期腰椎间盘突出症有典型的腰痛及下肢痛症患者，将他们随机分为治疗组、对照组。治疗组用拇指按揉法作用于腰部压痛点、委中穴治疗，对照组施用腰椎斜扳法治疗，2个疗程后根据康复医学中腰痛疗效分级表分别对两组治疗前后症状体征进行评分，并统计分析。研究结果显示，两种方法缓解疼痛的疗效相同，但揉法治疗后患者疼痛感觉明显减轻，差异显著；按揉法治疗后血 β - 内啡肽含量明显增高、血P物质水平明显降低，作者认为这可能是以痛为腧按揉法对该病镇痛作用的机制之一。

张永泉对97例膝关节骨性关节炎患者进行了临床疗效研究。治疗组予以屈膝点按扣揉法，掌揉足三阴经、阳明经、少阳经，点按、指揉鹤顶、血海、梁丘、膝眼、阴陵泉、阳陵泉、足三里、阿是穴等；对照组予以相关穴位的针刺治疗。治疗14天后进行统计比较分析，治疗组能明显改善甚至治愈关节疼痛、肿胀及活动功能，总有效率达95.24%，具有较好的临床疗效和较高的安全性。

苗冲等用掌揉法结合指揉法治疗腰背肌筋膜炎，首先用掌根揉腰背部膀胱经，根据实性或虚性体质使用泻法或补法，并配合不同的频率、时间等；再在有粘连、条索状物的部位用掌根揉法、拇指揉法进行操作。20次治疗后统计分析发现，痊愈率79.7%，显效20.3%，总有效率高达100%。

2. 内科疾病及其他

梁晶等用按揉法对33例心脾两虚型失眠症进行了治疗，主要用拇指按揉百会、印堂、太阳、神门、内关、风池、安眠、三阴交穴位，每次30分钟，每周3次，分别于治疗前、治疗1周和2周用匹兹堡睡眠质量指数（PSQI）计分。结果显示，治疗后的

PSQI 总分、睡眠质量、睡眠效率、入睡时间、睡眠时间、睡眠障碍评分均比治疗前有所降低，总有效率达 81.25%。

胡菲菲通过观察阳辅穴配合常规康复训练方法对偏瘫患者踝关节跖屈内翻模式、步态、步行能力的影响，来寻找可有效改善偏瘫患者踝关节异常的模式。将 41 例患者随机分为治疗组、对照组，对照组仅给予常规康复治疗，治疗组除常规康复治疗外，还给予阳辅穴刺激点揉法来诱发踝关节背伸和外翻动作。治疗 2 周后观察两组患者主动踝背伸情况、测量背伸角度、观察踝外翻动作出现的例数；治疗 4 周、6 周后，分别对相关参数进行收集、测量、评估等。结果显示：治疗组踝关节主动背伸角度明显优于对照组；治疗组第五跖骨接触面积变化更明显，更趋于健侧的接触面积；治疗组步态评分、下肢运动功能评定量表（FMA）得分均优于对照组。该实验提示，阳辅穴强刺激点揉法配合常规康复训练有助于在脑卒中早期诱发偏瘫患者踝背伸、外翻运动，并能起到矫正其异常踝关节跖屈内翻模式、提高下肢运动水平、改善步态的作用。

吴剑聪等运用表面肌电分析拨法、揉法缓解肱二头肌运动性疲劳的作用，以求从肌肉层面揭示推拿的作用机制。他们随机将受试者分为休息组、拨法组、揉法组，建立肌肉疲劳的模型，测量最大随意收缩力、初始阶段表面肌电值、干预/休息前表面肌电值等数据，拨法组用手法辅助器模拟拇指拨法作用于肱二头肌肌腹和肌肉起止点，揉法组用手法辅助器模拟拇指揉法作用于相同部位，10 分钟后再进行相关数值测定。结果显示，拨法和揉法均可缓解肌肉疲劳，其作用明显优于休息组，但两种手法间差异不显。

林华琴等对 48 例胃肠道术后应用镇痛泵的患者用穴位按揉法进行了临床研究。对照组仅接受常规的胃肠道术后护理，治疗组除护理外，于术后第一天开始按揉足三里、三阴交、支沟、合谷、天枢等穴位，并配合隔姜灸足三里，每日 2 次，连续 3～5 日。实验结果显示，治疗组肠鸣音恢复时间缩短，首次肛门排气时间缩短，首次排便时间缩短，提示穴位按揉法配合隔姜灸可有效促进术后胃肠功能的恢复。

（顾一煌）

二、摩擦类手法

（一）摩法

摩法是最古老的推拿手法之一，宋代《圣济总录》曰："可按可摩，时兼而用，通谓之按摩。按之弗摩，摩之弗按，按之以手，摩或兼以药，曰按曰摩，适所用也。"

消化道疾病是摩法的主要适应症之一。近年来对于摩法治疗消化道疾病的研究屡见不鲜。胃痛作为消化道最常见的疾病之一，自然成为了摩法治疗的常见疾病。张培振对 62 名患者采用摩腹点按九转法治疗胃病，取得了较满意的临床效果，总有效率达 85.4%。摩法对便秘也有显著疗效。摩腹清热降浊治疗热秘，疏肝理气治疗气秘，健脾和胃治疗虚秘，温中散寒治疗冷秘。古人按照摩法操作时速度的快慢以及摩动时顺、逆时针的方向，有"缓摩为补、急摩为泻、顺摩为补、逆摩为泻"之说。摩腹多以顺时针绕脐周揉摩，以腹部发热、潮红为度。摩腹这种热学作用，同时还在医者和患者之间的生物电与生物场的综合作用下，起到改善腹部皮肤与肌肉血液循环，加强腹部组织器官新陈代谢，促进胃肠蠕动，促进排便的作用。临床上，摩腹多配合指压、按揉中脘、大横、天枢、气海、关元等穴和推脾运胃手法，效果理想。尤阳对 60 例脑卒中便秘患者进行电针配合摩腹法治疗，有效率达到 93.33%。有学者对摩法用于肠易激综合征的基础研究有一定成效，其实验结果提示摩腹可以改善肠易激综合征模型内脏中枢的激活模式、范围和强度，有效调控内脏敏感中枢化。结合另一些学者的研究，摩腹法可以通过调节局部肠道结肠组织 P 物质（SP）和血管活性肠肽（VIP）的功能以治疗肠易激综合征，摩腹法很可能是通过调节脑（内脏中枢）－肠互动途径中不同环节病理因素起作用，具体机制尚需进一步深入研究。

摩法在软组织损伤的治疗上有显著效果。有学者研究表明，摩法对于药物透皮吸收、释放、穿透和吸收进入血循环都起到了促进作用。因此，配合活血化瘀、辛温发散、和营止痛的药膏，可以既发挥手法的开通闭塞、调和营卫、活血化瘀之功，又渗透了药膏之效，两者相得益彰。

（二）擦法

擦法是内功推拿主要手法之一。在临床治疗中应用较为广泛。擦法作用于人体体表，往返摩擦，可使人体内产生热效能，逐步热透至深层组织，可以改善局部的血液循环、淋巴循环、功能活动，从而使气机通调，起到通畅气血、疏通经络的作用。

擦法在颈肩腰腿痛的治疗上有显著疗效。王道全等采用益脑合擦法治疗 100 例椎动脉型颈椎病的患者，其中疗效优者 65 例，良好者 29 例，总有效率达到 97%。相比颈复康冲剂对照组 50 例患者的总有效率 86% 和脑电仪对照组 50 例患者的总有效率 82% 都有显著优势。有学者在脑卒中后肩手综合征的治疗上采用了循经补泻配合擦法，其中治疗组 30 例，对照组 30 例采用常规推拿方法治疗。治疗组总有效率 93.3%，临床治愈率 60.0%；对照组总有效率 70.0%，临床治愈率 30.0%。2 组疗效比较有显著性差异。作为临床引起腰腿痛的最主要原因，腰椎间盘突出症也是擦法的适应症之一。魏巍等对腰椎间盘突出症恢复期的患者进行擦法，取肾俞、气海俞、关元俞、八髎、命门、腰阳关等穴，配合掌擦、小鱼际擦，30 例患者中，显效 27 例，总有效率达 100%。占桂平运用擦法和一指禅推腰阳关穴治疗腰椎间盘突出症患者 40 例，其中治愈 23 例，治愈率 57.5%，总有效率 100%。

作为摩擦类手法，擦法结合膏摩法在临床上也有广泛的运用。有学者研究表明，擦法配合外用药物的膏摩法有改善微循环、抗炎、促进透皮吸收的作用。另一些学者的研究成果表明，擦法结合外用药物的膏摩法对急性软组织损伤患者的肌张力也有显著改善作用。

（三）推法

推法在临床上各科疾病中有显著疗效。施晓兰等运用艾灸结合推法作用于八髎穴对治疗妇科疾病具有非常显著的效果，尤其是寒凝、气滞等导致的有下焦血瘀而经络不通的妇科疾病，如痛经、月经不调、妇科炎症性疾病等。祝礼芸采用温针灸结合揉推法治疗痛经 68 例，取得较好疗效，治疗 3 个月经周期后，痊愈 36 例，总有效率为

92.7%。李玉岭重推法治疗小儿厌食症，治疗2个疗程判定疗效，痊愈（饮食恢复正常，临床症状消失）113例；显效（饮食基本正常，临床症状大部分消失）25例；总有效率100%。叶斌等采用指推法治疗35例急性期肩周炎患者，对比对照组热敷法，其对患者症状的缓解及疼痛的减少均有显著优势。张仕年等采用四指推法、滚法及腰椎牵引3种方式各治疗20例腰椎间盘突出症患者，发现四指推法具有较好的镇痛作用，并指出四指推法的镇痛作用可能是通过调节外周血浆中P物质的含量，改善机体的炎症和免疫反应能力来实现的。

（四）搓法

《厘正按摩要术·立法》曰："搓以转之，谓两手相合而交转以相搓也。或两指合搓，或两手合搓，各极运动之妙，是从摩法生出者。"

临床上有不少医者在推拿手法中结合搓法，在治疗颈肩腰腿痛等疾病中都有不错的效果。徐枫在临床治疗上重用搓法，观察了80例肩周围关节炎患者的疗效，共治愈67例（83.8%），好转10例（12.5%）。表明搓法在治疗肩周炎上有一定疗效。杨明军等对62例各期肩周炎患者在手法治疗中使用搓法，其中治愈45例，（72.6%），总有效率达100%。王春林等用推拿治疗肩周炎48例，疼痛期治以活血祛风、通经镇痛，采用一指禅推法、滚法、按揉法、搓法、振法、运法等手法，粘连期治以松解粘连、滑利关节，其中疼痛期18例，治愈16例，好转2例；粘连期30例，治愈24例，好转6例。皮开鹏将80例确诊腰三横突综合征的病例中采用斜扳法、推法、揉法、按法、压法、拨法、理法、搓法治疗，每日1次，每次30分钟。结果：治愈60例，总有效率为100%。

（五）抹法

抹法，也有古籍将它认作为推拿的俗称。《理瀹骈文》中有云："推拿，乡村人谓之抹。"

邹冬华等以按、揉、拿、抹为主要手法。选穴：风府、风池、大椎、肩井、百会、印堂、玉枕、脑空、脑户等穴位。具体操作：①按揉风府穴1分钟；②拿风池穴1分钟；③拿颈项两侧10分钟；④五指同时按揉玉枕、脑空、脑户穴1分钟；⑤按揉百会穴2分钟（虚证用补法，实证用泻法）；⑥点揉印堂穴1分钟；⑦抹前额3分钟；⑧揉两侧太阳穴2分钟；⑨十指分揉两侧额部1分钟；⑩擦颈项部，以发热为度；⑪掌按大椎穴1分钟；⑫拿肩井1分钟；⑬从大椎推至长强穴3~5遍结束。对照组：用传统推拿法。1~3个疗程的累积治愈率，实验组分别为68.33%、80.00%、81.67%，对照组为6.67%、36.67%、53.33%。实验组疗效优于对照组，且疗程明显较对照组短。提示按揉拿抹法治疗椎动脉型颈椎病疗效优于传统推拿疗法，且疗程短。巩鸿霞等将48名青少年近视患者随机分为对照组21例，治疗组27例。对照组应用增视治疗仪治疗，治疗组在对照组治疗基础上再行中医推拿手法治疗，在头面部、眼眶进行拇指抹法。结果：对照组有效率为78.56%，治疗组有效率为96.30%。两组比较，拇指抹法配合增视治疗仪治疗青少年近视有良好疗效。

（纪　清）

三、振动类手法

(一) 抖法

临床上在肩周疾病的治疗中，上肢抖法得到广泛运用。刘平运用针灸推拿相结合的综合手法治疗肩周炎患者 40 例，其中以抖法作为推拿治疗的结束动作，通过对关节的被动活动，可有效解除组织粘连、增加关节的活动度、增强关节的稳定性，从而改善、恢复关节的功能。沈灏采用足蹬牵抖合针刺条口穴治疗肩周炎 40 例，可使肩背肌张力降低，逐渐恢复肌肉的柔韧性，增加关节活动范围，同时配合针刺条口穴，取得满意疗效。

各种抖法在治疗腰部疾病时也有良好的疗效，近几年的研究更是证明了这一点。赵友等招募 115 例初次发作腰椎间盘突出症患者，采用牵引按抖法治疗后，观察其治疗前后患者症状及影像学情况。结果：整体治疗组中，总有效率均 80% 以上，且复发率较低。证明牵引按抖法对初次发作腰椎间盘突出症具有明显的治疗效果。陈羽峰等将患者随机分为治疗组 36 例和对照组 36 例，治疗组在计算机控制下三维牵引治疗床持续牵引 30 分钟后，行仰卧屈膝牵抖法治疗；对照组在计算机控制下三维牵引治疗床持续牵引 30 分钟后，采用放松推拿手法治疗，隔日治疗 1 次，10 次为 1 个疗程，治疗 1 个疗程后比较 2 组的疗效。结果：治疗组总有效率优于对照组，治疗组与对照组症状与体征方面较治疗前有较大的改善。提示仰卧屈膝牵抖法治疗腰椎间盘突出症方法简便、临床效果理想，值得临床推广应用。王诗忠等将 100 位腰椎间盘突出症急性期患者随机分为 2 组，每组各 50 例，分别进行二步背抖法和传统手法的治疗。结果：2 组治疗前后症状、体征、生活能力及总体疗效上比较，治疗组疗效均明显优于对照组。

(二) 振法

振法在各个系统的疾病中都有明确的疗效。刘士章应用振法并让患者意念配合治疗骨折，大大缩短了骨折愈合的时间。提示意念配合振法可使骨折愈合时间缩短。郝洪等提出振动应力能够促进骨痂的成熟与改建，并在不同时间对其进行周期性振动，能够改变骨组织的组织结构。孙正伟等通过振腹配合背部、足底按摩治疗小儿多动症、抽动症、便秘、腹胀、腹泻、厌食、咳嗽、哮喘等疾病。通过研究表明振法对小儿的疾患均有较好的疗效，不但能改善小儿体质，调节免疫机能，促进生长发育，还能减少父母的经济及精神负担。刘建红应用牵拉振腰法使突出物与神经根之间的空间增大，产生位移，缓解或解除其对神经根的压迫，消除腰椎间盘突出症的临床症状及体征。杨玉通过对患肢穴位及腹部的振动治疗梨状肌损伤综合征，收效明显。邱建维应用振法能有效治疗椎动脉型颈椎病，能显著减轻患者的临床症状。宋大龙等选取椎动脉型颈椎病患者 144 例，随机分为对照组和治疗组各 72 例。对照组给予常规推拿手法治疗，治疗组在对照组治疗手法的基础上加用点振法治疗。治疗组有效率 97.22%，对照组有效率 84.72%，治疗组优于对照组。提示点振法为主治疗椎动脉型颈椎病临床疗效显著，可以有效缓解患者眩晕、疼痛等症状。范肃等用电热砭石结合振法在小腹部操作 10 分钟，后用电热砭石结合点振法对气海、关元、子宫穴进行操作各半分钟，最后用电热砭石紧贴腹部，由右至左、由左至右地在腹部做横向来回往返摩法20遍。证实了推拿结合电热砭石温经疗法治疗寒凝血瘀证原发性痛经疗效的确切性和安全性。

（纪　清）

四、挤压类手法

（一）按法

近年来对按法的现代研究层出不穷。邓玫等通过用不同的按法按压压力垫，通过实验证明按法的压力作用由大到小依次为指端、指腹、单掌、双掌、按揉。提示临床上为达到不同的治疗目的，应合理选择手法。周开发认为胸椎小关节紊乱是引起功能性胃肠疾病的原因之一，手法整复错位紊乱的胸椎小关节可有效调节胃肠功能。祝木星等运用肘按法为主推拿治疗髂腰韧带损伤及腰椎间盘突出症，疗效显著，明显改善腰臀部疼痛及下肢放射痛。提示一般手法很难达到的位于腰背肌肉筋膜的深层的髂腰韧带以及腰背部最强厚的肌肉骶棘肌，肘按法有明显的疗效。胡军飞等采用指按法垂直按压与45°角按压2种不同作用力方向，各治疗腰椎间盘突出症66例，观察其疗效并对2组进行比较。结果：45°角按压组治愈率为60.6%，垂直按压组治愈率为45%，差异有显著意义。查和萍等利用压力检测系统，检测并记录胸椎掌按法操作时出现"咔哒"声响时医者手掌按压患者胸椎棘突的最大按压力。以"咔哒"声响作为胸椎掌按压法成功的标志，通过出现声响的最大按压力（247.21±8.02mmHg）和没有出现"咔哒"声响的最大按压力（251.15±2.87mmHg）的比较，两者之间没有显著差异（$P > 0.05$），表明胸椎掌按时按压力大小和"咔哒"声响的发生没有直接关系。提示临床治疗中应结合患者个体情况，灵活运用手法。

（二）点法

刘昱材等采用枕骨下缘穴位点按法配合牵引的方法治疗颈性头痛，其治疗效果明显，并提示点按法可刺激穴位局部下相应的神经，通过穴位点揉治疗，可激发气血运行，放松局部肌肉，缓解由于这些神经因压迫刺激所造成的病痛。同时，神经系统可释放出具有生物活性的化学物质，并可由此改善血液循环，加速致炎致痛物质、酸性代谢产物的清除，从而产生治疗和镇痛效应。

（三）压法

刘伍振用指压法按压膻中穴治疗顽固性呃逆。16例患者年龄最小的10岁，最大的77岁；病程最长者2月，最短者1日。医者将右手大拇指常规消毒后，强力推拿按压膻中穴直至膻中及其上下10cm皮肤发红发热，轻微充血或者出现点状弥散出血点。结果：全部1次治愈。姚斐等将85例慢性疲劳综合征（CFS）患者采用推拿按压背俞穴为主配合按压头面部穴位治疗，经3个疗程治疗后，显效26例，显效率30.6%，总有效率91.8%。

压法在治疗颈肩腰腿痛上也有显著疗效。刘少鸿等选取急性颈背部筋膜炎患者72

例，随机分为治疗组与对照组，每组 36 例。治疗组给予压法治疗，对照组给予膏药敷贴治疗。结果：治疗组患者治愈 11 例（30.56%），明显高于对照组的治愈 3 例（8.33%）（$P < 0.05$）；治疗组无效的仅有 2 例（5.55%），明显低于对照组的 6 例（16.67%）（$P < 0.05$）；治疗组患者的治疗总有效率为 94.44%，明显高于对照组的 83.33%（$P < 0.05$）。提示压法治疗急性颈背部筋膜炎效果显著。陈义良等采用按压对搓法治疗胸椎小关节紊乱 58 例，治疗 1 个疗程后治愈 47 例，总有效率为 100%，其中治疗 1 次有效 56 例，占 97%。说明按压对搓法治疗胸椎小关节紊乱有确切疗效。王春民等采用治疗肩关节前脱位。收治 118 例肩关节前脱位患者，运用外展膝顶肘压法复位，均一次复位成功并取得满意疗效。提示采用本方法治疗肩关节前脱位与传统强力对抗牵引复位方法相比较，患者疼痛轻且较容易接受，在治疗手法上操作更为简便，疗效确切。胡延民等采用循经点揉法、肘压法、定点斜扳法治疗 57 例腰椎间盘突出症患者，治愈 49 例，总有效率 94.7%，相比牵引对照组，治愈 28 例，总有效率 82.5%，具有显著优势。顾立柱采用拐肘压法治疗膝关节骨性关节炎，在治疗 79 例中，最少治疗 10 日，最多治疗 50 日。肿胀消退，疼痛缓解，功能改善，经随访 10～18 个月，优 34 例（43.6%），良 40 例（51.3%），差 4 例（5.1%），提示肘压法能够确切达到渗透、活血、消肿散瘀、祛湿祛寒、解痉镇痛、疏通经络之效果，故能够达到治疗膝关节骨性关节炎的目的。

（四）拿法

陈斌等观察一指禅推风府穴为主，加以拿法等其他手法治疗椎动脉型颈椎病，疗效显著。黄娟等将 50 例符合纳入标准的患者随机分为对照组和治疗组各 25 例，治疗组采用拿法配合针刺治疗，对照组采用单纯针刺治疗。结果：治疗组总有效率为 92.0%，对照组为 80%（$P < 0.05$），提示拿法配合针刺治疗气机阻滞型功能性便秘有较好疗效。

（五）捻法

临床上捻法很少单独使用，一般都与别的手法相结合。在康复治疗中，捻法对小关节，尤其是手部的关节功能恢复有一定效果。金龙涛等在治疗痉挛型脑瘫的过程中，采用针灸推拿配合运动疗法，结果：治疗组总有效率为 93.9%（31/33），对照组总有效率 87.5%（28/32），差异有统计学意义（$P < 0.05$），提示在常规运动疗法的基础上配以针灸推拿，对痉挛型脑瘫患者的疗效有一定提高，尤其捻法在小关节的功能恢复上有一定帮助。陈小萍在中风偏瘫患者的早期康复治疗中加入穴位推拿的手法，手部康复中加入捻法对肌力提升、手部关节功能的恢复都有一定作用。汪彩华等选择 60 例脑卒中偏瘫患者，在常规用药和康复手法治疗的同时，观察组实施推拿手法治疗，结果观察组各项评分均优于对照组，提示推拿对偏瘫患者运动功能的康复，尤其是日常生活能力的提高起到促进作用。

捻法结合其他手法在治疗神经卡压造成的症状中也有显著疗效。彭德忠等采用针灸大陵、内关、间使、鱼际、合谷、曲泽等穴位，结合㨰法、按法、揉法、一指禅推法、摇法、拔伸法、捻法、擦法等推拿手法治疗腕管综合征 32 例，治愈率 65.6%，总有效率达到90.6%。有医者在治疗神经根型颈椎病的过程中，在颈部受伤之筋采用揉捻等法，不但在治疗前可放松局部肌肉，提高后续手法的疗效，并且能有效改善局部症状。提示在颈部采用捻法等手法治疗神经根型颈椎病临床疗效显著。

（六）拨法

临床上循膀胱经弹拨法的使用较为广泛。有学者研究表明，膀胱经背部腧穴与相应的脏腑之间在经络学及形态学上存在着密切联系，这种联系是膀胱经背腧穴预防和调整脏腑功能及其相关组织的基础。弹拨手法不仅可以缓解肌肉痉挛和神经血管的受压、促进局部血液循环、改善局部组织代谢、消除或减轻躯体因素对内脏神经的影响，同时手法作用于躯体感觉神经末梢及交感神经末梢，通过神经的轴突反射、节段反射途径作用于脊髓相应节段的自主神经中枢，调整内脏功能，达到恢复生理平衡的目的。罗才贵等运用循膀胱经弹拨手法治疗30例慢性疲劳综合征患者，相较对照组30例传统推拿手法，其疗效有明显优势，提示弹拨法对软组织痉挛的缓解可能更有利于血循环的改善，血循环的改善均有利于慢性疲劳综合征患者诸多疲劳症状的改善。

《内经》曾提及"以痛为腧"这一概念。弹拨法作为一种刺激量较大，并针对肌肉组织肥厚部位的手法，在临床上较为广泛地运用于痛症的治疗。齐永政等采用痛点揉拨法联合针刺治疗神经根型颈椎病，治疗组70例患者疗效较对照组80例普通针刺加拔罐治疗有显著优势。提示将痛点揉拨法加入神经根型颈椎病的治疗中能够有效缓解患者疼痛等各种症状，值得临床推广。张江海在第三腰椎横突处的压痛点，用两手拇指的罗纹面紧贴患部，适当用力下压，至患者有酸胀痛时，再作与肌纤维成垂直方向的来回弹拨。在50例接受治疗的患者中，治愈12例，显效26例，总有效率为96%。疗程最短3次，最长10次，平均6.5次。提示运用以痛点弹拨法为主的推拿疗法，对治疗第三腰椎横突综合征有明显的临床疗效。李新建等采用拇指弹拨法治疗梨状肌综合征114例，在深按臀大肌后沿各个方向弹拨梨状肌肌纤维，结果：治愈84例，显效16例，有效10例，无效2例。提示弹拨法可疏通经络、解痉止痛、活血散瘀，可使微血管扩张，促进局部血液循环，增强肌肉、神经的营养供血，使病损组织得以修复，局部痉挛和粘连得以解除。

（七）掐法

有学者在研究中发现罗兆琚所著《儿科推拿辑要》博采众家，悉择其粹；察病识证，尤擅望诊；崇尚精简，喜用独穴；掐推并重，兼施艾灸。罗氏记载的推拿手法皆遵循简而精的原则，归纳起来只有推、掐、揉、拿、运5种，可见掐法在小儿推拿中的重要性。临床上掐法广泛地运用于小儿疾病的治疗。有学者研究认为，由于形体未丰，掐法较适合用于小儿的推拿穴位。急惊风多见于3周岁以下的小儿，是儿科常见急症，陈霞应用推拿疗法治疗小儿惊厥，取人中、百会、内劳宫、承山为主穴，重掐法以开窍醒神镇惊，之后运天庭，推上攒竹，分推坎宫，运二太阳，掐揉中指端，揉合谷，分阴阳，掐揉五指节各30～40次，揉内劳宫，运八卦，推肺经、三关，推六腑、清天河水各100～300次。疗效显著。掐法在高热的治疗上也有确切的疗效。吕荣来治疗小儿外感发热时在常规推拿手法中加入掐揉五指节，疗效确切。

掐法在成人疾病的治疗上也有广泛运用。胡艳宁等将80例冠心病失眠患者随机分为观察组及对照组各40例。两组患者均给予常规治疗及护理,观察组在此基础上增加穴位指针法进行干预。主穴取百会、神门、内关、三阴交、太溪、肾俞,综合运用穴位指针的按压法、点叩法、爪切法、捏掐法、揉搓法施穴。提示包括掐法在内的穴位指针法对改善冠心病失眠患者效果良好。有学者研究表明,掐法对治疗头痛也有一定疗效,具体为掐列缺、后溪、人中、合谷穴等,手法可根据患者具体情况辨轻重。

(纪 清)

五、叩击类手法

(一)拍法

1. 临床研究

拍法在临床上应用广泛,疗效确切,通常多与其他治疗方法合用。许丽萍等认为拍打可解除血管的压迫和阻塞,促进毛细血管的扩张和通透性,改善微循环,增强机体的新陈代谢;同时拍法具有解痉镇静、消肿止痛、活血化瘀、滑利关节的作用。拍打治疗法结合针灸、美式正脊能够有效治疗颈肩综合征。王君等通过结合整脊、针刺和掌拍三手法治疗神经根型腰椎病,疗效优于传统的整脊疗法,此手法可舒缓软组织紧张、挛缩等,有效缓解因压迫神经根引起的卡压症状。汤济运用拍法治疗腰椎小关节错缝,使其自然复位。刁京明等人研发顶按拍打手法,可有效治疗胸椎小关节胸肋关节紊乱,该手法是根据胸椎和肋骨的特殊解剖结构,结合人体生物力学的原理,使紊乱关节复位。韩明认为拍打可激发经气运行,起疏经通络、行气活血止痛功效,故选取掌拍委中穴治疗急性腰扭伤,并取得满意的疗效。朱艳凤认为拍法可直达病所,迅速产生效果,且不会对患者身体造成较大损伤,配合中药熏洗治疗膝骨性关节炎,具有明显的疗效。卢铁元等采用拍打结合针刺和其他推拿手法,可有效治疗髌骨软化症,治愈率高,也明显优于传统疗法。卢正等采用白术散加味外洗结合指推掌拍法治疗膝关节骨性关节炎,总有效率达92.9%,疗效明显高于常规治疗方法。徐小兵结合针刺和拍法治疗腰肌筋膜炎,具有明显的振奋阳气、化瘀散结、解痉止痛的特点,且操作简单。经过治疗后,患者大部分症状体征明显缓解,疗效明显。王雪峰针对脑性瘫痪患儿的康复治疗,采取推、捏、点、按、叩、拍等手法施治于脊背部,促进脊背部的血液循环,改善局部肌肉的紧张程度,以缓解肩胛部、背部、腰部肌肉和肌群的痉挛,降低肌张力。

近年来,陈翠等采取指针攒竹穴、天突穴结合经络拍打的方法治疗呃逆,经临床观察,总有效率达到92.5%。葛凤麟采取捏揉颈后三脉、拍打肩部等方法治疗颈性眩晕,取得明显的效果,改善颈痛、颈部软组织坚硬、眩晕等症状。李国徽等选择循阳明经拍打经络,可有效治疗周围性面瘫,若结合针刺治疗疾病,则疗效更佳。桑丽清选择在戌时,拍打手厥阴心包经在手臂循行的路线,重点拍打曲泽、内关、大陵等穴位,可抑制小丘脑组胺系统的活动,降低中枢性交感活动,从而起到助眠的功效。

2. 在临床护理上的应用

拍法同样广泛应用于临床护理。陈永权喷涂药液配合拍打，可疏通经络，行气活血，增强老人免疫，抵御外邪侵袭。韩晓霞将拍法运用于胸外科术后护理，通过技巧、频率和时机选择等角度对该手法于临床应用进行探讨，从而更好指导胸外科术后护理。白永旗等人对传统拍背排痰法进行改良后，更有利于婴幼儿毛细支气管炎患儿的恢复。姚来明运用新式胸部拍叩法能有效地促进患者体内痰液的排出，提高气体交换效能，尽快改善机体的缺氧状态，提高患者的血氧饱和度。刘绿敏等对慢性阻塞性肺病进行拍背辅助治疗，可促进痰液排出，减轻患者痛苦。

3. 作用机制研究

卢铁元等运用针刺配合拍打治疗髌骨软化症，发现拍打法具有水泵样唧筒作用，同时可加大拍打处的动脉压力和静脉排空，产生瞬时低压，将血液吸入毛细血管，加速有害病理物质的吸收，阻断软骨－滑膜间的恶性循环，改善关节内环境，促进软骨细胞修复。李国徽发现循阳明经运用手法拍打能有效激活阳明经多经穴 ATP 复合酶，产生足够经穴能量。同时打通组织细胞间通道，加快经穴能量沿经络传导速度，增加 ATP 传导数量，促进受损面神经快速复愈。邱艺斌等观察舒筋活血止痛水外擦拍打治疗法可明显降低膝关节骨性关节炎（KOA）兔软骨组织基质金属蛋白酶－1（MMP－1）的表达，延缓兔 KOA 的进展。张基石等将拍法运用于拍痧疗法并探求其治病机理，提出"微循环再造理论"，不过研究还处于起步阶段，还需进一步研究。

（二）击法

方菊花等先进行背部叩击，后再重点叩击肺部痰鸣音或干湿啰音明显的部位，避开脊柱、肩胛骨等部位并指导患者咳痰，最后再行其他推拿手法。经临床试验，该手法确实能够更显著改善高龄肺部感染患者肺功能。李克译认为击法结合其他手法治疗胸胁屏伤具有良好疗效。苑庆龄治疗偏头痛时，用双手十指指尖自前额经头顶或颞部向枕部叩击头痛部位，后头部可着重施术，反复进行，从而取得良好的疗效。赵富生将击法结合其他推拿手法运用于功能性便秘的治疗，并取得良好的疗效。

李世念等运用捶击法配合中药熏洗治疗足跟痛症 50 例，操作运用捶击法捶击痛点，总有效率为 98%，认为捶击法可松解局部粘连、促进局部循环，提高局部痛阈。牛强卫认为通过牵引使椎间隙增大，纤维环及髓核压力下降即形成负压，配合椎间盘后方的按抖叩击手法，可促使突出物的部分还纳，再配合其他手法，共同达到提高疼痛阈值、缓解肌肉痉挛、增加椎管及侧隐窝容积、减轻压迫和刺激症状、松解神经粘连、纠正小关节病理倾斜的目的。潘振欢观察先用捶击法，再用中药熏洗治疗腱鞘囊肿，治愈率 98.3%，明显优于常规治疗方法。

方长友谈到采用棒击法治疗腰椎间盘突出症，可根据患者反应，及时准确找出"责任病椎"。并结合四诊资料，推测出寒热虚实等病性。该手法疗效显著，且简便易行，值得临床推广应用。谭运兰用药棒法叩击肩部治疗肩周炎，收效明显，且可适用于其他风寒湿邪或气滞血瘀所致疾病。于自山认为，采用木棒轻轻击打跟骨周围，可以促进周围血管扩张，增加对熏洗药物成分的吸收，同时可减轻骨刺对周围的刺激，使无菌性炎症能被吸收，疼痛可得到缓解。

（三）叩法

肖俊元等认为点叩局部疼痛敏感点时，可松解筋膜紧张，松解筋膜附着点粘连；叩法也可激发机体阳气，加快血液循环，促进局部经气运行。郭小云观察叩击复位法加电磁波治疗仪（TDP）治疗急性胸椎小关节紊乱的临床疗效。将180例患者随机分为观察组和对照组，观察组用叩击复位法加 TDP 治疗，对照组用电针加 TDP 治疗。结果提示观察组的有效率及治愈率明显高于对照组。说明本法在治疗急性胸椎小关节紊乱中疗效确切、操作简便易行。

（四）弹法

高水波对15例哺乳期急性乳腺炎患者采用提弹手法并配合白酒火浴法治疗，治愈率高达100%，疗效确切。刘忠毅以点、按、弹、拨等推拿手法为主，治疗80名臀上皮神经损伤患者，其中痊愈率88.7%，显效率8.7%，总有效率97.4%，疗效显著。弹脑又称为"鸣天鼓"，《寿世青编》提到鸣天鼓可去头脑疾。李文海认为弹脑可起到调补肾元、强本固肾之效，对头晕、健忘、耳鸣等肾虚症状有预防和康复作用，同时叩击脑后穴位，如"玉枕""风池"等，可防治头痛、眩晕、后脖子僵痛、中风、口眼歪斜等。

由以上阐述内容可知，近年来，临床上治疗相关疾病中，叩击类手法的应用颇多，同时涉及范围也越来越广，但这些研究多局限在临床研究方面，关于手法的深层机理以及作用机制的研究相对不足，所以依然缺乏较为全面、系统的深入探究。笔者认为，对手法的后续研究应从技巧、操作时间、频率、作用力等基本要素着手，进一步探求和对比从而使手法的操作规范化、明确化、标准化，从而突破"有力、均匀、柔和、持久、深透"这种经验总结；目前关于推拿手法的基础研究尚处于初级阶段，单个手法的作用机制和机理研究就少之又少了。手法作用于身体所引起的反应应该是多方面的，其机制与肌肉骨骼、体液、循环、免疫等系统的调节密切相关，而且每一方面相辅相成、相互作用，仅从一个方面研究是不全的。所以对手法深层机理及作用机制的系统性、规律性研究要进一步加强；另外随着生物力学、分子生物技术等现代学科的发展和科学的思维方法被引入推拿学，如何与现代高科技结合，深入研究、阐明推拿手法内在机制，完善推拿学的科学内涵，是将来推拿研究的方向。

（王继红）

六、运动关节类手法

（一）摇法

有学者认为肩周炎是摇法的主要适应症之一，如黄忠平用推拿治疗肩关节周围炎200例，治疗方法：先用摇法、揉法等手法在患肩部施治10分钟，再行分拨理筋手法，用拇指点揉弹拨局部僵硬、痉挛的软组织。最后再按顺时针方向缓慢转动肩关节。取合谷、曲池、缺盆、肩髃、肩井、天宗各点按 1 分钟，最后以抖法、搓法结束，每日治疗 1 次，效果显著。推拿疗法中的摇法和牵拉法作用于骨关节，可促进关节液的流动，增加关节软骨的营养供给。直接牵拉关节周围的软组织，可以保持和增加软组织的伸展性，改善关节的活动范围。同时，也使相关肌肉、韧带组织受到牵拉，从而缓解肌痉挛，促进肌张力的恢复和疼痛的消除。黄云声治疗肩周炎 60 例，运用摇法、拔伸法等治疗，总有效率为 90%。有研究认为，摇法能有效分离粘连，松解受压神经、组织，加强局部血液循环，改善组织营养，改善局部缺血、缺氧状态，促进病变肌肉及韧带的修复，以达到治疗效果。柳家凯用摇法、按法等治疗肩周炎 90 例，患者取仰卧位，医者用摇法、按法等手法施于患侧肩部及上臂内侧，往返数次配合患肢被动外展外旋活动，总有效率达 95.6%。摇法等手法作用于体表局部，在局部通经络、行气血、舒筋骨。徐枫治疗肩关节周围炎，采用摇法、滚法、揉法、抖法等手法，最后，医者站在患者的背后，用拿法、掌揉法进行放松，治疗肩关节周围炎患者 80 例，有效率为 100%。本病的早期，由于疼痛剧烈，患者的精神负担很大。对于最重型患者，其肩肱关节功能已完全丧失，治疗相当困难，疗程也较长。因而应向患者解释本病发展、病程特点，消除患者不良心理，增强其治愈疾病的信心，积极配合治疗，提高生活质量。

（二）扳法

郭爱松认为扳法在临床运用主要有 4 个方面的作用：松解、剥离粘连；纠正解剖位置的异常；滑利关节；调整神经、经络信息平衡。

1. 颈椎扳法

钱俊辉等运用扳法加常规推拿手法治疗椎动脉型颈椎病 31 例，收效满意，并与单用常规推拿手法治疗的对照组 30 例作比较。治疗组运用颈项部理筋法、穴位刺激法、关节活动法、回松法。对照组用相同方法但不施扳法。关节活动法操作：充分放松颈部软组织后，枕颌拔伸闪拉，然后对证选用寰枢关节扳法、颈椎定位旋转扳法、压顶扳法、牵引下捺正法等。治疗组总有效率 80.65%，对照组总有效率 76.67% （$P < 0.05$）。并指出临床上需特别注意：定位必须准确（影像、触诊、症状相吻合），侧曲俯仰数次以确定力点保证用力直达患椎使其产生回复位移，如果不能做到这一点，很可能是旧病未已，又添新患；关节处发生弹响只表明脊椎发生了位移，并不代表已完全恢复原位。应以触诊患椎棘突两侧是否对称、症状是否减轻消除为依据。根据对照组与治疗组比较得出扳法加常规推拿手法治疗椎动脉型颈椎病疗效可靠。

周骧对 86 例神经根型颈椎病患者进行定点牵引侧扳法治疗，随机分为试验组和对照组，每组各 43 例。试验组采用定点牵引侧扳法治疗，对照组按照全国针灸推拿专业第 5 版教材提供的方法操作，各组均每周治疗 2 次，共治疗 10 次。观察治疗前、后 2 组日常生活改善情况等指标。结果：试验组和对照组均取得显著疗效，治疗组有效率为 95.3%，对照组有效率为 81.4%，差异有统计学意义 （$P < 0.05$）。并认为临床治疗颈椎病应该有减少或恢复已经丧失的神经功能；解除疼痛或其他痛苦；维护颈椎支持与运动功能。邢凯用侧卧位定位扳法治疗椎动脉型颈椎病 100 例，痊愈 46 例，显效 40

例，总有效率为86%（$P < 0.05$）。由此可证明侧卧位定点扳法治疗椎动脉型颈椎病可显著改善椎动脉型颈椎病的临床症状。但侧卧位定位扳法在运用手法时，自始至终要轻柔，刚柔相济，切忌手法粗暴。临床大多数扳法在坐位下进行，颈部肌肉放松不够。在侧卧位下颈部肌肉可以充分放松，提高手法成功率，不易失手造成医源性损伤。但要注意在行手法治疗之前，患者须进行颈椎 X 线检查，以确定患者是否存在发育性颈椎狭窄，颈椎失稳，颈椎后纵韧带骨化，颈椎融合及骨桥形成。

马友盟观察林氏手法治疗神经根型颈椎病的临床疗效。治疗组67例以林氏手法治疗，对照组63例以颈椎牵引法、传统推拿手法治疗。结论：林氏定位旋转斜扳法比牵引和传统推拿手法具有更好的疗效。定位旋转斜扳法是全国名老中医林应强教授根据颈椎病的病理和力学特点总结出的治疗手法，用于治疗神经根型颈椎病，较一般手法有更好的疗效。

2. 胸椎扳法

倪锋运用双膝顶后伸扳法治疗胸椎小关节紊乱56例，总有效率76.8%，并与扩胸对抗扳法治疗56例作对照，效果较好。

曾庆云观察运动关节类整复手法在配合推拿疗法缓解胸椎小关节紊乱症背痛中的作用，主要有胸椎后伸扳法、扳肩推胸法。胸椎后伸扳法：令患者取坐位，两上肢上举180°，手掌一前一后交叉相叠，医者立于其侧后方，一手拇指顶按其患椎棘突，另一手在前用前臂按抵在其两上臂下端近肘关节处，先令患者挺胸至"扳机点"，医者顺势用按抵在其两上臂下端近肘关节处的前臂向后扳动患者上肢，同时，顶按其患椎棘突的拇指向前用力推按，使胸椎沿额状轴向后反弓，直至后移的胸椎复位。结果大部分患者自觉颈背疼痛明显缓解，颈部转动自如，胸闷胸痛心悸等症状消失，呼吸自如，一侧上肢后外侧放射痛或麻木感消失。研究证明运动关节类手法有利于恢复胸椎小关节正常的应力平衡，可起到良好的缓解疼痛作用。

3. 腰椎扳法

胡田生利用扳腿弹击法加腰椎斜扳法治疗以腰椎小关节错位为主的急性腰扭伤163例，结果：163例全部痊愈，其中158例一次复位成功，5例因病史超过3天，于次日第二次复位成功。扳腿弹击法就是通过髋关节后伸位时大力内收、外展髋关节及腰过伸位时突然让下肢弹落，利用内收、外展髋关节的牵拉力及下肢突然下落的弹击力使错位的小关节及嵌顿的滑膜复位。施行手法前要常规 X 线检查了解患者脊椎情况，排除肿瘤、骨折、结核、脊椎滑脱等病变。对年老体弱、心肺功能较差的患者，要严格掌握手法力度，切忌盲目粗暴、反复推拉造成医源性的再损伤。

张睿采用腰椎定点牵扳法治疗腰椎关节突关节紊乱症患者170例，痊愈150例、好转12例、未愈8例。并认为传统斜扳法看似简单易行，但实际上作用机理很复杂，其操作技巧较难掌握，如斜扳的幅度、用力的方向和大小、作用力点、操作时患者腰椎的伸屈程度、侧弯方向等。冯氏脊柱定点旋转复位法虽定位性好、整复力大，但常可因患者腰肌紧张、弯腰障碍等原因难以操作。

潘德金认为腰腿痛患者多有腰椎棘突偏歪，近10年来对186例腰腿痛患者进行了定点旋扳和传统斜扳法的治疗，并作对照观察，结果表明，腰椎定点旋扳组优者98例（79.67%）；传统的斜扳组优者40例（63.49%），差异有统计学意见（ $P < 0.01$ ）。腰椎定点旋扳法方法独特，杠杆力运用巧妙准确，疗效迅速。操作只要做到腰背肌肉放松适度，体位正确，医者手法用力恰当，一般都比较成功。

（三）拔伸法

临床上有学者利用颈椎拔伸法治疗椎动脉型颈椎病。孙宇等将70例颈椎病患者按随机数字表分为治疗组34例，对照组36例。治疗组患者行颈椎自主拔伸法。患者端坐位，双手交叉抱头于枕部和颈椎上部用力向上拔伸，同时头颈后伸持续1分钟；休息1分钟后重复以上动作，每次共10回，1日2次；局部采用止痛膏贴敷等治疗。对照组仅局部采用止痛膏贴敷治疗。治疗2周后，治疗组左侧椎动脉、右侧椎动脉及椎基底动脉的平均血流速度较治疗前均显著上升，对照组无显著改变。治疗组改善椎基底动脉供血状况明显优于对照组。

有学者认为拔伸法是临床治疗腰椎间盘突出症的主要手段之一，如张仕年采用后扳拔伸法治疗腰突症19例，观察后扳拔伸法治疗腰椎间盘突出症的临床疗效并与用斜扳法治疗的18例对照研究。试验组先施以基础治疗手法放松局部肌肉再行后扳拔伸法治疗。对照组同样施以基础治疗手法放松局部肌肉再行斜扳法治疗。结果：2组疗效差异具有统计学意义，试验组疗效优于对比组。后扳拔伸法通过旋转骨盆间接旋转脊柱，可以使错位的腰椎小关节得以整复，解除滑膜嵌顿；同时可稍改变上、下椎体的位置关系，改变神经根的空间位置，以减轻或消除神经根的受压。较之传统的腰椎斜扳法，患者的依从性较好，适用人群广，无副作用，安全有效，值得推广。

（曹　锐）

七、复合类手法

（一）按揉法

颈椎病是按揉法的主要适应症之一。王桂茂认为按揉法推拿治疗颈型颈椎病具有良好的镇痛作用，能在短期内缓解颈肩部疼痛，而且具有一定的累积效应。将66例颈型颈椎病患者随机分为治疗组34例和对照组32例，治疗组采用按揉法推拿治疗，对照组采用坐位枕颌带牵引治疗。对2组患者在入组时、治疗1周后、治疗2周后进行McGill疼痛问卷调查，并对组间疗效差异进行对比分析。结果：治疗1周后组间比较，VAS、疼痛强度指数（PPI）评分差异具有统计性意义，而疼痛分级指数（PRI）评分未表现出显著性差异；经治疗2周后，VAS、PPI、PRI三项评分在组间均表现出显著性差异。2周后组间疗效比较，治疗组优于对照组。本方案中所取的风池和肩井都是足少阳胆经穴位，是治疗颈椎病的常用穴位。按揉风池、肩井两穴可以有疏通颈肩部经脉、行气活血之功效。

张程运用传统按揉推拿方法结合颈肩肌群按揉牵拉治疗小儿肌性斜颈34例，将34例肌性斜颈患儿按日龄和患儿病情配对分为观察组（传统推拿方法结合颈肩按揉牵拉）、对照组（传统推拿方法）各17例。2组患儿分别按各自推拿方法进行治疗，3个月后观察患儿头部运动情况，判定疗效。结果：观察组总有效率93.4%（16/17），高于对照组87.5%（15/17），差异有统计学意义（$P<0.05$）。可见，结合颈肩肌群按揉牵拉的推拿方法优于单纯传统小儿肌性斜颈推拿方法。增强患侧胸锁乳突肌的血液循环运以改善肌细胞的变性状况应是治疗该病的关键，而推拿疗法在这一方面具有独特优势。推拿疗法是将手法的机械能转化为系统的内能，在适当部位进行手法刺激可加强局部循环，促进新陈代谢，改善营养供给，及时将局部代谢的"废物"带走，使缺血变性的组织得到恢复，而局部血液循环的改善对调节肌肉的收缩和舒张也起到积极作用，可增大肌肉的伸展性，拉长拿缩的肌肉组织。

有学者认为按揉法可广泛用于治疗小儿功能性便秘，如陆燕玲等运用"清泄按揉法"治疗小儿功能性便秘60例，随机分为治疗组和对照组：对照组30例，采用常规小儿推拿进行治疗；治疗组30例，采用"清泄按揉法"小儿推拿进行治疗。治疗结果显示"清泄按揉法"治疗小儿功能性便秘疗效明显高于常规小儿推拿治疗。因为小儿脏腑娇嫩，脾胃功能较弱，"清泄按揉法"治疗小儿功能性便秘主要分为2个重要部分：一为清泄法，二为按揉法。在按揉法的操作过程中强调局部重点刺激的重要性，同时不局限于常规的推拿手法操作，而重点突出顺着大便运行的通道进行按揉。《厘正按摩要术》云："即有痰滞食积，在回肠曲折之间，药力所不能到者，此则妙在运动，因之消化而解矣。"因大便的排出主要在一个管腔中，故根据推拿补泻原理，只要与肠道同向，在局部加强刺激即能加速大便的流动，从而助其排出。腹部按揉以点刺激、面刺激及左下腹刺激为主，做顺时针方向的推揉，以利粪便顺其运行的通道蠕动，促进宿便排出。

（二）弹拨法

临床上弹拨法应用较广，如黄伟昌等人以"扳机点"手法弹拨治疗腰背部肌筋膜疼痛综合征60例，将60例患者随机分为治疗组（30例）和对照组（30例），治疗组采用"扳机点"弹拨推拿治疗，对照组采用常规推拿治疗，2个疗程后进行疗效比较。结果：治疗后压痛、腰背部触及条索状和腰背功能活动评分治疗组均明显优于对照组。治疗后治疗组愈显率、总有效率均明显高于对照组。得出结论为"扳机点"手法弹拨治疗腰背部肌筋膜疼痛综合征可有效地缓解疼痛，在改善压痛、腰背部条索状物和腰背功能活动等临床体征和愈显率、总有效率方面优于常规推拿治疗。《灵枢·经筋》中描述了本病症的特征："其病足下转筋，及所过而结者皆痛及转筋"，其"结者皆痛"与肌筋膜疼痛综合征疼痛触发点吻合，"转筋"的描述又与肌紧张带符合。本研究采用手法弹拨直接作用在扳机点，能加强对肌纤维的刺激，促进局部血液循环，加强致痛物质的排泄，解除肌纤维粘连，使肌束充分舒展，达到治疗效果。

有学者认为肩周炎是弹拨法的主要适应症之一，如朱金宏认为应用弹拨法治疗肩周炎，能收到满意的疗效，治疗208例全部有效，其中治愈161例，显效35例，有效12例。本病应用按摩弹拨法可以温经活络、祛风散寒、疏通痹阻，使气血通畅，通则不痛；局部营养充足，分解粘连，伸展痉挛的肌肉组织，增强肌肉弹力，活跃肌腱关节，阻止和松解关节囊挛缩，使关节滑利自如，从而达到消肿止痛，加速功能恢复，治愈肩周炎的目的。

宁国利等人应用弹拨拿揉法联合黄瑞香注射液治疗第三腰椎横突综合征 104 例，结果：治愈 89 例，总有效率 97.1%。弹拨拿揉法联合黄瑞香注射液对第三腰椎横突综合征的疗效确切。治疗第三腰椎横突综合征用弹拨和拇指拿揉重在拨离粘连，消除硬结，疏通经络，活血化瘀，松解粘连，理筋整复，通络止痛，使腰部的肌肉、肌腱、韧带强烈的收缩得以缓解，不易造成神经的卡压和供血不足。

（三）捏脊法

李专将确诊脑瘫且有脾胃病症患儿 107 例，随机分为治疗组和对照组。结果：治疗组总有效率 94.4%，高于对照组的 83.0%。认为提高小儿脾胃功能的关键是运脾，捏脊疗法可调整阴阳平衡、疏通气血、调和脏腑功能，捏脊法对于提高脑瘫患儿脾胃功能具有显著的效果。张霞将 62 例患儿随机分为治疗组和对照组各 31 例，治疗组应用捏脊加针刺四缝穴治疗，自尾骶部起沿脊椎两旁向上推捏至第 7 颈椎两旁为 1 遍，捏至第 3 遍时每捏 2~3 下将皮肤向上提捏 1~2 下，连续 5 遍为 1 次，每日 1 次。对照组采用口服本院药厂自制的葡萄糖酸锌颗粒。结果：治疗组有效率 93.5%，优于对照组的 74.2%（$P < 0.05$）；2 组治疗前后血清锌和尿淀粉酶含量比较差异有统计学意义（$P < 0.01$），且治疗组升高更显著（$P < 0.05$）。结论：捏脊能改善大脑皮层自主神经活动功能，增加小肠吸收功能，使食欲好转，脾胃功能加强。捏脊加刺四缝穴对治疗小儿厌食症有较好的疗效。张慧媛等用七味白术散配合捏脊治疗小儿脾虚泄泻 32 例，与对照组（单纯使用七味白术散口服治疗）比较有效率差异无统计学意义，运用"捏三提一法"，如此反复 5 遍，每日 1 次，在止泻时间上治疗组明显高于对照组，从而证实捏脊疗法通过疏通经络、调整阴阳、促进气血运行、改善脏腑功能以及增强机体抗病能力来增加胃酸、促进消化、健脾和胃、止泻固摄。

随着捏脊疗法的深入研究和发展，此法越来越多地被应用于成人疾病的治疗之中，而不仅仅局限于儿科疾患。王光安等治疗 30 例脊柱小关节紊乱所致心律失常患者，运用"捏三提一法"，每日治疗 1 次，皮肤潮红为度。手法反复做 5 遍，结果：总有效率 93.3%，痊愈率 63.3%。五脏六腑背腧穴皆位于背部膀胱经，通过捏脊，使膀胱经通利，气血调畅，脏腑阴阳平和，心悸等症状自然消除。捏脊治疗配合推拿脊柱源性心律失常具有明显的疗效。岳延荣用捏脊法结合梅花针治疗失眠症 42 例，痊愈 24 例，显效 13 例，总有效率 100%。捏脊疗法一方面刺激督脉，调整阳气，使阴平阳秘，另一方面通过刺激膀胱经上各脏腑的腧穴，激发脏腑经气，调节脏腑功能。田桓青用捏脊疗法配合针刺治疗慢性疲劳综合征，将 118 名患者随机分成 2 组，治疗组 68 例采用捏脊疗法配合针刺治疗，对照组 50 例采用单纯针刺治疗，捏脊疗法通过刺激背腧穴可调节脏腑功能、振奋机体正气。3 个疗程后治疗组总有效率达 92.6%，对照组总有效率为 82.0%。

（四）点揉法

杨欣以点揉法为主治疗胃脘痛 42 例，治愈 27 例，显效 14 例，总有效率为 97.6%。胃为六腑之一，以通为用，点揉可疏通经络，使气血运行正常，腹气畅通，疼痛缓解或消失。背部腧穴，是指五脏六腑之气输注于背部的一些特定穴。凡胃脘痛在背部有压痛点或痛区者，点揉背腧穴效果更为显著。手法沿膀胱经路线施行。主要穴位：肝俞、脾俞、胃俞、三焦俞等，能起到柔肝和胃、温通气血、消除腹胀等作用，并可促进脾胃的运化功能。

花景春用点揉法治疗胃下垂 35 例，收效满意，治疗方法为点按腰背部，点揉胸腹部，点揉四肢。临床治愈率达 80%。临床症状完全消失、X 线钡透检查胃体位置正常者 28 例，显效（临床症状基本消失，X 线钡透胃下垂有明显恢复）者 5 例，总有效率为 94.29%。点揉脾俞、胃俞可健脾和胃；点揉肾俞可温补肾阳，大补元气，以升提脏腑；点揉气海可调其气机。腹、背、四肢多点取穴，点揉并用，轻重并举，达到内至脏腑，外至经络，沟通上下，补益正气的目的。

赵虹用点揉法治疗椎动脉型颈椎病引起的脑供血不足，将患者分为治疗组 30 例、对照组 30 例。治疗组：点揉法。操作：患者取坐位，医者立其后，以双手的拇指及示指对称点揉风池、风府穴 1 分钟。再分别对称点揉丝竹空、攒竹、太阳、角孙、翳风、百会、鱼腰、天冲、阳白约 15 分钟。每日 1 次。用点揉法可松解颈项部软组织，恢复骨性结构周围变性软组织的正常功能，增加脊椎稳定性，既可解除痉挛，又能消除部分临床症状。结果：治疗组总有效率 96.70%，对照组总有效率 83.30%，2 组比较差异具有显著性（$P < 0.05$）。2 组治疗前后主要症状比较：治疗组与对照组头晕、头痛及枕部麻木、疼痛症状比较，差异有显著性（$P < 0.05$）。

（五）叩点法

有学者研究表明叩点法结合穴位治疗中风失语效果显著，如陈荣钟等用叩点法配合针刺治疗 132 例中风失语，操作：医者右手或左手五指微屈并拢，精神集中，调节气息，运用意念力，力达指端，有弹性、有节奏地点叩患者头部病灶区域。先轻后重，以患者能承受为主，时间约 1 分钟。用五指梳头，尽量贴紧头皮反复梳理十数遍收功。最后令其取仰卧位中指点叩风池，单手中指点按脑户、廉泉、天突、通里、太渊等穴位，反复多次，手法刚柔适中。配合针刺廉泉、外金津、外玉液。结果：总有效率 88.6%，效果显著。以指代针，系根据武功点穴原理演化而来。具有开窍醒脑作用的头部点穴术，直接叩点大脑损伤部位在头部的投影区，能改善病灶区的血液循环，促进病变部位侧支循环的建立和皮质缺血缺氧状态的改善，重建语言活动的神经通路，使患者言语功能得以恢复。

李江山等对 30 例亚健康状态患者，采用叩点法等治疗，受术者在推拿后焦虑性明显降低，情绪的紧张性得到了缓解，抑郁情绪降低，愉快的情绪进一步增加；而受术者心情的改善，又使得躯体症状进一步得到缓解。其全经推拿法以中医整体理论和经络理论为指导，通过叩点等手法直接在体表十二正经及任督二脉的循行部位上进行刺激，起到疏通经络、调节阴阳平衡的作用，并以此改善微循环障碍，提高机体免疫力，促进脏腑气血功能，从整体上调节亚健康的机能状态，向健康转归。

（曹　锐）

下 篇

治疗篇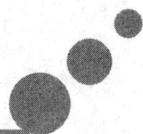

第四章　推拿治疗骨伤科病研究进展

第一节　脊柱躯干部病证

一、颈椎病

颈椎病是推拿科最常见疾病之一，也是推拿治疗优势病种。发病率逐年上升，病因复杂，类型众多是其特点。

（一）单独推拿治疗颈椎病

朱清广用理筋手法联合颈椎关节调整手法治疗颈椎病 30 例。理筋手法：滚法、按法、揉法和弹拨法。颈椎关节调整手法：①患者侧卧位，棘突偏凸侧朝上。医者立于其头端，以一侧拇指自前向后顶住患者错位颈椎凸起之横突前结节，另一手拇指自后向前顶推下一椎（上一椎亦可）之同侧横突后结节，两拇指呈前后相对剪切交错。医者先以两拇指分别顶推组成同一活动节段的相邻颈椎横突，使错位节段被动旋转 5°左右；觉患者颈部肌肉放松，再突然加大拇指顶推力量，扩大椎骨旋转运动幅度 3°～5°。②患者仰卧位。医者立于其头端，掌心向上，以与患者同侧之拇指顶住患者错位颈椎凸起之横突外侧，食指顶托患椎棘突；对侧手掌扶托对侧颈枕部，食指顶托患椎棘突。先将患者头颈纵向拔伸片刻并慢慢前屈至 15°左右，同时向患侧旋转 15°左右，觉患者颈部肌肉放松，突然增大头颈前屈和旋转运动幅度 3°～5°，同时拇指向后顶推颈椎横突。每次治疗时间为 20 分钟，隔日 1 次。对照组采用牵引疗法，每次牵引时间为 20 分钟，每日 1 次。结论：理筋手法联合颈椎关节调整手法可以增加颈椎病患者颈伸肌群运动神经元募集数量和运动单位放电频率，从而缓解颈椎病患者颈部肌群的疲劳程度。

姚斐等运用推拿手法治疗椎动脉型颈椎病 52 例，操作：点按风池，勾揉风池牵拉颈部，拔伸颈椎。治愈 45 例，总有效率 92.3%。

朱明祖等运用五步推拿法治疗神经根型颈椎病 30 例，总有效率为 92.3%，操作：①在项背部正中及两侧，自上而下做推法、拿揉法，在颈部两侧重点施术，交替做揉拨法、拨法、点按法，点风池、风府、哑门、天柱、大椎、肩井等各半分钟；②双手扶住患者下颌部，双手同时用力向上牵拉，在牵引的同时，可使患者颈部慢慢向左右旋转或左右两侧倾斜；③双手拇指分推前额数次，点揉太阳半分钟，沿胆经、膀胱经、督脉，以点揉法为主，在头两侧用小鱼际做滚揉法，双掌对揉法半分钟，点百会、率谷、四神聪、头维等穴；④如有棘突偏歪者，可用颈椎旋转复位法；⑤运用点、按、弹拨、揉法作用于足太阳膀胱经之项背段以及肩髃、曲池、合谷等穴，拿捏肩井。

朱立国等研究发现旋提手法可明显减轻神经根型颈椎病患者的颈肩疼痛、上肢麻木及颈肩部压痛，且对于颈椎前屈、后伸、左右侧屈、左右旋转活动度的改善以及曲度的疗效明显优于牵引治疗。该手法直接施力于病变节段，通常以组成该节段上下两椎的棘突或横突作为骨杠杆，通过微调手法调整脊骨错缝，恢复颈椎内源性稳定。

孙栋研究发现冯氏定点旋转复位法治疗神经根型颈椎病的临床疗效优于颈部枕颌带间歇牵引治疗，其总有效率为90.0%。井夫杰等运用整脊推拿配合导引治疗神经根型颈椎病60例，操作：以㨰、按揉、弹拨等手法在颈项、肩及上背部操作，点按风池、风府、天柱、肩井、天宗，施颈部拔伸法。患者仰卧，医者一手拇指、食指放于病变节段下棘突两侧作为定点，另一手拇指、食指作为动点，缓慢由小幅度摇转患者头部，同时定点手用力向前推顶，使颈椎节段在摇转时得以牵引拔伸。再配合导引治疗，导引治疗方法：患者站立，十指交叉置于枕部，吸气时，头向后仰，同时双手用力向前推，呼气时，撤力放松，交叉的双手置于腹前，再以双手在背后十指交叉相握，吸气时最大限度伸直肘关节，两侧肩胛骨向中间靠拢，呼气时，撤力放松，双手放于腰后，而后双手合十置于胸前，吸气时用力上提上臂直至伸直肘关节，呼气时，两手撤力放松向两侧分开置于体侧，导引治疗每天早晚一次。结论：整脊推拿配合导引治疗神经根型颈椎病比单纯只用整脊推拿手法疗效更加明显。

张谨用短杠杆微调手法治疗颈椎病，操作：调节上颈椎时以一侧拇指顶住错位颈椎骨对侧后凸之关节突内下侧；另一手手掌托住患者下颌及颞枕骨下缘，托患者头颈部之手先将其向上提托，在对患者头颈施纵向拔伸力量下引导患者头颈向患侧旋转10°左右，使患者颈部肌肉放松，再突然加大头颈旋转幅度3°~5°，拇指同时向上外推冲关节突。调节下颈椎时以一手拇指顶住错位颈椎棘突；另一手手掌托住患侧颈根部，医者托患者头颈部之手先将其向上提托，在对患者头颈施纵向拔伸力量下引导患者头颈向键侧侧曲10°左右，患者颈部肌肉放松，再突然加大头颈侧曲幅度3°~5°，拇指同时向上内推冲棘突。总有效率为97.5%。

杜跃等用定位旋转复位法治疗椎动脉型颈椎病86例，操作：先对颈肩部进行肌肉放松，后用拇指在颈椎棘突两侧触诊，摸清楚颈椎棘突偏歪的部位和方向后，用与患者棘突偏歪方向同侧的拇指推顶住偏歪的棘突为支点，另一臂的肘部抱住患者头部，让其头前屈，将头向患侧旋到最大限度时，嘱其放松颈部肌肉，医者用肘向上托起头部，同时推顶偏歪棘突的拇指轻推偏歪的棘突，常听到"卡咯"声，拇指下有棘突移动感，再以同法施与下一椎体的另一侧棘突，触诊颈椎两侧局部压痛减轻或消失，证明手法成功。复位后再以旋推法、擦法等手法放松颈肩部肌肉。治愈49例，总有效率为95.35%。

（二）推拿结合其他方法治疗颈椎病

1. 推拿结合针灸治疗颈椎病

马忠比较铍针结合整脊与单纯整脊治疗颈型颈椎病的疗效差异。铍针治疗主穴：风池、天柱、C_{3-5}夹脊穴；配穴：颈部膀胱经的压痛点。操作：患者俯卧位，前额枕于手背上。医者左手拇指寻找颈部体表压痛点，并进行标记。采用直径0.50~0.75mm、长5~8cm的铍针，在标记的压痛点处，右手持铍针垂直刺入，进针到达筋膜后采用一点式松解手法，待患者感觉酸胀、局部压痛消失即可出针，一般进针深度不超过

0.5cm，用敷料按压进针点 2 ~ 3 分钟。每次治疗选取 3 ~ 4 个穴位。铍针治疗后，进行整脊治疗。患者俯卧位，医者在枕部、枕下部、颈椎两侧施以拇指按揉法、揉法、拨法、拿法、弹拨法 8 ~ 10 分钟。患者坐位，医者触诊寻找颈椎小关节紊乱部位，行屈颈旋转定位扳法。不能一次完成者，可在下一次整脊时复位。待紊乱纠正完毕，行松解手法以巩固疗效。隔日治疗 1 次。整脊组单纯采用整脊治疗，均隔日治疗 1 次。结果：铍针整脊组总体疗效优于整脊组（$P < 0.05$）。结论：铍针结合整脊治疗颈型颈椎病可有效缓解疼痛，疗效优于单纯整脊治疗。

周建伟等运用针灸推拿为主治疗神经根型颈椎病。操作：坐位颌枕牵引 20 分钟；电针刺激 20 分钟，取穴：$C_{4~7}$ 夹脊、风池、肩井、肩髃、肩贞、外关、后溪。进针至所需深度后均行小幅度（5 ~ 7mm）、较快频率（100 ~ 150 次/分）的提插捻转；同时加特定电磁波（TDP）照射；推拿治疗 20 分钟，采用㨰法施于颈项、肩背及患侧上肢肌肉，依次沿斜方肌、肩胛提肌、冈上肌及上肢肌群做㨰法、揉法；局部点揉与循经点揉相结合，分别点揉风府、风池、天柱、肩井、肩中俞、肩外俞、天宗、天鼎、极泉、缺盆、肩髃、曲池、外关、阳溪、阳池、合谷、阿是穴，后行颈部拔伸；指导患者进行导引练功 30 分钟。痊愈率 42.9%，愈显率 64.4%。

邓国忠等运用推拿手法结合颈夹脊滞针法治疗神经根型颈椎病，推拿操作：用拇指和中指指腹同时按揉风池穴；从风池穴起至颈根部，用拇、食、中指指腹由上而下对称用力拿捏颈项两旁软组织；用㨰法放松颈肩、上背部及上肢肌肉；用拇指指腹弹拨颈项部痉挛的肌束、颈后项上线附近肌腱、腋窝臂丛、前臂屈肌腱；提拿两侧肩井并拿揉患肢肱二头肌和肱三头肌；多指横拨腋下臂丛神经分支，使患者手指有串麻感为宜；医者两前臂尺侧放于患者两侧肩部并向下用力，双手拇指顶按风池穴上方，其余四指及手掌托住下颌部，患者身体下沉，医者双手向上用力，前臂与手同时向相反方向运动、牵引，并使头颈部前屈、后伸及左右旋转；颈部充分前倾、后仰环转放松后，颈部前倾 15°，左右各做一次旋转扳法；摇肩关节、肘关节和腕关节，搓动和牵抖患侧上肢，拍打肩背部和上肢。结果：推拿手法结合颈夹脊滞针法治愈显效率及总有效率均明显高于针刺组。

汪健运用推拿结合针灸治疗交感神经型颈椎病 50 例，操作：用揉法放松患者颈肩、上背部，用一指禅推、揉、点风池、颈夹脊穴，按压其颈椎、上胸段脊柱以纠正颈椎及胸椎侧偏，指揉太阳穴，点压内关、合谷穴，选取风池、百会、内关、太冲、三阴交为主穴，以肩井穴、阿是穴为辅穴进行针刺，总有效率为 92.0%，明显高于针刺组。

魏林林等运用推拿配合针灸治疗神经根型颈椎病，操作：按揉风池、天鼎、缺盆、肩井、肩中俞、肩外俞、曲池、手三里、合谷、小海、内关、神门等穴，用㨰法放松颈肩部、上背部及上肢的肌肉，拿揉颈项部，推桥弓，推肩臂部，稳妥摇动颈椎，进行颈椎前屈、后伸、左右侧屈和旋转位的功能活动，用斜扳法左右各扳动颈椎 1 次，弹拨极泉、小海穴，提拿两侧肩井并搓患肩至前臂。经治疗发现，推拿配合针灸治疗神经根型颈椎病在 4 个疗程内，总有效率明显高于针刺组，但 4 个疗程后，两组无明显差异，表明推拿配合针灸治疗神经根型颈椎病可以缩短疗程，提高治疗效果。

刘成峰等运用腕踝针配合推拿正骨手法治疗神经根型颈椎病126例，推拿操作：用滚法、一指禅推法放松颈肩部，而后一手托患者枕部，拇指、食指按压于颈椎轴线改变处，或以椎间孔变小狭窄的椎体横突上作定点，托下颌的手用力使头后仰，并缓慢转动头部，当头部转到较大幅度时，稍用力扳动，可听到"咯"声，用掌揉法放松项背及肩胛部。结果：腕踝针配合推拿正骨手法治疗神经根型颈椎病疗效显著，治愈95例，总有效率为97.62%，明显高于使用颈椎牵引配合西药治疗的对照组。

卜彦青等运用针灸配合推拿治疗椎动脉型颈椎病50例，推拿操作：以两手食、中指腹揉按或拨揉颈项部和颈枕部两侧肌肉；以双手中指指腹置于风池穴，逐渐用力按压，右手拇指指腹按压百会穴，以拇指偏峰为着力点，从印堂穴至百会穴施用一指禅手法；以提拿、揉捏等法放松颈、肩部肌肉；两手拇指置于两侧风池穴，其余四指置于颌下，用力向上拔伸，慢慢用力使头部向左右两侧各旋转30°~40°；揉按内关。头痛重者，依头痛部位不同加按印堂、太阳、头维、风府；伴视力改变者加按攒竹、睛明，以两拇指指腹推眉弓；伴耳鸣、耳聋者加按听宫、听会，并鸣天鼓；伴项背疼痛不适者，加按天宗、秉风、肩外俞、肩贞，拿肩井，掌揉项背部；伴血压高者，推桥弓，血压低者则由下向上推。结果：针灸配合推拿治疗椎动脉型颈椎病疗效显著，治愈率为42.0%，总有效率为98.0%，比口服西比灵疗效显著提高。

罗兴文等运用推拿微调手法加针灸治疗神经根型颈椎病76例，推拿采用沈国权教授所创的脊柱微调手法，操作：用一指禅推法、拇指按揉法、滚法在颈项部及肩胛部周围操作，按揉天宗、曲池、合谷等穴位。上颈椎微调手法：参照沈氏短杠杆颈椎微调手法。医者立于其背后，以一侧的拇指抵住颈部肌肉紧张的一侧，寰枢关节周围，另一侧手掌托住患者的下颌支及颞枕骨下缘，以托患者头颈之手先将其上部提托，在对患者头颅施加纵向拔伸力量下引导患者头颅向患侧轻微侧屈，医者手下觉患者颈部肌肉放松，再突然稍微加大向头颅一侧的运动幅度，同时拇指用力向上内推冲。下颈椎微调手法：医者立于其背后，以一侧的拇指抵住患者错位颈椎棘突，另一侧手掌托住患者颈根部，医者托患者头部之手先将其向上托起，在对患者施加纵向拔伸力量下使患者头颅向患侧侧屈约10°。觉患者肌肉放松，再突然加大头颅侧屈运动幅度3°~5°，拇指同时向上内推冲棘突。推拿治疗后再进行针灸治疗。结果：治愈31例，显效29例，总有效率为94.7%。

2. 推拿结合中药、牵引等治疗颈椎病

牟新运用推拿疗法联合中药熏蒸治疗椎动脉型颈椎病62例，操作：按揉斜方肌及胸锁乳突肌，点压风池、风府和夹脊，以稍重的手法按压颈椎棘突横突及压痛点，再行滚法进行治疗，而后一手托患者下颌，另一手按于风池穴，双手配合向上轻推颈椎，以助颈椎复位，并配合中药熏蒸。治愈率为66.1%，总有效率为91.9%。

王赛娜等运用推拿配合耳穴磁疗治疗神经根型颈椎病35例，操作：按揉风池、肩井、肩外俞、肩髃、曲池、手三里、合谷等穴，用滚法放松颈肩部，用拿法拿颈项及两侧肩井。用华佗磁疗贴在颈椎、肝、肾、耳神门、皮质下、耳舟内的阳性反应点进行贴敷，总有效率达到 100.0%。

王军为客观评价推拿手法治疗椎动脉型颈椎病的疗效，了解患者治疗前后的 X 线片、经颅多普勒（TCD）变化及其与疗效的关系，对采用侧扳拔伸牵引弹拨点按手法治疗的 30 例患者进行了观察，并设对照组 30 例采用单纯坐位颈椎枕颌带式牵引法，于治疗 1 个月后评定疗效，同时检测 X 线片的变化，并采用经颅多普勒（TCD）技术分析治疗前后左、右椎动脉（VA）、基底动脉（BA）的 Vs、Vm、Vd 的血流动力学数据。结果：治疗组临床治愈 12 例，显效 14 例，总有效率达 96.67%。对照组总有效率为 76.69%。治疗后，治疗组 TCD 明显优于阳性对照组（$P < 0.05$）。认为侧扳拔伸牵引弹拨点按法治疗椎动脉型颈椎病可使患者左、右 VA 及 BA 的 Vs、Vm、Vd 值明显增加，恢复或接近正常范围，脑供血情况得到改善，具有显著的临床疗效。

总之，颈椎病是近年来研究的热点，对其病机认识逐渐深刻，治疗方法日益成熟并呈现多样化趋势，朝着综合治疗方向发展，治疗手段进一步细化，疗效显著，推拿疗法逐渐成为临床治疗颈椎病的首选手段。

（陈红亮）

二、落枕

落枕的推拿治疗效果迅速而简便，但是治疗前应该注意明确诊断，并常规拍摄颈椎 X 线片。

（一）单独推拿治疗落枕

崔淑凤挤压腓肠肌治疗落枕 29 例，操作：患者俯卧于舒适位，两上肢自然弯曲放于头的两侧，两下肢伸直。医者站于其脚底处，用两手拇指指腹均匀地自患者落枕部位对侧肢体腓肠肌跟踺处沿直线向上挤压至窝顶端，反复进行，持续 5 ~ 10 分钟。根据恢复情况，每日挤压 2 ~ 3 次。结果：29 例病人均治愈。

王锡友采用常规推拿手法配合点按新落枕穴治疗落枕 50 例，具有较好的临床疗效，新落枕穴位于扭伤穴与闪腰穴连线中点处，扭伤穴位于阳池至曲池连线上 1/4 处，闪腰穴位于桡骨茎突至肱骨外上髁连线上 1/4 处。在点按过程中，嘱患者轻轻转动颈项部，以出现颈部轻松感为宜。治疗组治愈 21 例，治愈率为 70%，总有效率优于传统推拿组。

曹忠智运用推拿指拨法为主治疗落枕 300 例，治愈率为 100%。操作：颈部推拿常规手法放松后，嘱患者缓慢转动头颈至牵扯疼痛感觉最明显时，保持该体位不动，请患者指明最痛之点，医者以拇指按住该痛点。另一手将患者头部作小幅度的缓慢转动，或稍微上抬和下压，至拇指下痛点转变为不痛或少痛时，施以轻柔的向外、向下方向的拇指平推指拨。平推 3 ~ 5 下后，再嘱患者将头缓慢转动，找出新的痛点，依上法将痛点转化为不痛点后，再作拇指平推指拨，如是反复，直至颈部活动基本恢复正常，疼痛明显消失，停止施术，并在指拨痛点处以伤湿膏固定。

刘海涛等运用循经推拿治疗落枕 48 例，根据患者疼痛的部位，采取循经络治疗的原则进行。督脉：用拇指由上向下推督脉3遍，用一指禅点按百会到大椎的穴位，后用拇指揉各腧穴；足太阳膀胱经：先揉颈部膀胱经，后重点点按玉枕、天柱、昆仑等穴；足少阳胆经：揉胆经所过颈后部，重点按揉风池、肩井穴；足阳明胃经：重点刺激经过胸锁乳突肌周围的经脉及穴位；手三阳经：重点刺激经过胸锁乳突肌周围的经脉及穴位，如后溪、天窗、天牖等穴，先用揉、擦等手法刺激经过颈部的经络，再取颈部穴位，以强手法刺激减轻患者的疼痛，再进行局部推拿治疗，最后以轻拍打手法结束。总有效率为100%，显效率为77.8%。

（二）推拿结合其他疗法治疗落枕

1. 推拿结合针刺、刮痧、牵引、拔罐、理疗治疗落枕

柏中喜等运用推拿配合刮痧治疗落枕76例。操作：开天门，分推眉眶，点按揉太阳、头维、率谷、角孙、百会、四神聪等穴，各操作1分钟，用擦法作用于颈项两侧斜方肌和颈部肌群，按揉颈部斜方肌的上段，对压痛点及指下感觉肌肉或肌腱痉挛的部位作重点弹拨。接着，医者取水牛角刮痧板以45°斜度，以百会为中心向四神聪呈放射样刮拭，沿率谷刮至曲鬓、率谷至耳后完骨，然后取脑户、脑空重点刮拭，刮双侧风池穴。自上而下，循经刮拭，督脉由风府沿脊柱正中向下经大椎，刮至身柱；循足太阳膀胱经由天柱沿脊柱两侧向下经大杼、风门刮至肺俞；循足少阳胆经由风池沿颈项部刮至肩井，每条经脉刮约10次，轻者出现潮红，重者出现紫红色痧点。38例痊愈，总有效率为96.05%。结论：推拿配合刮痧治疗落枕明显高于传统推拿组。

郑国江运用推拿配合针刺治疗落枕46例。选阿是穴、风池、风府、太阳、率谷、颈部夹脊、天宗、外关、落枕，针刺患侧，用泻法，留针30分钟。接着进行推拿治疗，操作：一手托住其前额，一手施以按揉、弹拨、擦等手法于颈项部。以枕后四周为主。点揉太阳穴，在头部施五指拿推法配合颈部拨伸法，颈部定点旋转扳法。治愈40例，治愈率为86.96%，总有效率为100%。

赵勇等运用推拿、肌肉牵伸技术结合治疗落枕，操作：治疗组嘱患者取坐位，自行作前屈、后仰、左倾、右倾至能忍受的最大幅度，并保持在最大幅度处10～15秒，再让患者取仰卧位，头伸向床外，医者一手托患者下颌部，另一手托后枕部，先做拔伸牵引3～5次，再依据患者颈椎活动受限情况，在其能忍受的最大幅度，一手扶患侧头部，一手扶患侧颈肩部，两手向相反方向用力，持续10～15秒。接着重点在患侧施术。操作：用轻柔的擦法、一指禅推法在患侧颈项及肩部施术，用拿法提拿颈肩部肌肉3～5次。点按、弹拨患侧胸锁乳突肌、斜方肌、大小菱形肌及肩胛提肌等明显压痛的软组织。医者一手托住患者下颌部，一手扶患者后枕部，让其做被动的颈椎前屈、后仰、左倾、右倾、旋转等活动。对照组重点取阿是穴、风池、风府、颈部夹脊、天宗、外关、落枕等穴。结果：肌肉牵伸技术结合推拿治疗落枕疗效比单纯用针刺更显著，总有效率为95.2%，而且疗程也更短。

2. 推拿结合药物疗法治疗落枕

陈威等运用推拿手法配合中药熏蒸治疗落枕。操作：用轻柔的拿捏和揉法施于患侧颈项部2～3分钟，然后擦颈项及肩背部2～3分钟，同时作颈部轻微的屈伸和侧屈运动。用拇指按揉、点压痛点及风池、肩井、肩中俞、秉风、天宗、缺盆等穴，以酸胀为度，重点揉患者胸锁乳突肌后缘中点至斜方肌的副神经，并弹拨肌痉挛处，接着，双手托住下颌及后枕部，缓慢用力向上拔伸，同时作缓慢的屈伸和旋转运动数次。医者一手扶住后枕部，另一手扶于下颌部，稍作左右旋转活动，待颈部充分放松后再用斜扳法或端法。最后中药熏蒸局部肌肉痉挛处 30 分钟。经治疗发现，推拿手法配合中药熏蒸治疗落枕的治愈率为 25%，显效率 55%，比单纯用中药熏蒸疗效更显著。

总之，推拿手法可明显改善气血运行，减轻痛苦，配合针刺、刮痧、牵引、拔罐及中药熏蒸，疗效显著。本病的治疗明确诊断是前提，辨病辨证论治是取得疗效的关键所在。

（陈红亮）

三、枕寰枢关节失稳

枕寰枢关节失稳是上颈段的常见病症，推拿在治疗枕寰枢关节失稳上应用较为广泛。

（一）单独推拿治疗枕寰枢关节失稳

郭汝宝等研究表明，上颈段微调手法可以纠正寰枢椎的空间序列和负载失衡，通过调整寰枢关节，达到重建寰枢关节平衡的目的。寰枢关节异常的位移得以纠正，头颅重力的应力点落在颈椎的轴线上，"骨正则筋松"，可使颈部肌肉力量的不平衡得到恢复。微调手法的作用力矩比传统颈椎扳法要短，力量的大小易控制，可避免传统的颈椎大幅度旋转复位手法和暴力旋扳的潜在不良作用。

陈昌欢等对 60 例寰枢关节半脱位所致颈枕痛患者进行了分组对照治疗，治疗组 30 例采用坐位上颈椎旋转微调手法治疗，每日 1 次。对照组 30 例采用口服塞来昔布胶囊 200mg，每日 1 次。两组患者治疗 2 周后，VAS 评分、颈痛发作频率均较治疗前明显下降（$P < 0.05$），且治疗组更优于对照组（$P < 0.05$）。

胡斌清使用局部松解法、整复手法、拔伸引颈旋转法、抱颈旋转扳颈法等一系列推拿手法，治疗由寰枢关节失稳引起的眩晕患者 126 例，治愈 71 例，显效 37 例，总有效率为 98.0%，提示推拿整复手法对寰枢关节失稳引起的眩晕症状有显著改善。

杜红根等研究认为，寰枢关节错缝时不一定直接压迫椎动脉，很可能是由于寰枢段周围软组织的病变、压力过高、肌肉中本体感觉异常所致。而骨错缝和条索状痛点是颈性眩晕发病的 2 个主要病理状态，将治疗组 35 例患者采用点揉风池、弹拨粘连、纠正骨错缝等三步一体手法进行治疗，获得显著疗效，治愈 23 例，显效 8 例，总有效率 100%。

朱以蔚等运用整脊推拿配合颈部肌群（尤其是伸颈肌）的等长收缩锻炼治疗寰枢关节错位所致颈性眩晕患者 85 例，治愈率 82.4%，显效率 97.6%，总有效率 100%。通过提高肌群的肌力以增强理筋的功效，最终达到颈椎的筋骨平衡。

甘卫冬等将 82 例符合纳入标准的青少年寰枢关节失稳综合征患者随机分为治疗组

与对照组，治疗组 42 例采用理脊通脉手法治疗，包括按揉颈肩局部肌肉，双手牵引患者头部，点穴（取穴：风池、风府、大椎、天柱及颈部夹脊穴等），以双拇指对颈胸椎进行推脊，用大鱼际推揉肩胛及双肩，并对痉挛的肌肉进行弹拨等一系列手法，对照组 40 例采用颈椎牵引治疗，治疗 2 周后分别观察比较主观疼痛减轻效果和临床疗效。治疗组显效率 88.10%，对照组显效率 57.50%，2 组比较有显著差异性（$P < 0.05$），提示理脊通脉手法对青少年寰枢关节失稳综合征具有较好的疗效。

王志泉等从寰齿关节在颈椎斜扳手法中的安全性问题中发现，要减少医源性损伤，颈椎斜扳时患者头部以微屈位为最好，同时施加一定拔伸力，可更好地恢复脊柱整体力学平衡。

莫亚仿提出在手法治疗寰枢关节失稳时应轻重有别，根据不同患者的具体症状、影像学表现甚至个体的解剖变异，应有不同的侧重点，且临床所见，部分寰枢关节失稳临床症状的改善程度与寰椎、枢椎的复位程度不成正比。在具体手法操作上，要注意"稳、准、轻、巧"的有机结合。医者在施行手法时医患之间必须保持一个相对稳定的姿势，在寰枢关节正常的三维活动范围内搬动患者头颈；手法的着力点和方向必须明确，做到心中有数；手法的力量要适中，刚柔相济；手法须讲究一定的技术和方法以及适时应用语言诱导（分散患者注意力）。

吴文泽等认为主要原因为外伤性骨折脱位、先天发育畸形等造成的上颈段失稳患者禁止手法治疗。

（二）推拿结合其他疗法治疗枕寰枢关节失稳

1. 推拿结合牵引治疗枕寰枢关节失稳

葛冰等采用牵引下整复手法（27 例）与传统的颈椎旋转定位扳法（25 例）治疗相对比，观察两组疗效。手法结合牵引治疗组痊愈 20 例，总有效率为 96.3%，好于传统手法组的 76% 总有效率（$P < 0.05$），结果提示牵引下整复手法的疗效优于颈椎旋转定位扳法（$P < 0.05$），且操作更安全、方便。

黄永将 100 例寰枢关节半脱位患者随机分为 2 组，对照组 53 例采用牵引及常规推拿理筋手法进行治疗，治疗组 47 例在对照组基础上另加用旋转复位扳法，观察并比较两组的临床疗效。结果：治疗组痊愈 27 例，总有效率为 93.62%，相比对照组总有效率 75.47%，差异有统计学意义（$P < 0.01$）。提示牵引加旋转复位扳法为主治疗寰枢关节半脱位疗效较单纯采用牵引及常规推拿理筋手法好。

2. 推拿结合针刀治疗枕寰枢关节失稳

常宗雅将符合纳入标准的患者 90 例，随机分为对照组和观察组各 45 例，观察组采用局部放松、关节整复、理筋解痉、点穴疏通四部推拿手法联合小针刀局部松解的方法进行治疗，对照组单用四部推拿手法进行治疗，一个疗程后观察其各个临床症状的变化，并进行综合疗效的评估。结果：2 组总有效率无明显差异（$P > 0.05$），头痛及枕项痛改善观察组优于对照组（$P < 0.05$）。提示采用四部推拿手法纠正失稳、半脱位的寰枢关节可以恢复正常的关节稳定性，联合小针刀松解痉挛挛缩的肌肉，可以减轻局部肌肉组织的压力，两者配合，能够明显提高寰枢关节失稳的疗效。

总之，寰枢关节失稳，调整时需辨证论治，因椎动脉受压引起眩晕注意辨别病因，施行手法时注意配合拔伸，旋转扳法注意体位及力度，防止医源性损伤。

（纪　清）

四、颈椎间盘突出症

（一）单独推拿治疗颈椎间盘突出症

顾非等在临床常用的传统推拿手法基础上，采用松解手法结合脊柱调整手法治疗颈椎间盘突出症 32 例，总有效率达 93.75%。操作：㨰颈项及肩部 5 分钟；按揉棘旁阿是穴、风池、肩井、曲池、合谷穴，每穴各 1 分钟；弹拨两侧上背部膀胱经，来回 3 遍；拿揉颈项部 3 分钟；颈椎拔伸法。颈椎微调手法。

王道全研究拔伸斜扳推拿法对颈椎间盘突出症患者颈椎生理曲度的影响，把颈椎病患者随机分为拔伸斜扳推拿法组（治疗组）和药物治疗组（对照组），两组各 50 例，采用 Borden 氏法测量颈椎生理曲度，治疗后对两组患者颈椎生理曲度值的变化进行对照分析比较，结论：拔伸斜扳推拿法改善颈椎生理曲度优于药物治疗。操作：患者坐位，医者以㨰法、揉法在患者颈背部沿两侧膀胱经自上而下往返施术 2~3 分钟；膊运法于双侧斜方肌施术 2~3 分钟；拿捏颈椎两侧 2~3 分钟；掌推背部两侧 2~3 分钟。拔伸斜扳法（一拔六扳手法）：患者坐位，医者位于其背后，两前臂尺侧放于患者两侧肩部向下用力，双手大拇指顶在风池穴上方，其余四指及手掌托其下颌部，并向上用力，前臂与手同时向相反方向用力，将颈椎间隙缓慢拔伸拉开，在持续拔伸牵引的同时，使颈椎做前屈扳、后伸扳、左侧屈扳、右侧屈扳、左旋转扳、右旋转扳 6 个方向运动，往返各做 2~3 遍。以拇指端或拇指指间关节桡侧点按颈部夹脊、阿是、肩井、天宗、手三里等穴位各 1~2 分钟。结束手法：患者坐位，低头呈前倾位。医者两手十指交叉成凹突状，两手一开一合以两侧小鱼际于颈项两侧往返摩擦，擦时以适量冬青膏或滑石粉为介质，局部达灼热为度。

（二）推拿结合其他疗法治疗颈椎间盘突出症

1. 推拿结合牵引治疗颈椎间盘突出症

朱干比较了手法推拿配合颈牵治疗组（实验组）和电脑中频配合颈牵治疗组（对照组）治疗颈椎间盘突出症的疗效，把 132 例颈椎间盘突出症患者随机分为观察组与对照组，每组各 66 人。结果：治疗 1 个疗程后观察组总有效率为 84.85%，对照组为 66.67%；治疗 2 个疗程后观察组总有效率为 90.91%，对照组为 72.73%。操作：按揉法、拿揉法、㨰揉法放松颈枕部软组织；端提法；坐姿定点旋转复位法：患者端坐位，医者先用拇指触诊法来确定偏歪棘突的位置，再用左手拇指尖按压、顶住偏歪棘突右侧，其余四指贴于左侧颈根部，嘱患者头颈前屈，术者右肘关节屈曲，前臂及肘窝夹患者的下颌部，在对患者头颈施加纵向拔伸力量下引导患者头颈向患侧旋转，觉患者颈部肌肉放松，医者托患者下颌部之手先将其向上提托，突然加大头颈旋转运动幅度，左手拇指同时向上、向外推冲关节突。

苑庆玲采用"牵引推拿于一体"治疗颈椎间盘突出症 83 例，总有效率 98.39%。主要手法：推揉、弹拨、点压、一指禅推法、定位短杠杆微调等；部位和穴位：颈项部、枕后部、肩胛部、横突后结节、棘突间、上背部以及双上肢（以患侧为主）等为主要部位；取穴以风池、风府、颈夹脊、天鼎、肩井、天宗、极泉、曲池、合谷以及阿是穴等为主；穴位点压的力度，以得气为度，每穴持续 1 分钟左右。

龚星军等采用牵引配合经筋推拿治疗颈椎间盘突出症 98 例，治愈 61 例，好转 32 例。经筋推拿按以下步骤进行：弹拨手法；手法拔伸；下颈段扳法；曲面枕疗法。

苏贻岭等以牵引定位斜扳治疗颈椎间盘突出症 168 例，1 次治愈 125 例，2 次治愈 43 例，有效率 100%。治疗方法以定位斜扳法为主，苏氏认为此法可使颈椎间盘突出改变方位，解除对神经根的压迫及炎症刺激。

周光辉把确诊为颈椎间盘突出症早期的患者随机分为观察组与对照组，每组各 50 例，观察组采用颈椎牵引配合推拿手法治疗，对照组采用颈椎牵引治疗。结果：观察组临床治愈率 66%，总有效率 98%；对照组临床治愈率 32%，总有效率 74%。牵引后做推拿手法，沿经络循行施推法、揉法、按法、摩法、擦法、一指禅推法、拿法、点穴、拨筋、旋转复位法等，主要选用督脉、足太阳膀胱经和手三阳经经穴；伴颈性眩晕者加用头面部经穴的推拿。

吴文刚等采用颈椎复位配合经筋推拿法治疗颈椎间盘突出症 52 例，治愈 31 例，总有效率 100%。操作：经颈椎关节复位法使颈椎复位后，用经筋推拿法沿颈肩部和后头部经筋进行一指禅推或点按或拿揉或揉拨等治疗，以足太阳膀胱经筋、足少阳胆经筋、手阳明大肠经筋为重点。

2. 推拿结合针灸、拔罐、牵引等综合疗法治疗颈椎间盘突出症

陈义良等采用刺络拔罐结合针灸推拿治疗血瘀型颈椎间盘突出症 36 例，显效 29 例，总有效率 97.2%。操作：按揉颈部肌肉及棘突旁，拿揉颈肩部肌肉，揉颈背部肌肉。颈部施以缓和轻巧的手法牵引。有颈椎反曲者，可应用颈椎微调手法恢复正常曲度。重点按揉突出相应节段的夹脊穴、肩外俞、肩髃、曲池、外关。

刘傲霜比较采用穴位注射并推拿和毫针刺并推拿治疗颈椎间盘突出症的疗效，结果：穴位注射配合推拿治疗颈椎间盘突出症较毫针刺配合推拿疗法效果更佳。操作：后颈部揉法，至皮肤泛红，局部有热感；由肩峰经肩井至风池施以擦法，两侧各 30 遍；提拿两侧肩井 6 次；点按双侧风池及颈夹脊穴 3 遍；牵拉拔伸颈部 6 次，注意慢拔慢松；上肢内收牵张斜方肌 10 遍；仿臂丛神经牵拉法 10 遍；扳颈；颈肩部拍法。

张伟超比较牵引推拿和针灸不同顺序组合治疗颈椎间盘突出症效果。结论：先牵引，后推拿和针灸顺序组合的临床疗效更好。采用的推拿手法：擦法、头部拔伸法、扳法、按压法，拿捏法、揉捏法、上臂拔伸，抖上肢等。

吕晓宇等比较单纯牵引下推拿法和牵引下推拿法并颈椎保健操治疗颈椎间盘突出症的疗效。结果：颈椎保健操配合牵引下推拿法可明显提高疗效。结论：颈椎牵引治疗颈椎病疗效肯定，在牵引的同时加以推拿治疗，疗效更为明显，吕氏认为颈椎保健操可以起到活动颈椎、刺激关节、松解粘连、解除嵌压、增强肌力和韧带弹性、改善局部血液循环、促进代谢及炎症消退、防止颈椎关节僵直和保持颈椎的稳定性等作用。

颈椎间盘突出症的治疗，应注意恢复正常椎间隙，调整小关节紊乱，使颈部整体保持良好平衡。临床实践表明推拿配合牵引对此症集简、便、廉、验等优点于一体，且易于让患者接受。

（张　玮）

五、项背肌筋膜炎

（一）单独推拿治疗项背肌筋膜炎

王道全用推拿手法治疗项背肌筋膜炎经验丰富，认为本病与受凉、轻微外伤等因素有关，导致肌筋膜组织充血、水肿、粘连、变性，后逐渐纤维化，形成瘢痕，发为本病。长期的伏案低头工作导致项背部经络气血运行不畅也可发为本病。操作：舒筋活血：患者坐位，医者站于患者身后，用㨰法、一指禅推法、膊运法等作用于颈项部的肌肉筋膜，从上到下往返，重点在肩胛骨内侧缘与脊柱之间操作；解痉止痛：拇指罗纹面按揉压痛点，弹拨条索结节处，用屈曲的拇指指间关节桡侧缘依次点按风府、风池、肩井、大杼、风门、肺俞、心俞、隔俞、天宗等穴位，拿捏颈项两侧及两侧肩井；理筋整复：做颈椎的前屈后伸、左右侧屈、左右旋转、左右环转，以上每组各3～5次；大幅度的环转肩关节，先患侧再健侧、先从前到后再从后到前环转，每组转3～5次；做扩胸运动。如若伴有颈椎的活动功能受限，做坐位的颈椎旋转扳法，先患侧再健侧；整理结束：用轻柔的㨰法、揉法于项背部肌肉筋膜由上到下往返操作3～5遍；擦项背部。

陈昆用推拿治疗项背肌筋膜炎，临床疗效达86.67%，和中频治疗66.67%进行对照（$P < 0.05$），有统计学意义。操作：患者取俯卧位。采用按揉等手法刺激患者颈背部腧穴，用㨰法沿患者膀胱经进行操作，重点放松菱形肌、斜方肌、背阔肌等；在患者颈背部阿是穴（即条索或颗粒状的肌肉结节点），予点按及弹拨类手法，在脊柱两侧行擦法和小关节错位复位手法后结束。

唐学章等用传统推拿和痛点推拿治疗背肌筋膜炎，痛点推拿组有效率为96.67%，其中痊愈和显效患者占86.67%；常规推拿组有效率为90.00%，其中痊愈和显效患者占66.67%。传统推拿组进行常规推拿手法治疗，操作：用㨰法、按揉法放松包括痛点在内的整个背部肌群，再用一指禅推法沿着背部足太阳膀胱经进行操作。痛点推拿组根据"以痛为腧"的理论，部位以痛点为主，操作：用按揉法、㨰法，以痛点为中心的小范围内操作，再用一指禅推法在痛点上进行针对性操作。

（二）推拿结合其他疗法治疗项背肌筋膜炎

1. 推拿结合针灸治疗项背肌筋膜炎

李娟等用扳机点配合阿是穴针刺疗法治疗肩背肌筋膜炎，治疗组痊愈率为65.8%，明显优于单纯针刺组（38.2%）。治疗方法是先放松治疗部位肌肉，再用26号毫针在结节或条索状物上的压痛点或者可以诱发周围放射痛的点垂直刺入，在不能触及结或条索状物的其余痛点斜刺或直刺，先采用提、插、捻、转等手法产生针感。

王翠花用针刺配合手法治疗背肌筋膜炎31例，有效率100%。针刺方法是在背部寻找压痛点或触及结节状及条索状物之压痛明显处，以平刺法从肩胛内上角紧贴肩胛内缘从上而下顺序刺入，选肩井、肩外俞、肩中俞、天宗、秉风、胸段夹脊穴等作为配穴；起针后，先用掌揉法施于胸椎两侧，然后双手以掌根置于有压痛不适之胸椎椎骨旁，双手向下适度按压并旋转，在按压旋转过程中，双手要沿脊柱的方向从上向下快速小幅向下移动。

余光云用针刺配合推拿治疗项背肌筋膜炎20例，总有效率95%。针刺治疗的穴位：风池、风府、$C_{2,4,6}$夹脊，肩井、天宗、曲垣、秉风、阿是穴。推拿采用"一松二按揉三提拿四点拨五拍打"5个步骤进行治疗。

2. 推拿结合拔罐治疗项背肌筋膜炎

梁建新以推拿结合走罐治疗项背肌筋膜炎80例，100%有效。手法为滚法、按揉法、捏拿法、点揉法等，取穴为风池、风府、肩井、风门、肺俞、肩中俞、肩外俞、天宗穴等。配合项背部走罐疗法。

班庆海等用推拿配合走罐治疗项背肌筋膜炎36例，总有效率97.22%。推拿采用"一滚二按揉三提拿四点拨五拍打"5个步骤进行治疗；配合在患处走罐。

李克译用手法点穴配合拔罐治疗项背肌筋膜炎60例，总有效率96.67%。手法治疗用掌根揉法、小鱼际滚法、双手拇指点压、双手中指点压、小鱼际擦法等。穴位或部位有天宗穴、小海穴、T_{1-7}胸椎段两侧膀胱经。用火罐沿脊柱两侧顺肌肉走向由上而下吸扣在皮肤上。

3. 推拿结合其他疗法治疗项背肌筋膜炎

黄利云等用推拿加TDP照射治疗项背肌筋膜炎40例，总有效率95%。推拿手法用揉法、滚法，摩法、按压法、拿法、击法、点法、拍法、弹拨法等，在项背部疼痛部位及风池、大椎、肩井、天宗、风府、肺俞、心俞、内关、合谷等穴处应用。

李汉基等用推拿加热敷治疗肩背肌筋膜炎52例，总有效率94.2%。推拿治疗腧穴及部位：肩井、秉风、天宗、大椎、大柱、肺俞、厥阴俞、膈俞，肩背部。手法：推揉滚按、压拿弹拨等。热敷处方：鸡血藤30g、川芎10g、赤芍10g、威灵仙15g、当归尾15g、桃仁12g、红花12g、桂枝12g、桑寄生15g、细辛6g、防风15g、羌活15g。

詹玉明等以手法配合物理因子、中药熏蒸治疗背肌筋膜炎31例，有效率100%。治疗时先用分筋法在疼痛局部治疗，之后用中频治疗仪在痛点结节四周治疗，最后在局部进行中药熏蒸治疗。

刘加池等用胸椎整复配合银质针经筋理论针刺法治疗肩背肌筋膜炎44例，总有效率93.2%。治疗时银质针取华佗夹脊、风门、肺俞、心俞、厥阴俞、督俞、膈俞、T_{1-12}棘突阳性反应点、膏肓俞、天宗、秉风、大杼、阿是穴等。起针后患者俯卧，用定点按压复位法整复胸椎，并拔伸复位颈椎。

王新丽用手法与蜡疗结合治疗背肌筋膜炎126例，有效率100%。治疗时先在局部蜡疗后用点穴、提拔、揉、拨、拍等手法配合肩关节松动技术。

总之，项背肌筋膜炎多由于急慢性劳损或寒冷刺激等原因引起，以肌肉疼痛、僵硬、活动受限为主要临床症状。推拿治疗临床疗效显著，辨证推拿、走罐法及推拿配合针灸、火罐及功能锻炼效果较为理想。

（王卫刚）

六、胸椎后关节紊乱

（一）单独推拿治疗胸椎后关节紊乱

王奕斌用抱抖法治疗胸椎后关节紊乱198例，总有效率为98.48%。操作：患者坐位或立位，两手相扣自我扳住颈后部，医者立于其后方，两手握住患者两肘部，将患者抱起，再加以握肘抱抖治疗。

刘建军用牵引推按法治疗胸椎后关节紊乱症30例，总有效率93.33%。操作：患者俯卧，双手攀住床头，头部偏向健侧，一助手用双手握住患者双踝上方，缓缓用力向下牵引，用一手大鱼际抵止在侧偏棘突处，另一手掌重叠在上，在患者张口呼气之余用力向中心推按，使之复位。

杨云才用抬肩顶推法治疗胸椎后关节紊乱56例，有效率100%。操作：患者抬起右手放在后枕部，医者用右手握住患者的右手腕部，左手拇指顶住病患的棘突，在右手用力使患者的肩背部向后动的同时，左手拇指用力顶推，两手协调用力完成。

张树津用按压整复法、扳肩顶推法、牵引按压法、提肩膝顶法等治疗胸椎后关节紊乱80例，总有效率98.7%。

祁荣叶等用整脊微调手法治疗胸椎后关节紊乱84例，总有效率100%。分为理筋手法和整脊手法，理筋手法：推揉胸背活气血；弹筋拨络解痉挛；点按诸穴通经气。整脊手法用对掌按压法。

（二）推拿结合其他疗法治疗胸椎后关节紊乱

1. 推拿结合针灸治疗胸椎后关节紊乱

刘冬梅用叠掌按压法推拿配合针刺治疗胸椎后关节紊乱症106例，有效率100%。针刺取穴身柱、脊中、夹脊、阿是穴，配外关、临泣、天宗、支沟、丘墟、阳陵泉等。主穴接电针。陈蒙欢用针灸配合侧卧位斜扳法、俯卧位胸椎扳法、腋下提整法复位手法治疗胸椎后关节紊乱23例，有效率100%。针刺主要取华佗夹脊穴，用齐刺法。

2. 推拿结合热敷、理疗、穴位封闭及功能锻炼等治疗胸椎后关节紊乱

郑宝等用热敷方配合手法治疗胸椎后关节紊乱症110例，总有效率93.6%。推拿手法用旋转按压法，旋转按压法分为分、旋、压三步骤完成。热敷方用海桐皮、青风藤、威灵仙、五加皮各20g，透骨草、伸筋草各15g，木瓜、三棱、莪术、羌活、独活、桑枝、桂枝、络石藤各10g，甘草5g。

黄建萍用复位手法、中频理疗、穴位封闭及功能锻炼等治疗胸椎后关节紊乱症25例，总有效率达93.5%。推拿手法用俯卧推按法和端坐顶推法；中药治疗采用复方骨肤、伊痛舒或红花，伊痛舒在胸椎棘突两侧华陀夹脊穴或局部痉挛压痛处深达横突处

注射；配合中频电疗及局部封闭。

总之，推拿不仅可以疏通经络，调和气血，同时能通过正确的手法直接调整关节错位，从而达到治疗效果。临床数据也证明了推拿治疗胸椎后关节紊乱疗效较好，值得推广。

（王卫刚）

七、腰椎间盘突出症

（一）单独推拿治疗腰椎间盘突出症

毛锐采取"压迫提"的推拿手法治疗腰椎间盘突出症 31 例，痊愈 17 人，显效 3 人，总有效率达 96.8%。操作：急性期：先牵引下肢 5 分钟，再轻按揉患侧腰臀部及下肢，点按环跳、秩边、风市、足三里、承扶、委中、承山、三阴交等穴；肌肉放松后再施加腰椎斜扳法和（或）压迫提法（双手按在痛处，稳力下压，再用力压迫，患者耐受后再猛然上提）使椎间盘复位。陈旧性损伤：先牵引下肢 5 分钟，再手拿腰背部肌肉，后用肘尖在腰部两侧骶棘肌实施点法，用拇指或肘尖点按患肢环跳、秩边、足三里、承山、承扶、三阴交等穴，在患者屈髋屈膝姿势下摇动腰部拉开椎间隙，在此基础上施以压迫提法，搓八髎穴，以透热为度。

曾荣采用动静结合推拿手法治疗腰椎间盘突出症 70 例，治愈 61 例，总有效率 97.1%。推拿手法：点、按、推、拿、揉和小剂量慢牵（30kg 内）定为静法；摇、拉、抖、扳、旋和中剂量快牵（30~60kg 之间）定为动法。按临床表现界定急性期、稳定期。急性期选择使用静法，稳定期选择使用动法。

郭姜比较二步六法推拿手法（治疗组）和《推拿学》课本上的推拿手法（对照组）治疗腰椎间盘突出症的疗效，两组各 30 例。结果：治疗组治疗后主要症状体征、临床检查、日常功能活动积分均优于对照组。治疗组采用的是二步六法：第一步：按揉骶棘肌法（膀胱经）：双手掌根沿着脊柱两侧的骶棘肌，自上而下按揉；循经点穴法：点按膀胱经腧穴：大肠俞、膀胱俞、肾俞、环跳、秩边、承扶、委中、承筋、承山；颤腰法：双手叠加按在腰部并向下有节奏地颤动。第二步：双扳法：包括后伸扳法及改良定位腰部斜扳法；屈膝屈髋法；直腿抬高法。

董涛使用特色四步推拿手法治疗腰椎间盘突出症 99 例，治愈 43 例，显效 39 例，总有效率 91.92%。四步推拿法：第一步：㨰揉舒筋法，以㨰法、揉法等轻柔手法施予腰背部；第二步：点穴通络法，用拇指或肘尖点压肾俞、腰阳关、大肠俞、环跳、委中及阿是穴；第三步：理筋整复法，采用腰部斜扳法、下肢后伸扳法；第四步：整理手法，㨰－按－揉－弹拨－推等理筋手法沿腰部及患侧坐骨神经分布区施术。

张中采用推拿手法治疗腰椎间盘突出症 35 例，痊愈 28 例，显效 5 例，总有效率 94.28%。操作：①解除腰背肌痉挛、松解椎间关节韧带、疏通经络镇痛：拿膀胱经；指按、手掌或掌跟按压脊旁肌肉；用手掌或掌根纵横揉腰背部筋肉；用拇指或手指指端在腰背部及臀部、膝关节肌腱上用力进行弹拨推压手法数次，拿跟腱数次；双拇指指针膈俞、第 10 椎旁（郑氏经验穴，第 10 胸椎旁开 5 分）、肾俞、大肠俞、臀边（髂嵴中点下 1 寸处）、秩边、委中、承山、阳陵泉、太冲等穴；双手掌重叠压住脊柱，用力左右摇晃脊柱；②髓核还纳或减压整复手法：腰椎斜扳法；按压抖动法：患者俯卧，先牵引腰部 3～5 分钟，医者用双手掌或掌根重叠用力按压在患椎，用力上下抖动脊柱数次；侧卧扳腿法；俯卧位扳腿。

顾云峰采用推拿手法治疗腰椎间盘突出症 46 例，总有效率 95.7%。操作：揉、㨰患者双侧膀胱经，拿揉患侧下肢，并对秩边、承山、环跳、委中等穴位进行点按，弹拨双侧膀胱经；实施双下肢后伸扳法；实施腰椎旋转扳法；牵引腰部。

（二）推拿结合其他疗法治疗腰椎间盘突出症

1. 推拿结合针灸治疗腰椎间盘突出症

黄少鹏比较单纯使用针刺（对照组）和推拿手法结合针刺（实验组）治疗腰椎间盘突出症疗效，结果：实验组优良率为 82.50%，明显优于对照组的 55.00%。操作：以按压法为主，主要指压部位为腰、背、臀、下肢后侧、外侧及针刺的穴位，以产生酸胀感为最佳。

李峥等采用针灸结合推拿手法治疗腰椎间盘突出症 72 例，总有效率 97.22%。操作：推、揉、按、弹拨腰部肌肉，点按患侧大肠俞、肾俞、关元俞、风市、气海俞、阳陵泉、足三里、委中、委阳、承山、昆仑、太溪等穴；压腰扳腿；屈髋屈膝摇动腰部，之后，用牵引床牵引腰部 25 分钟；直腿抬高法抬高患腿。

2. 推拿结合中药治疗腰椎间盘突出症

潘星宇使用丹鹿通督片配合推拿手法治疗腰椎间盘突出症 82 例，治愈率 69.51%、显效率 17.07%。操作：松脊手法：棘旁点穴：由下至上点按骶 1 至腰 2 患侧棘突旁，牵引下棘旁点穴，小斜扳手法；旋盆手法：臀中肌点穴，牵引下旋盆手法。调髋手法：髋内收内旋手法，髋外展外旋手法，双侧屈髋屈膝手法。调髋手法反复进行 3 次。

宋志靖等采用推拿手法为主配合中药内服治疗腰椎间盘突出症 62 例，治愈 26 例，显效 6 例，总有效率 96.8%。操作：交替用掌揉或㨰法放松腰肌；腰部拔伸按压手法；腰部斜扳手法；单腿后伸法；屈膝屈髋按压外旋外展伸膝手法；牵引抖腰法。

3. 推拿结合激光、太极拳、牵引等其他疗法治疗腰椎间盘突出症

何光远等观察 CO_2 激光配合推拿手法与推拿手法治疗腰椎间盘突出症疗效的差异，结果：治疗组（CO_2 激光配合推拿手法）总有效率为 93.3%，对照组（推拿手法）总有效率为 86.7%。操作：按摩腰骶部，顺脊柱和骶棘肌由上而下揉、推压、按压，再于腰眼、肾俞、环跳、委中、昆仑等穴做指针刺激，症状重者行腰椎旋转定位扳法。

郭国田等以电火花结合推拿手法治疗腰椎间盘突出症 120 例，临床治愈 83 例，总有效率为 98.3%。取穴：腰阳关、命门、肾俞、腰眼、委中、环跳。点按揉以上穴位，再行腰椎斜扳法，并认为电火花能使药物电离，形成药物离子，更有利于药物的吸收，使药物更好地发挥作用，从而使腰腿痛的症状缓解或消失。

王志斌使用慢牵配合推拿手法治疗腰椎间盘突出症 150 例，痊愈率 85.0%，总有效率 98.0%。操作：用按揉法、㨰法作用骶部及患侧坐骨神经分布区域；再点双肾俞、

命门及压痛点及患侧环跳、承扶、风市、委中、阳陵泉、足三里、承山、昆仑等穴；后扳及斜扳腰部。

周静在常规软组织推拿手法治疗的基础上结合针对性的躯干肌肌力训练（治疗组），对 30 例腰椎间盘突出症患者进行治疗，并与单纯软组织推拿手法治疗组 30 例（对照组）相对照，观察两组患者的临床疗效。结果：治疗组的疗效优于对照组，治疗组的疼痛麻木的改善优于对照组。操作：在腰部骶棘肌处施以滚法，用拇指弹拨肾俞、大肠俞及腰部压痛点，用掌揉法施于双侧骶棘肌处。同时认为选用腹背肌的等长收缩运动练习作为针对性的躯干肌肌力训练，可以有效地提高腹背肌的肌力，改善不平衡状态，从而减轻腰痛。张立伟等使用推拿手法配合太极拳运动治疗腰椎间盘突出症 72 例，治愈率为 87.5%，总有效率 97.2%。操作：揉背；通经；拿腰；搬按；引腰；斜扳；摇腰；压牵；结束放击。

杨明吾等采用硬膜外腔注射结合推拿手法治疗腰椎间盘突出症 206 例，优良率为 88.83%。操作：直腿抬高法；侧卧斜扳法；腰椎过伸法。同时，配合硬膜外腔注射利多卡因与复方倍他米松，不仅能迅速止痛，而且能消除神经根受刺激后引起的炎症，抑制炎性渗出及肉芽组织形成，减少粘连，从而缓解神经受压。

腰椎间盘突出症是较为常见的一种疾病，是由于各种原因导致的椎间盘内的髓核组织不同程度地突出引起出现神经压迫症状如疼痛、麻木等。各种临床数据显示，推拿治疗腰椎间盘突出症有良好的疗效，同时可结合其他治疗方法如针灸、中药等加强疗效。

（张　玮）

八、急性腰肌损伤

急性腰肌损伤是一种最常见的腰痛病，治疗时运用推拿疗效较好。

（一）单独推拿治疗急性腰肌损伤

张广飞等运用推拿治疗急性腰扭伤 90 例，总有效率 94.5%。推拿手法：推法、滚法、揉法、扳法、摇法、抖法、摩法等，治疗部位以腰骶部为主。

张琴明等用推拿三步改良法治疗急性腰扭伤 47 例，治愈率 86.27%。推拿手法分解痉、调整、通络三步骤进行。

周雷鸣以推拿联合定点斜扳手法治疗急性腰扭伤 78 例，总有效率 93.6%。操作时主要在腰骶部用滚法、按压法、弹拨法、推揉法等放松，后用定点斜扳法整复。

朱宁等用推拿改良手法治疗急性腰扭伤 40 例，治愈率 75.0%，总有效率 97.5%。改良手法分为解除腰骶部肌肉痉挛、改良斜扳法调整腰椎后关节和腰骶部化瘀通络三步骤进行。

梁振新等用四步推拿法治疗急性腰扭伤 50 例，有效率 100%。四步推拿法分为点揉气海、点拨箕门、点揉肾俞、点拨委中四步进行。

李思斌等用改良斜扳法治疗急性腰扭伤 152 例，总有效率 93.42%。改良斜扳法以活血理筋调整、化瘀通络止痛为治则，具体分为解痉止痛、调整关节紊乱、化瘀通络三部分完成。

(二) 推拿结合其他疗法治疗急性腰肌损伤

1. 推拿结合针灸治疗急性腰肌损伤

赵广平用推拿配合针刺腰痛点治疗急性腰扭伤 41 例，治愈率 85.4%。推拿用滚、揉、擦法在腰痛局部操作，针灸取健侧腰痛点。

晁霞用推拿结合一针疗法治疗急性腰扭伤 30 例，总有效率 100%，一次性治愈者 11 例。一针疗法根据疼痛部位辨经取穴，每次取 1 个穴位。推拿手法治疗在针刺结束后进行，操作：从腰部沿膀胱经至臀横纹用滚、按揉法操作，点按腰阳关、肾俞、秩边、委中、委阳及昆仑穴，侧卧位腰部斜扳。

杨明军推拿配合针刺治疗急性腰扭伤 30 例，有效率 100%。推拿治疗以常规推拿为主，针刺治疗取穴：人中、委中（双侧）、腰部阿是穴。

王勇应用循经取穴针推结合治疗急性腰部软组织损伤 65 例，有效率 100%。针刺治疗先刺水沟穴，再刺攒竹穴，后刺悬钟穴，随症加减：压痛点距脊柱棘突 0.5 寸处，加手三里；压痛点在髋关节处，加合谷穴；压痛点在臀部处，加中渚穴。配合常规推拿整复。

刘伟基用针刺后溪穴合推拿治疗急性腰扭伤 40 例，有效率 97.5%。

陈永军用针刺夹脊穴配合推拿治疗腰椎后关节紊乱 40 例，总有效率 92.5%。治疗时用常规推拿配合取穴 $C_2 \sim T_5$ 夹脊穴针刺。

胡志立以针刺配合推拿手法治疗急性腰扭伤 80 例，有效率 100%。针刺取穴以阿是穴（腰臀部压痛点）、委中、肾俞、腰阳关、腰痛点为主，配穴手三里、攒竹。

2. 推拿结合中药治疗急性腰肌损伤

陈达祥使用腰椎推拿手法结合血府逐瘀汤加减治疗急性腰扭伤 63 例，总有效率 96.41%。常规推拿治疗基础上给予血府逐瘀汤加减治疗，方药组成：桃仁 20g、红花 15g、生地黄 15g、当归 12g、赤芍 15g、羌活 12g、没药 12g、延胡索 12g、川芎 15g、牛膝 15g、甘草 9g。

万舜臣等以推拿结合伤痛宁膏外敷治疗急性腰扭伤 60 例，总有效率 97.9%。治疗时常规推拿后结合外敷伤痛宁膏。

许凌红运用手法整复配合中药熏蒸治疗急性腰扭伤 100 例，总有效率 87%。熏蒸中药方：川芎 10g、红花 10g、路路通 30g、牛膝 20g、防风 20g、当归 20g、鸡血藤 30g、透骨草 30g、伸筋草 30g。

推拿通过辨证及相应的手法治疗急性腰肌损伤，起到舒经止痛、活血祛瘀等疗效，大量的临床病例都证明了推拿对急性腰肌损伤有着良好的治疗效果，同时推拿治疗急性腰肌损伤也得到了广泛认可。

（王卫刚）

九、慢性腰肌劳损

（一）单独推拿治疗慢性腰肌劳损

张伊尧采用补肾活血推拿治疗慢性腰肌劳损，治愈率41.9%，总有效率100%。操作：先上下往返按膀胱经3分钟，按揉肾俞15分钟，以小鱼际竖擦膀胱经、横擦腰骶部3分钟，以透热为度，点按大肠俞、腰阳关、命门、八髎、委中等穴，每穴操作约1分钟，捏脊3分钟。本法通过手法温煦鼓动肾阳，缓解肌肉痉挛，改善血液循环，从而达到活血化瘀止痛之效。

曾科学等采用曾氏太极推拿治疗慢性腰肌劳损，治愈率80%，总有效率96.6%。曾氏太极推拿法发力讲究寸劲，手法"绵、沉、圆、巧"，重意不重形，静心用意，柔和圆活，绵绵不绝，虚实分明，刚柔相济。力从脚起，以腰部为枢纽，传到手上。以此为大法在腰骶局部施以点按推揉等手法治疗。

李家权采用苗医弹筋疗法治疗慢性腰肌劳损30例，治愈率43.33%，总有效率100%。操作：触诊找到压痛点及结节条索状硬物，对其施以推、抹、按、揉等手法放松，拿紧上述硬块所属的肌肉或肌腱，用力提拉到一定高度，之后突然放开，使其弹回。

刑敏雅采用推按夹脊穴治疗慢性腰肌劳损166例，治愈率72%，总有效率100%。操作：以按法、掌根揉法放松腰部两侧肌肉，在夹脊穴进行推按，揉拨膀胱经，重点在肾俞、关元俞、八髎、秩边等穴操作，推按环跳、委中、承山等穴。

刘得要采用温肾化瘀推拿法治疗慢性腰肌劳损30例，治愈率30%，总有效率93.3%。操作：用按法、揉法、膊运法在肾俞及周围操作，掌振命门、八髎以温肾壮阳，按揉膈俞穴以活血化瘀，弹拨腰背两侧肌肉，重点在结节条索状物处操作，点按阿是穴及承扶、肾俞、膈俞、夹脊等穴，斜扳腰椎，以一指禅推法在肾俞、命门操作，擦热肾俞－命门一线，虚掌拍击腰背部。

（二）推拿结合其他疗法治疗慢性腰肌劳损

1. 推拿结合针灸、拔罐治疗慢性腰肌劳损

陈恒娟等采用推拿结合刺络拔罐治疗慢性腰肌劳损68例，治愈率42.7%，总有效率91.2%。操作：用按法在腰部痛点及其周围操作，按揉肾俞、腰阳关等穴位及局部压痛点；着重按揉环跳、委中、足三里；推督脉、膀胱经，擦热腰骶部。刺络拔罐治疗法：针刺肾俞、大肠俞、脾俞，留针拔罐。

李中伟等采用推拿配合艾灸治疗慢性腰肌劳损83例，治愈率52%，总有效率96%。操作：掌根揉腰部两侧膀胱经，弹拨两侧竖脊肌，按揉夹脊穴、肾俞、命门及局部阿是穴，在有结节条索状物处加强弹拨操作，按双侧膀胱经，灸肾俞。

陈宝伟采用走罐配合手法治疗慢性腰肌劳损117例，治愈率27.35%，总有效率94.02%。操作：用按法在腰部膀胱经操作，然后用"八"字分推法在腰背部至腰骶部操作，掌揉、指压痛点，沿膀胱经、夹脊穴由上至下点按至承山穴，弹拨痛点及周围软组织，行擦法、拍打法结束。

覃荣周等采用推拿灸法配合足底反射疗法治疗腰肌劳损 50 例，治愈率 58%，总有效率 100%。操作：在腰背部进行按揉放松，找到腰部痛点进行重压；点按膀胱经腧穴，揉腰部肌肉；拇指刮揉腰部痛点及膀胱经，摅压腰肌劳损部位；点按秩边、八髎、委中等穴位，摇腰骶、髋部及下肢；揉腰背部。推拿结束后行灸法治疗，取穴：肾俞、命门、腰眼、腰阳关、委中和阿是穴。足底反射疗法：温水浴足后对足底腰部反射区进行按摩，包括腰椎部、髋关节及相关肋骨、胸椎等反射区；然后按摩消化系统反射区。

宋丰军等采用理筋促通手法结合膀胱经走罐治疗慢性腰肌劳损 80 例，治愈率 82.5%，总有效率 98.75%。操作：松筋：用摅法、揉法放松腰骶、臀部肌肉约 10 分钟；理筋：分推膀胱经 10 次，弹拨 5~6 次，点按膀胱经诸穴及阿是穴各 30 秒，竖擦膀胱经，横擦腰骶部，以透热为度；通筋：拍叩、虚掌击膀胱经及腰骶部，斜扳腰部。推拿结束后在膀胱经行走罐治疗。

2. 推拿结合功能锻炼治疗慢性腰肌劳损

雷晴等采用推拿结合功能锻炼治疗腰肌劳损 28 例，治愈率 78.6%，总有效率 100%。操作：揉、推腰臀部，点按肾俞、大肠俞、腰眼、环跳等穴；按压弹拨膀胱经，在棘突两侧沿其排列方向进行推压，掌揉腰背部肌肉；斜扳腰椎，擦热腰骶部。功能锻炼以增强腰腹肌力量训练为主，指导其进行倒走、前后踢腿、五点支撑等锻炼。

3. 推拿结合中药外敷治疗慢性腰肌劳损

柏中喜采用推拿手法配合中药外敷治疗慢性腰肌劳损 69 例，治愈率 60.87%，总有效率 88.41%。操作：分推腰部，掌揉法、摅法在腰部操作，着重在骶棘肌操作；然后弹拨骶棘肌，重点弹拨其上的痛点处；横擦腰骶，拿捏两侧背肌。外敷中药以温经通络、活血止痛为法。

总之，慢性腰肌劳损主要是因为局部气血瘀滞所致，故治疗慢性腰肌劳损应以活血化瘀、通络止痛为治疗原则。目前，推拿治疗慢性腰肌劳损效果显著，相对其他疗法，有舒适度高、安全等优势，而且易被患者接受。

（黄锦军）

十、腰椎后关节紊乱

腰椎后关节紊乱也称腰椎后关节紊乱症、腰椎小关节错缝、腰椎后关节滑膜嵌顿等，是一种常见病和多发病，推拿治疗腰椎后关节紊乱疗效显著。

（一）单独推拿治疗腰椎后关节紊乱

戴亚平以手法整复治疗腰椎后关节紊乱症。操作：腰椎斜扳法；按压复位法。97 例患者中痊愈 78 例，总有效率 96.9%。经腰斜侧板法复位成功 81 例，经按压复位法复位成功 13 例。

张国忠采用定点旋扳复位法治疗腰椎后关节紊乱症 450 例，每日 1 次。痊愈 387 例，总有效率为 100%。

夏数数采用拔伸斜扳法治疗腰椎后关节紊乱。操作：放松腰部肌肉；患者俯卧木板床上。运用揉法、按法从胸椎至骶椎的两侧，自上而下，由轻而重，缓慢有节律地做 2~3 遍；用拇指点按腰阳关、命门、环跳、委中、承山等穴，每穴约 15~30 秒；拿腰眼、按揉腰两侧约 5~8 分钟。纠正后关节错位：拔伸抖腰；侧卧斜扳腰。错位纠正后，患者俯卧，运用按揉法放松腰部，用空掌叩击腰腿。术后嘱患者卧硬板床休息 2~3 天。治愈率为 87.04%。

陈伟仁等采用松肌改良整脊治疗急性腰椎后关节紊乱症。操作：患者俯卧位。用一指禅推法施于腰部肌肉紧张处约 3 分钟，用擦法施于以上部位 3~5 分钟。用改良整脊法：患者取仰卧位，助手固定患侧肩部，医者站患者健侧，将患者双下肢屈膝屈髋向健侧旋转，待旋到最大限度时，一手按膝上外侧，另一手抱健侧臀部突然轻巧用力向健侧旋转，即可闻及脊柱椎间关节移动响声；若手法成功，往往腰痛缓解或消失，腰棘突排列整齐。双下肢屈髋角度根据病变部位而定，病变在 $L_{4~5}$ 屈髋 90°，病变在 $L_{3~4}$ 屈髋 <90°，病变在 L_5S_1 屈髋 >90°。若体胖及反应较重者，手法后结合卧板床，腰垫小枕；腰曲消失者可配合俯卧位背伸肌锻炼。手法操作一般 2~3 天 1 次。总治愈率为 98%。

（二）推拿结合其他疗法治疗腰椎后关节紊乱

1. 推拿结合针灸治疗腰椎后关节紊乱

陈永军等观察针刺夹脊穴结合推拿对腰椎后关节紊乱的疗效。将 80 例患者随机分为观察组和对照组各 40 例，对照组采用推拿法治疗，观察组在此基础上采用针刺夹脊穴配合推拿疗法。结果：观察组痊愈 31 例，总有效率为 92.5%；对照组痊愈 23 例，总有效率为 75.5%，组间比较差异具有统计学意义（$P < 0.05$）。结论：针刺夹脊穴配合推拿治疗腰椎后关节紊乱症与单纯手法治疗相比，可显著提高治疗有效率、缩短临床症状控制时间和治疗时间，具有显著的治疗优势。

2. 推拿结合中药治疗腰椎后关节紊乱

陈汴生等以平乐推按法结合中药治疗腰椎后关节紊乱症 286 例。操作：患者俯卧位。用平乐推按法滑推两侧骶棘肌数十次，再用侧扳法复位紊乱的腰椎后关节，双手掌推按压腰椎数十次，点按两侧 L_3 横突及梨状肌，旋按 L_3 横突周围肌肉，点按委中、承山等穴位。伴有骶髂关节嵌顿者仰卧位，助手立于健侧，双手按住健侧髂骨，医者将患者下肢做屈髋、屈膝、外展、外旋动作后将下肢放平，反复 3 次，嘱患者休息片刻后下床活动。手法治疗每天 1 次。同时配合中药熏蒸和中药内服治疗。治愈 219 例，好转 67 例。

3. 推拿结合封闭治疗腰椎后关节紊乱

李承伟采用手法结合后关节突封闭治疗腰椎后关节紊乱症 42 例。后关节突封闭取 2% 利多卡因 5ml、0.9% 生理盐水 5ml、曲安奈德注射液 40mg 混合作为封闭注射液。在棘突下缘旁开 1.5~2cm，触及压痛明显的病变后关节为穿刺点，用 4.5~6cm 长穿刺针，垂直进入，触及关节突后，注射药液。封闭后，患者俯卧于推拿床上，医者先用轻柔的擦、按、推、压等手法在腰部理筋 5 分钟，然后行定向斜扳，术毕，戴腰围保护 7~10 天。结果：治愈 12 例，显效 28 例，总有效率 100%。

总之，腰椎后关节紊乱主要是由于后关节错位、后关节滑膜嵌顿和后关节炎而导致局部气血瘀滞，故治疗腰椎后关节紊乱应以推拿手法整复错缝之关节、解除滑膜嵌顿为关键，同时配合其他疗法理筋整复、舒筋活血以治愈疾病。

（李守栋）

十一、退行性脊柱炎

（一）单独推拿治疗退行性脊柱炎

吉联国等以滚法推拿为主治疗肥大性脊柱炎。方法：以滚法推拿为主，配合放松止痛中的按揉、擦、斜扳、抖拉、按压等方法治疗肥大性脊柱炎 100 例。总有效率 90%。

马冲林采用按摩手法治疗腰椎退行性脊柱炎 132 例。取穴：肾俞、大肠俞、命门、腰阳关、八髎、居髎、环跳、风市、殷门、委中、承山、昆仑、太溪、阳陵泉、足三里；手法：揉、拿、压、颤、拨、动、点、按、擦。痊愈 86 例，显效 27 例，有效 13 例，无效 6 例。

付成文用侧扳法治疗退行性脊柱炎腰痛 35 例。操作：患者右侧卧于治疗床上，两腿伸直并拢，背向医者，右股骨大粗隆近床边。医者左手贴在患者膝前，掌心向后与右手掌心向前对合手指交错抱住患者双腿，用力向上扳起到最高限度又放下，反复扳起放下数次。此时助手左手靠压患者左侧股骨大粗隆上，右手扶着左肩关节，使之不前后倾倒。结果：治愈 30 例，总有效率为 93.6%。

（二）推拿结合其他疗法治疗退行性脊柱炎

1. 推拿结合针灸治疗退行性脊柱炎

陆鸿飞采用温针配合推拿治疗增生性脊柱炎 78 例。操作：患者暴露腰背俯卧床上。先取环跳穴强刺激后留针，随后取相应椎体膀胱经穴，在腰背脊柱上下横突间进针，选用 0.30mm×50mm 毫针，深度 1.5 寸，使患者感到酸胀为宜，不作任何针法，左右各施 1 针，并温针灸 1 壮，燃尽后取针。然后做腰背部点揉、按、滚推拿手法，最后拍打脊柱。隔日 1 次。治愈 55 例，总有效率达 94.9%。

2. 推拿结合中药治疗退行性脊柱炎

周友连采用独活寄生汤配合点揉术治疗腰椎增生性脊柱炎 367 例。点揉术：患者取俯卧位，术者用左右手拇指沿足太阳膀胱经走向，自上而下点揉骶棘肌 5 分钟，重点以肾俞、八髎、腰眼、命门等穴位为主，再用掌根沿棘突上下来回点压背部督脉 3 遍；点揉腰骶部，在腰 3 横突骶棘肌外缘及髂后缘肌肉附着处施以点按揉手法。用肘尖沿棘突旁两侧点揉腰椎夹脊穴，逐渐加力至疼痛使之能忍受为度。临床治愈 116 例，显效 213 例，有效 31 例，无效 7 例。

李金虎采用推拿及中药浓缩颗粒剂配合治疗腰椎增生性脊柱炎。推拿组操作：患者俯卧于治疗床上，医者用按法沿脊柱两侧夹脊穴有顺序地自上而下按压至腰骶部 3～5 遍，并配合指揉命门、腰阳关、气海俞、大肠俞等腧穴；滚腰部病变处及腰椎两侧，沿大腿后面至小腿，上下往返治疗，拿环跳、承扶、风市、殷门、委中、阳陵泉、承山、昆仑、太溪等穴；患者侧卧位，医者立于患者对面，作腰部斜扳，左右各1次；患者仰卧，嘱患者两下肢主动屈膝屈髋，医者一手置于患者两膝关节下方，一手托住腰骶部，使患者腰部被动屈曲3~5次；患者坐位，上身略向前俯，两手撑在大腿上。医者立于一旁，用擦法施于腰椎及两侧，以透热为度。每日治疗1次，每次治疗20~30分钟。中药组用独活寄生汤加减，每次1剂。综合组：推拿加中药浓缩颗粒剂组方内服。结论：推拿组及中药组的显效率及有效率明显低于综合组（$P<0.05$）。

3. 推拿结合整脊、针灸、中药治疗退行性脊柱炎

时延彬采用整脊、丁桂散刺灸治疗退行性脊柱炎。将60例退行性脊柱炎患者随机分为治疗组与对照组，治疗组予整脊、针刺与丁桂散隔姜督灸治疗；对照组予针刺华佗夹脊穴加TDP照射治疗。结果：治疗组临床治愈16例，总有效率93.33%；对照组临床治愈6例，总有效率90.00%。两组疗效比较，差异有统计学意义（$P<0.05$）。

推拿舒筋通络、宣通气血，改善腰部的气血循环，提高筋骨肌肉的张力，增强韧带及关节囊的弹性和活动性，缓解肌肉紧张痉挛，从而控制脊柱的稳定性达到通则不痛的治疗目的。

（李守栋）

十二、第三腰椎横突综合征

（一）单独推拿治疗第三腰椎横突综合征

杜涛采用揉拨法治疗第三腰椎横突综合征60例，显效14例，总有效率为100%。

高革新以手法治疗第三腰椎横突综合征30例。操作：患者俯卧位。用拇指在第三腰椎横突末端周围作一指禅推法、推擦法3~5分钟。如遇有硬结、条索状物时加用弹拨法。点按肾俞、大肠俞、膀胱俞及臀上皮神经区，每穴约1分钟左右，以患者有胀麻感为度。用屈肘之鹰嘴突起部按压于患者腰椎部患侧第三腰椎横突处及臀部条索状肌痉挛处，以患者能耐受所出现的酸胀痛麻为宜。腰椎定点旋转复位法。结果：痊愈20例，总有效率96.7%。

周小平等采用推拿加点穴疗法治疗第三腰椎横突综合征。操作：患者仰卧，全身放松。用掌推法在患侧腰背部自上而下推2~3遍，再用轻柔的掌揉法、小鱼际滚法、前臂揉法自上而下大面积操作，大约5分钟左右；用前臂揉法、前臂滚法、肘压法、拇指弹拨法，重点放在第三腰椎横突尖端及臀部治疗2~3分钟。患者侧卧位，患侧在上，髋膝微屈，医者立于患侧，用按揉法、拿揉法、滚法，拇指拨揉法在腰三横突软组织周围操作；拇指点压法点压腰大肌起点腰三棘突外缘点、腰方肌起点、阔筋膜张肌起点、缝匠肌起点。每个点点压0.5~1分钟。点穴疗法：取穴肾俞、命门、阿是穴、腰眼、环跳、委中、足三里，每穴用平揉法、压放法、点打法各50次。结果：临床治愈率71%，显效22例（29%）。

（二）推拿结合其他疗法治疗第三腰椎横突综合征

1. 推拿结合针灸治疗第三腰椎横突综合征

肖斐以推拿配合针灸治疗第三腰椎横突综合征疗效显著。将确诊病例 50 例采用推法、按法、揉法、弹拨法、理法、温针灸法、拔火罐治疗，每日 1 次，每次 45 分钟。结果：治愈 37 例，总有效率 100%。

郭银丰观察合谷针刺加正骨推拿治疗腰三横突综合征治疗效果。结果：治疗组临床显效率明显，优于对照组（$P < 0.05$）。结论：合谷针刺加正骨推拿治疗腰三横突综合征控制了局部炎症及促进了瘢痕的吸收，解决了椎体空间结构改变后造成的软组织力学失衡，疗效更可靠。

2. 推拿结合拔罐治疗第三腰椎横突综合征

仇军选取 40 例患有第三腰椎横突综合征的患者，采用痛点弹拨法与指揉法相结合，同时配合拔罐以活血消肿散结。操作：在第三腰椎横突部位的压痛处，将两手的拇指肚贴紧病患部位，用力慢慢下压，当患者有酸胀痛的感觉时，沿着与肌纤维的垂直方向，来回作从外至内的弹拨。结果：40 例接受痛点弹拨法治疗的患者，治愈 11 例，显效 25 例，总有效率为 97.5%。结论：采取痛点弹拨法治疗第三腰椎横突综合征，同时配合指揉法与拔罐，有明显疗效。

3. 推拿结合功能锻炼治疗第三腰椎横突综合征

王保锁等以点压手法结合功能锻炼治疗第三腰椎横突综合征疗效显著。在门诊采用点压手法治疗第三腰椎横突综合征患者 89 例，采用疼痛视觉模拟评分法（visual analogue scale，VAS）对第 1 次治疗前、1 个疗程后患者自觉腰痛情况及第三腰椎横突处压痛进行评价。疗程结束后 2 周随访，观察疗效持续情况。结果：治愈 38 例，总有效率 100%；治疗后患者自觉腰痛和第三腰椎横突处压痛均有明显改善（$P < 0.05$）。

推拿手法治疗第三腰椎横突综合征以舒筋活血、缓急止痛为治疗原则，可取得一定的疗效，同时配合其他疗法，在疾病的恢复期和发病前进行功能锻炼，可使疗效更佳，不易复发。

（李守栋）

十三、退行性腰椎滑脱症

（一）单独推拿治疗退行性腰椎滑脱症

罗华送采用"三维正脊疗法"即坐位旋转定点扳法治疗退行性腰椎滑脱症 130 例，有效率 92.37%。操作：医者一手的拇指按压在棘突的偏向侧旁以定位，另一手穿过腋下夹住对侧的肩部，做腰前屈、旋转侧屈、逐渐伸直的复合动作，感到按在棘突旁的指下有腰椎松动的移位感，突加载负荷作用于病变椎间，纠正其三维改变，松解椎间软组织紧张关系。

张统海等采用拱桥式推拿即俯卧垫枕法治疗本病 21 例，总有效率 100%，总治愈率 80.95%。操作：在滑脱腰椎的下一椎体两侧用准确的弹抖力整复滑脱腰椎，要求着力点准确作用在后突的腰椎位置，该方法改善腰肌高张力状态，恢复腰椎稳定，改善腰椎承重力线。

向开维针对不同椎体的滑脱采用不同的体位和不同的用力方向，如 L_4 椎体向前滑脱采用俯卧垫枕体位、力斜向下 45°，L_5 椎体向前滑脱采用俯卧屈膝垫枕体位、力垂直向下，作用于滑脱椎体的下一椎体，临床上取得较好疗效。

廖信祥等采用拱腰式推拿治疗本病 60 例，有效率 98.33%，操作：患者腰部被动前屈，使 $L_{4,5}$ 节段位处于最高点，双手分别按压住患者滑脱椎体的上下端，反复向下推压，这种对称性用力按压，能使滑脱的椎体被动复位。

范德辉等采用牵抖冲压法治疗本病 35 例，显效率 68.6%，总有效率 91.4%。操作：一助手握患者踝部，一助手拉住患者腋下，医者根据患者情况采取直接冲压法、间接分压法或旋转分压法，发力时患者同时用力，助手牵拉并抖动，医者向前下方冲压，通过牵引增宽腰椎间隙，使腰椎之间负压增大，产生中心回吸力，有利于滑脱椎体复位。

罗凛等采用顿牵—剪切法，医者通过整复带的向上提拉可改变腰椎的生理幅度，2 名助手牵拉的同时通过特制整复带给滑脱椎体一个自前向后的力；主术者和助手配合发力，再配合"抱膝顿牵法"微调关节环境，使椎间隙增大，滑脱椎体向后位移，恢复力线前柱的稳定性。

李庆伟按压腹直肌后采用反弹法，操作：患者屈髋、伸膝，医者手扶脚踝向前推举，通过腹部施术使腹直肌收缩、屈腰上下滚动和屈髋伸膝推举，均以腰椎为轴而产生反弹力量，可以使滑脱腰椎之间的相对位置发生改变，狭窄的腰椎管及椎间孔扩大，总有效率 93.1%。

（二）推拿结合其他疗法治疗退行性腰椎滑脱症

1. 推拿结合中药治疗退行性腰椎滑脱症

杨克新等用坐位旋转定点扳法配合中药颗粒剂内服治疗退行性腰椎滑脱患者 61 例，总有效率 93.1%。中药：当归 15g、川芎 15g、延胡索 10g、白芍 15g、牛膝 10g、狗脊 10g、威灵仙 10g、鸡血藤 30g、苏木 10g、僵蚕 10g、三七粉 3g，每日 2 次，每次 1 剂。

2. 推拿结合针刺治疗退行性腰椎滑脱症

阎杰用俯卧垫枕法配合电针连续波刺激滑脱椎体上下各一椎体对应的腰夹脊、环跳、绝骨、昆仑穴，连续波电刺激引发肌群等速运动，达到稳定腰椎、解痉止痛的作用，治疗本病 65 例，总有效率 96%。

3. 推拿结合封闭治疗退行性腰椎滑脱症

袁相龙等用抱膝压腰法配合复方倍他米松注射液 5mg、2% 利多卡因注射液 3ml、弥可保注射液 2ml、生理盐水 10ml 行骶管裂孔封闭治疗，认为药物接近腰骶部，直接起消除无菌性炎症、加强血液循环、营养神经等作用。治疗 18 例，显效 6 例，总有效率 88.9%。

总之，推拿治疗退行性腰椎滑脱症的非手术治疗疗效是肯定的。过多的融合手术和内固定的使用并未能取得预期的效果。

（范宏元）

十四、强直性脊柱炎

中医治疗本病以补肾强督法为主，佐以活血止痛、通筋活络、强筋壮骨、祛风除湿、通利关节等方法。推拿是中医治疗强直性脊柱炎的一种重要方法。

（一）单独推拿治疗强直性脊柱炎

强直性脊柱炎的治疗重点在于阻止其发展演变，尽可能改善患者肢体功能和生活质量，要求医者不仅要重视治疗，还要重视预后，因此，贾峻等通过补肾通督的推拿手法来疏通督脉、膀胱经的郁滞之气，使之流转周身来治疗本病。将 60 例患者随机平均分为对照组、治疗组，对照组给予柳氮磺吡啶肠溶片（SASP）口服，治疗组在口服SASP 的基础上予以补肾通督推拿法治疗。操作：用揉法作用于背部竖脊肌，再在条索状结节明显处施予弹拨法，点按两侧夹脊穴和督脉穴位各 30 分钟，斜扳颈腰椎或分按胸椎，在脊柱两侧施予摩法和擦法。分别于治疗 2 个疗程和 4 个疗程后对 2 组进行比较分析。结果：在 Bath 计量指数、VAS 评分、晨僵时间的改善程度上，治疗组均优于对照组，但在关节肿胀改善上差异不明显。

（二）推拿结合针灸治疗强直性脊柱炎

赵敬军等对 36 例本病患者采用先推拿后针灸的方法进行治疗，操作：掌根揉两侧竖脊肌、点揉督脉和膀胱经、弹拨条索状结节、按揉腰骶部、腰椎斜扳法，在腰骶部施以擦法使患部透热；推拿后静息 5 分钟，对大椎、至阳、筋缩、脊中、命门、腰阳关、环跳、后溪及相应病变节段的华佗夹脊穴进行针刺治疗。结果：推拿结合针刺治疗本病总有效率达 94.4%，其中在增强脊柱活动度方面的效果尤为明显。

张巍巍等运用推拿结合针刺法治疗本病 120 例，推拿操作：在腰背部以督脉、膀胱经为主，疼痛部位为辅，施以按揉、点按穴位，掌按脊柱，弹拨骶棘肌，油推、拿大腿、扩胸伸脊，肘尖推脊侧等手法，并做髋关节被动运动、擦经脉和腰骶。针刺则以相应节段华佗夹脊穴、大椎、命门、环跳、风市、阳陵泉、委中等为主穴，根据实际病症选择配穴，每次留针 40 分钟。显效率 86%，总有效率达 100%。

王天宝等为了改善患者脊椎关节活动度，消散局部无菌性炎症，预防和纠正脊椎畸形，应用穴位捏提法配合针刺对本病进行治疗。操作：以捏脊作为放松手法，然后用捏提法操作于阿是穴、风门、筋缩、肝俞、悬枢、三焦俞、命门、肾俞、腰阳关、大肠俞，捏提局部皮肤，以听到"咯噔"响为佳，以局部皮肤发红为度，术毕嘱患者下地活动 3~5 分钟。再对上述穴位行针刺治疗 20 分钟。痊愈率 66.7%，总有效率达 96.3%。

张玮等运用推拿手法配合隔姜灸对本病进行了治疗，46 例本病患者中早期 15 例、中期 25 例、晚期 6 例。将患者平均分为对照组、治疗组，对照组予以口服柳氮磺胺吡啶。治疗组首先予以推拿治疗：对脊柱两侧肌肉进行拨离分筋操作，再行通督推法等。推拿后行隔姜灸法，每次 30 分钟。治疗组总有效率达 82.6%，明显优于对照组；对于早期患者，2 组均有显著疗效，但对于中晚期患者，治疗组疗效更优。

推拿手法治疗作为中医治疗强直性脊柱炎的一种重要方法，可针对性地适当松动脊柱及各关节以活血止痛、通筋活络、强筋壮骨，且必要时配合药物辨证治疗，可收到明显的疗效。

（徐 魏）

十五、髂腰韧带损伤

（一）单独推拿治疗髂腰韧带损伤

祝木星对髂腰韧带损伤25例患者，以肘按法为主推拿治疗，部位以髂腰角局部为主，辅以远道取穴和被动运动治疗，总有效率96.00%。操作：患者取俯卧位。以滚法、揉法施于患侧腰臀部2分钟~3分钟；点按肾俞、大肠俞、关元俞、环跳、委中、承山，各1分钟。患者取健侧卧位，健侧下肢伸直在下，患侧下肢屈曲在上，健侧上肢置于胸前，患侧上肢置于身后。医者站在患者腹侧，上身前俯以屈曲的肘尖部点按患侧髂腰韧带部位，缓缓向下用力，到髂腰韧带深度，会产生强烈的酸胀得气感，肘尖部在原处可配合小幅度的揉动或弹拨，约5~10秒，然后慢慢松开。操作3~5次。患者取健侧卧位，施以腰部斜扳法。患者仰卧，屈膝、屈髋被动活动腰部。患者仰卧，竖擦腰骶部，以患侧为主，透热为度。由于髂腰韧带位于腰背肌肉筋膜的深层，而骶棘肌为腰背部最强厚的肌肉，故一般的推拿手法作用力难以到达该组织，俯卧位肘按法易致医者腰肌劳损，采用侧卧位肘按法则可迎刃而决。

（二）推拿结合其他疗法治疗髂腰韧带损伤

1. 推拿结合针灸治疗髂腰韧带损伤

顾艳明电针加推拿手法治疗髂腰韧带损伤48例，总有效率95.83%。推拿操作：患者俯卧，用按法、肘揉法、肘点按法作用于患者髂腰韧带处，时间约5分钟；用拇指于4、5腰椎横突、髂嵴附着点弹拨，沿髂腰韧带走向垂直弹拨，特别是遇到条索状结节状变性物，要反复弹拨。患者侧卧，病侧向上，医者一手扶于腰椎处，另一手按于髂前上棘稍后侧，两手做相反方向持续性用力牵张髂腰韧带，时间约2分钟。患者俯卧，于腰骶部用拍法、揉法、滚法放松髂腰韧带及腰部肌肉，时间7分钟。每日1次。

2. 推拿结合中药治疗髂腰韧带损伤

郭会卿以推拨法配合劳损愈贴膜治疗髂腰韧带损伤54例，总有效率96.3%，操作：患者俯卧位。用肘推法顺韧带走行方向慢慢推移10~15次。拇指伸直，其余四指握拳，示指桡侧抵于拇指掌面，用腕部摆动屈伸带动拇指沿髂腰韧带走行方向垂直拨动10~15次，体质壮实者改用肘拨法，以肘尖置于施术部位，来回拨动10~15次，每日1次。

总之，推拿治疗髂腰韧带损伤疗效显著，配合针刺、药物、理疗疗效更佳，可达到行气活血、疏通经络、促进血液循环、松解髂腰韧带痉挛、消除软组织炎性的作用。

（袁海光）

十六、骶髂关节错缝

（一）单独推拿治疗骶髂关节错缝

秦家超采用定向复位法治疗骶髂关节错位126例疗效观察，取得较好疗效，总有效率94.44%。操作：放松手法：在腰骶部及下肢施以按、揉、拿法，然后在痛点处施以分筋、理筋手法。复位手法：手法复位前需明确患侧髂骨旋转方向。前错位者，采用单髋过屈复位法；后错位者，采用单髋过伸复位法。妊娠期患者由于骶髂关节韧带松弛且腹部不宜加压，可采用"患肢牵抖手法复位"。

吴山等采用林氏正骨推拿手法治疗骶髂关节紊乱引起下肢麻痹50例，取得了良好疗效，总有效率98.0%。操作：患者俯卧位，医者通过点按揉等放松手法，由轻到重放松腰骶部肌肉以及双侧臀部肌肉。骶髂关节调整手法。

梁恒晔等采用手法复位治疗骶髂关节半脱位163例，有效率97.5%。正骨复位手法：骶髂关节前错位复位手法（以右侧为例）：患者仰卧床沿，两下肢伸直，助手站患者左侧并按压左侧膝关节和髂前上棘，医者立于患者右侧，右手握患者右踝或小腿远端，左手扶按右膝，先屈曲右侧髋膝关节，内收外展5~7次，再往对侧季肋部过屈右侧髋膝关节，趁患者不备用力下压。骶髂关节后错位复位手法（以左侧为例）：患者俯卧，医者站立床上，左足立于患者右侧，面向患者下身，右足跟置于患侧骶髂关节处，然后双手过伸提拉患肢至最大限度（即至患侧骨盆距床板10~15cm）并保持这一高度，右足跟猛力下蹬患侧骶髂关节。

马卫东总结吴山教授诊疗骶髂关节半脱位的经验，徒手冲压，一招有效。操作：患者俯卧位，助手立患侧并抬高患肢45°，医者立于健侧，双手重叠，身体前倾，以下面手之小鱼际或豌豆骨吸定患侧骶髂关节，协调自身呼吸，突然发力按压，重复5~7次，直至患侧骶髂关节复位。复位成功的标志：施术前后比较，患部症状及体征好转或痊愈。

（二）推拿结合其他疗法治疗骶髂关节错缝

1. 推拿结合针灸治疗骶髂关节错缝

陈传江应用电针结合手法治疗骶髂关节错位33例，疗效显著，痊愈率90.91%。操作：前错位者取仰卧位，下肢伸直，患侧下肢向胸腹部呈屈膝屈髋内旋位。医者一手按住患者肩部向后固定其躯体，另一手按住患侧膝部，先用力向下缓冲3~5次，然后固定持续用力，向下压动膝部至最大范围并感到有抵抗时，轻巧短促地用力推动1次，此时可听到有弹响或感到骶髂关节部有活动感。后错位者取侧卧位，健肢在下自然伸直，患肢在上，膝关节屈曲至90°。医者站于患者身后，一手向前抵住患侧骶髂关节，一手握住患肢踝上部，慢慢后伸患肢至最大限度，先轻轻推拉数下，趁其不备，医者握踝之手使患肢过伸，另一手同时顶推患侧骶髂关节，两手向相反方向瞬间同时用力推拉。

2. 推拿结合中药治疗骶髂关节错缝

赖展少采用手法配合中药熏蒸治疗骶髂关节脱位86例，总有效率90.69%。操作：

推挤按揉放松局部穴位及背伸肌，然后使用拉伸复位法治疗。仰卧位：交臂挟持踝关节下牵1分钟。前半脱位：极度屈髋屈膝；后半脱位：侧卧，患侧在上，极度伸髋屈膝，再用力反向推扳。再弹伸患肢数次；最后俯卧位，双手叠按患侧骶髂关节。

3. 推拿结合理疗治疗骶髂关节错缝

陈绪雄采用手法结合中药离子导入治疗骶髂关节错缝36例，其中治愈31例，好转5例。操作：先通过一指禅等手法放松局部肌肉，然后弹拨分筋、松解韧带与周围组织的粘连，最后采用摇腰牵抖法：患者仰卧，医者一手握患侧踝部，一手握腘膝部，逐渐屈髋屈膝，内收内旋，然后用力快速牵拉伸直，抖动下肢。反复3~5次。屈髋内旋时，使患侧腰臀部离开床面，并向对侧倾斜，牵抖时力达腰使腰能部受到牵引振动力。

总之，将错位的骶髂关节靠手法整复得以矫正，受累的软组织也就回到了正常的解剖位置，再用按、拨、揉、擦等手法，理顺损伤的肌肉，缓解肌痉挛，促进软组织自然修复，加强关节的稳定性和灵活性，使骨入其位，筋归其槽，达到治愈的目的。同时卧床休息非常重要，卧床休息能消除周围韧带水肿，减轻疼痛，加速损伤修复，促进骶髂关节稳固的作用，达到巩固手法的疗效。

（袁海光）

十七、梨状肌综合征

（一）单独推拿治疗梨状肌综合征

唐昌敏等以点拨手法为主治疗52例患者，有效率100%。操作：患者俯卧位。用掌揉法从臀部沿大腿后侧向下依次按揉至小腿三头肌部，拇指指腹在梨状肌体表投影部位做与梨状肌走行呈垂直方向的拨动，用肘尖点按梨状肌，双手相叠，用被压手之食、中、环三指指腹从臀后中线沿足太阳膀胱经由上向下依次拨动至腓肠肌下缘承山穴，拇指依次点按承扶、殷门、委中、委阳、承筋、阳陵泉、承山等穴位，以酸胀为度。

丁志云治疗时首先令患者俯卧，双下肢放松。于患侧梨状肌的体表投影部位涂抹红花油或活络油以作润滑，用双拇指按压梨状肌肌腹，拇指拨动方向与梨状肌纤维方向垂直，先深后浅，上下弹拨后再重压梨状肌。后改为仰卧，健侧贴床边，医者立于患者健侧，抬起患肢，使屈膝屈髋至最大限度，使患肢放松并屈膝外展放在健肢之上，接着按膝推髋，使患肢内收至最大限度，停留30秒钟后放松。总有效率93.7%。

夏永胜治疗52例患者，分为急性期及慢性期。操作：急性期患者取俯卧位，手法以掌推、揉、揉、擦臀骶部，拇指先顺梨状肌肌束方向滑推理筋3~5次，再深压梨状肌肌痛点1~2分钟。掌拿揉、肘滚压大、小腿后侧，依次点环跳、承扶、殷门、委中、承山、昆仑等穴。慢性期加用以下手法，患者俯卧位，用拇指或肘尖用力弹拨梨状肌5~10次。取健侧卧位，令患肢屈曲，医者用一肘压、拨梨状肌，同时另一手托抱住患肢膝部，做前后上下运动，边运动边压拨，双手协同动作，反复操作5次。患者仰卧位，医者一手握患肢膝部，另一手扶住患膝，行顺、逆时针摇髋蹬拽下肢法3~5次。

王小军等用点压理筋法，治疗76例患者，1~2疗程（10~20天）后治愈72例，治愈率94.74%。操作：在患侧臀部阿是穴、腰阳关、秩边、环跳、承扶、殷门、委中、承山、昆仑等穴上用拇指点压，每穴点压20~30秒。

李新建等以拇指弹拨法治疗本病，操作：于患侧梨状肌体表投影处用拇指指尖垂直深按，待指尖触及梨状肌肌腹后，先以重手法由内向外，沿肌纤维垂直方向，快速弹拨2~3分钟，然后稍放松拇指压力，缓慢垂直肌束弹拨3~4分钟，再调整指尖与肌纤维角度约45°进行疏理弹拨2~3分钟，术毕嘱患者静卧10分钟。每日1次。治疗112例，治愈84例，显效16例，有效10例，无效2例。

赵辉治疗100例患者，治愈70例，总有效率为95%。操作：用掌或掌根沿梨状肌走行及下肢后侧肌施以推抚手法，用掌根从上至下揉大腿后侧，至腘窝改为多指拿揉，拇指拨揉坐骨神经路线3~5遍，肘尖拨压梨状肌2~3遍。双拇指沿梨状肌走行拨理顺压3~5遍，双手掌成掌根交替按压下肢后侧2~3遍，双拇指交替按压下肢后侧坐骨神经路线3~5遍，掌指关节㨰梨状肌及下肢后侧肌群3~5分钟，依次按压环跳、承扶、殷门、委中、承山、昆仑穴每1~2分钟。轻快地拿揉梨状肌1~2分钟，多指拿揉下肢后侧2~3遍，轻叩或以拍打结束。

（二）推拿结合其他疗法治疗梨状肌综合征

1. 推拿结合针灸治疗梨状肌综合征

李韬运用推拿手法结合针刺治疗本病，48例患者中，痊愈10例，总有效率83.3%。操作：患者侧卧，患侧向上，后伸髋关节，适度牵引。在梨状肌处施以弹拨为主的点按揉手法。患者俯卧位时医者一手按梨状肌处，另一手握患侧足踝部用脆力向后拔拉，使髋关节过度后伸，约6~7次。侧卧斜扳腰部手法1~2次。患者仰卧位，助手直牵健侧踝部，医者使患者屈髋屈膝用脆劲下压5~6次。

刘晓艳等采用针灸配合推拿治疗梨状肌综合征，治疗50例，治愈35例，有效15例。操作：用轻柔缓和的推拿手法在臀部治疗。用掌根按揉法在臀部沿臀大肌肌纤维方向治疗，同时配合髋关节的被动运动，时间3~5分钟。用拇指按揉法按揉委中、承山、昆仑等穴。用拇指平推法和掌平推法在梨状肌体表投影区沿梨状肌走行方向施用。用柔和的拇指拨法在梨状肌体表投影区与梨状肌呈垂直方向施用。用柔和的㨰法在臀部沿臀大肌走行方向治疗，然后㨰大腿后侧至跟腱。在臀部梨状肌体表投影区沿梨状肌走行方向用小鱼际擦法，以透热为度。

张瑞杰治疗64例梨状肌综合征患者，治愈52人，总有效率96.8%。操作：患者俯卧。叠掌揉臀部肌肉，反复按揉使局部肌肉僵硬变为松软，且有发热感为度。弹拨筋络法：双手拇指用力触及梨状肌，沿与该肌肉走行方向相垂直的方向来回弹拨15~20次左右。用肘尖在痛点明显处静点3分钟，有较好的解痉止痛作用。

王渊等治疗梨状肌综合征患者36例，治愈14例，显效17例，总有效率为94.4%。操作：患者俯卧位。用㨰法和掌根按揉法施用于患侧臀部，用拇指按揉下肢及小腿承扶、殷门、委中、承山、阳陵泉、绝骨、昆仑等穴,使局部有发热舒适感。以拇指触摸梨状肌钝厚、肌痉挛或呈条索状改变处,单手拇指点按3分钟,以双手拇指重叠用力深压并来回拨动梨状肌,方向与梨状肌纤维方向垂直。双手按压痛点约1分钟,以镇痉止痛。患者仰卧位,屈膝屈髋,医者双手握持患者侧踝关节处,快速牵拉4~5次,并牵抖患侧下肢4~5次。

2. 推拿结合理疗治疗梨状肌综合征

韦殷采用中频理疗结合推拿治疗53例患者,治愈25例,显效24例,总有效率98.11%。操作:患者俯卧位,两下肢伸直。先用手掌按揉、抚摩臀骶部数分钟,然后用双拇指垂直于梨状肌肌纤维方向,使用弹拨法松解粘连,然后寻找压痛点,在压痛点,使用点、按压镇痛,最后顺梨状肌肌纤维方向作理筋手法,时间约30分钟,每日1次,10次为1个疗程。

3. 推拿结合针刺及中药离子导入治疗梨状肌综合征

王晓红采用推拿、针刺及中药离子导入治疗70例患者,治愈57例,显效10例,总有效率98.57%。操作:用㨰法、揉法、推法等反复松解腰臀部肌肉5分钟,以局部有温热感为宜。以拇指或肘尖点按腰臀部阿是穴及腰部、下肢的大肠俞、肾俞、秩边、环跳、承扶、风市、委中、足三里、承山等穴,以局部有酸胀感为宜。以大拇指指腹沿患者梨状肌走行方向来回弹拨数次,时间约为1~2分钟。叠掌按压腰臀部肌肉,双手掌面在患侧下肢自上而下施以搓法、揉法,用双手握住患侧下肢远端施以抖法。

总之,推拿治疗梨状肌综合征有显著疗效,推拿能缓解梨状肌痉挛,剥离粘连,疏通经络,改善局部的血液循环。

(袁海光)

第二节 上肢部病证

一、肩周炎

(一)单独推拿治疗肩周炎

杜亚涛用拨穴通络手法治疗肩周炎30例,治愈率23%,总有效率100%。操作:点拨上肢穴位,牵引提拉腕关节,点按极泉,点拨颈肩穴位,放松颈肩部,弹拨肩周穴位及痛点,擦揉放松肩部。

王彩云采用单纯推拿手法治疗肩周炎67例,痊愈率27%,总有效率为100%。操作:用掌揉、拿捏、㨰法等手法作用于肩周。摇肩松解法:此法以患者能耐受为度,循序渐进地进行肩部缓慢的环形摇转;根据肩关节外展受限、上举受限、内旋受限采取不同方向上的扳法;医者使患者患肩关节外展45°~60°,逐渐用力牵拉,并嘱患者身体向对侧倾斜,持续约1~2分钟;医者双手紧握患肢腕部,使肩关节外展45°~60°,适当用力牵拉,随后做快速、较大幅度的上下来回抖动。

滕永财依照肩关节 3 种功能采用 2 种卧位推拿治疗肩周炎患者 100 例，治愈率 81%，总有效率 98%。操作：以常规手法放松患肩肱二头肌长短头肌腱、肌腹及肩背部肌群，点按患肩部及上肢穴位，取肩井、肩贞、肩髃、臂臑、曲池、手三里及局部阿是穴，以得气为度。用左手托起患肩前臂，用右手托起患肩的上臂，双手同时慢慢用力，使患肩向上举，力度以患者能耐受为度，拿、揉患肩部以缓解疼痛。医者左手托患者腕部，右手托患者肘部，使患肩前臂向后向上屈曲，前臂与上臂尽量呈 15°～30°（视患者耐受为度，逐步缩小角度），拿、揉患肩部以缓解疼痛。医者于患肩部施以温和的按揉法，约 2 分钟。

吴振坤等采用手法分步治疗肩关节周围炎 46 例，治愈率 65.2%，总有效率 95.6%。操作：灵活运用㨰法、禅推法、按揉法、拿法、拿揉法、推法、擦法、关节活动法、拨法、擦法等对其患侧肩周、肩胛骨周围、前臂肌群进行放松。在患者夜间睡眠连续 1 周无疼痛症状时，方可进行下一步调整功能手法操作。用各个角度的牵法、摇法和扳法，松解粘连，并可随着治疗的进展而渐渐地加强上述操作方法的力度。在止痛的过程中多用静止性手法为主，而在调整功能的过程中多用运动性手法为主。

周进运用肩关节轴向拔伸法治疗肩周炎 45 例，治愈率 66.7%，总有效率 97.8%。操作：用㨰法和拿法放松肩关节周围肌肉、韧带和软组织，弹拨背阔肌和胸大肌筋膜，点揉风池、天宗、肩井、肩内陵、肩贞、秉风、肩髎、手三里、曲池、合谷等穴；使用肩关节轴向拔伸法在各部位各方向上进行拔伸；按揉肩胛骨内、外侧缘，搓上肢，抖上肢。

邬学群采用施氏整肩法治疗肩周炎 73 例，治愈率 67.12%，总有效率 98.63%。操作：按揉肩关节局部，并着重按揉肩中俞、天宗、肩贞三穴。拿肩井 5～7 次。㨰肩峰至大椎一线，往返 5～7 次，左右交替。运用摇肩、拔肩、收肩等方法操作患肩，以期恢复筋骨力平衡，松解粘连肌肉，增加肩关节活动度。从冈上窝到三角肌做环旋摩法，再快速小幅度抖肩 3 次，按照自上而下方向拍击肩周 3 次。

李英采用压痛点强刺激推拿治疗肩周炎 156 例，治愈率 61%，总有效率 95%。操作：在患肩上的每一个压痛点各施术半分钟，手法由轻到重，指力需达骨骼附近，治疗强度以患者能耐受为度。

（二）推拿结合其他疗法治疗肩周炎

1. 推拿结合关节松动术治疗肩周炎

孟晓东等采用关节松动术结合推拿手法治疗肩周炎 82 例，总有效率达 100%。操作：首先采用关节松动术：患者取仰卧位，使患肩处于床沿外，运用澳式 Maitland 手法，改善肩关节周围的营养和血液循环。患者处于急性期时，手法宜轻柔，消炎止痛；慢性期时，可用较重的手法以达到改善功能、松解粘连的目的。然后运用传统推拿手法，操作：㨰肩关节局部缓解痉挛；按揉肩背、拿捏肩臂疏通筋络；慢性期患者加用弹拨手法弹拨压痛点，以酸胀为度，以松解粘连；使用后背屈肘上扳法、内收扳肩法、肩后伸扳法，注意动作切忌粗暴，以期进一步松解粘连，改善肩关节活动度；最后牵拉抖动肩关节，搓揉肩关节周围及上肢。

卢伟采用传统推拿配合关节松动术治疗肩周炎40例，治愈率77.5%，总有效率97.5%。操作：用掌根推法、滚法、指揉法在患侧肩部及肩胛骨周围操作，揉拨三角肌、小圆肌、冈上肌、冈下肌的起止点，并按揉压痛点及肩髃、天宗、臑俞、秉风、曲垣、肩外俞、肩中俞等穴。推上肢至肩部数十次；用掌、拇指揉上臂的前侧和前外侧；揉拨肩前部，突出喙肱肌、肱二头肌长短腱、胸大肌，同时按压肩内俞、缺盆、肩髃等穴。摇转肩部，活动幅度从小到大。握住患者腕部使患侧肩关节后伸，贴紧腰背部，然后发力使其沿脊柱方向向上扳拉。使患者肩关节被动内收，从下往内上抬拉患肩，从而使患手能尽量摸到健侧肩峰，力量宜由轻到重。抬举患肢，使其前屈高举达最大限度。搓、抖肩关节，拿肩井、肩周。

2. 推拿结合针刺治疗肩周炎

逯晓阳总结丁全茂手法结合针刺治疗肩周炎方法如下：用滚、揉、拿等手法在肩周操作；点按、弹拨肩周及上肢穴位；在各个体位上做充分被动运动，以松解粘连；搓抖理筋，放松肩周。针刺方法：取穴以手三阳经为主，肩前外侧疼痛，配三间穴；肩外侧疼痛配中渚穴；肩后部疼痛配后溪穴。留针拔罐。

总之，肩周炎主要是因为局部气血壅塞不通，经脉痹阻所致，故治疗肩周炎应着重行气活血、通经活络、松解粘连。推拿治疗肩周炎效果显著，临床上可作为肩周炎的首选治疗方案推广使用。

（黄锦军）

二、冈上肌肌腱炎

（一）单独推拿治疗冈上肌肌腱炎

胡军飞等应用滚法、按揉法、弹拨法、摇法、搓法、抖法等手法作用于阿是穴、肩井、秉风、肩贞、肩髃、臂臑、曲池等穴位治疗本病，在进行动态定位推拿法操作时，医者一手拇指按于患侧肩峰下阿是穴处做按揉法，另一手握住患侧手腕做前、上、后、下的摇转，范围由小变大，大摇摆过程中外展尽量在60°～90°间轻度上举。总有效率达100%。胡氏等认为，通过动态定位推拿法可避免冈上肌腱受到挤压磨损，又可达到滑利关节的目的，同时在肌肉放松的情况下利于手法的深透。

（二）推拿结合其他疗法治疗冈上肌肌腱炎

1. 推拿结合针刺治疗冈上肌肌腱炎

李永峰应用推拿结合针刺对36例本病患者进行了治疗，总有效率100%。操作：用按揉、捏拿、滚法放松肩周、上臂肌肉，点按肱骨大结节痛点和患侧肩井，摇肩、抖动患臂，最后予自上而下的放松。针刺时以阿是穴为主穴，配以肩井、肩外俞、肩中俞、大椎、曲池，根据病灶范围每次取4穴，阿是穴用平补平泻，曲池用泻法，其余用补法，每日治疗1次，每次留针30分钟。并认为推拿配合针刺治疗本病双管齐下，取穴少，疗效佳，患者易于接受，临床效果显著。

李碧华等采用推拿配合电针的方法对40例本病患者进行了治疗，总有效率达

97.5%。推拿治疗以按揉、捏拿、滚法放松肩周和上臂，点按痛点和穴位、摇肩、抖动患肩、搓揉肩部和上臂等操作，每次 20 分钟。推拿后取肩井、肩前针刺，并接上电针治疗仪，用连续波形中等刺激量治疗 15～20 分钟，每日 1 次。并认为电针治疗是根据肌肉起止点取穴，针对性强，通电时使整段肌肉都得到刺激，起到低频电疗作用，促进局部血液循环，放松紧张的肌肉，与推拿手法合用，疗效更佳。

2. 推拿结合艾灸治疗冈上肌肌腱炎

艾灸具有温经散寒、活血通络、解痉止痛的作用，配合穴位能有效改善局部血液循环，增强行气活血镇痛的作用，与推拿手法配合治疗本病能提高疗效，缩短病程。韩运锋采用推拿结合艾灸的方法治疗本病患者 61 例，总有效率达 96.6%。操作：采用滚法、按法、推法作用于肩外侧和肩胛冈周围，以透热为度；拿捏肩井、三角肌，弹拨冈上肌处，在肩肘部做对抗牵引，各 3 分钟左右。艾灸时用艾条灸阿是穴、肩髃、肩井、天宗、大椎、肩贞等穴，以局部充血为度，每日 1 次。并认为推拿治疗本病急性期患者时手法要轻柔缓和，加强肩关节功能活动；慢性期时手法要深沉有力；弹拨法要有一定刺激，但不可过于剧烈。

3. 推拿结合理疗治疗冈上肌肌腱炎

微波高频理疗痛点，具有较强穿透性，能促进深层组织细胞新陈代谢，增强血液循环，提高酶的活性，降低感觉神经兴奋性，增加机体免疫力，起到消除无菌性炎症、止痛消肿的作用，因此，祁彦华对推拿配合微波治疗本病进行了临床研究。推拿时主要选取天宗、肩井、秉风、肩贞、肩髃，运用点按、推揉、理筋、搓擦法等反复在患处操作，再以肘部滚揉法、鱼际和掌根揉法、拨离法反复操作 3～5 遍，最后运用扳摇抖肩法操作 3～5 遍。而后在痛点和天宗穴处用微波理疗 20 分钟。用此法治疗本病患者 86 例，总有效率达 98%。

中医治疗本病方法多样灵活，其中推拿对本病具有良好的临床疗效。推拿中的揉法等放松类手法具有缓解肌肉痉挛作用，点法等疏通经络的手法具有通经止痛的作用，摇法等主动类手法能松解筋凝、缓解筋结。此外，根据辨证，推拿手法与针灸等其他疗法相配合治疗本病也已成为一种趋势。

（徐 飑）

三、肱骨外上髁炎

（一）单独推拿治疗肱骨外上髁炎

推拿治疗肱骨外上髁炎的临床报道颇多，且疗效肯定。推拿手法可以改善前臂肌痉挛，消除前臂伸肌因痉挛而产生的张力，达到放松肌肉、舒筋通络、调和气血、松解粘连、消肿止痛之效。如唐尧采用常规推拿手法治疗肱骨外上髁炎 75 例，结果：痊愈 46 例，痊愈率 61.3%，总有效率为 100%。

杨济等采用肘部八法治疗肱骨外上髁炎 96 例，结果：治愈 52 例，总有效率为 95.84%，指出推拿后体内自身镇痛物质内啡肽、5 - 羟色胺增高，从而起到镇痛作用。

为了观察推拿理筋补泻手法治疗肱骨外上髁炎的疗效，并探讨其作用机制，徐广伦按照平行、随机、对照的方法，将符合纳入标准的62例患者按1:1的比例随机分入治疗组和对照组。治疗组采用推拿理筋补泻疗法治疗，对照组用温针灸疗法治疗。结果：治疗组有效率97.0%，对照组为83.0%，两者差异有统计学意义（$P < 0.05$），治疗组在治疗效果上优于对照组；从2组治疗前后主要症状评分及中医证候评分来看，治疗组和对照组相比有非常显著差异，治疗组前后改变差异大于对照组（$P < 0.01$）。

傅瑞阳等采用旋后牵伸手法及内旋伸肘顿拉手法治疗，比较旋后牵伸手法（Ⅰ组）与传统内旋伸肘顿拉手法（Ⅱ组）治疗肱骨外上髁炎的临床疗效。治疗1个疗程后参照Verhaar网球肘疗效评分标准，从疼痛、压痛、握力、关节功能、患者满意度等方面对患者的疗效进行评价。同时严格记录患者在治疗期间出现的各种不良反应。结果：治疗后2组患者疼痛、压痛、握力、关节功能、患者满意度均较治疗前改善，且Ⅰ组改善情况优于Ⅱ组（$P < 0.01$）；Ⅰ组总体疗效优于Ⅱ组，差异有统计学意义（$Z = 5.869$，$P = 0.000$）。因此认为采用旋后牵伸手法治疗肱骨外上髁炎，疗效优于内旋伸肘顿拉手法。

（二）推拿结合其他疗法治疗肱骨外上髁炎

刘德江等采用四步按摩法配合冲击波综合治疗肱骨外上髁炎100例，显效82例，总有效率96%；二法合用能增强病变部位血液循环，松解粘连，缓解肌筋膜痉挛，消除无菌性炎症而解除神经刺激达到提高肱骨外上髁炎疗效的目的。

于杰客观地评价远端取穴结合运动疗法治疗肱骨外上髁炎的近期以及远期疗效，观察其可行性和有效性，为临床治疗肱骨外上髁炎提供新思路、新的治疗方法。将符合纳入标准的66例肱骨外上髁炎患者，随机分为观察组和对照组，每组33例。观察组采用围刺加远端取穴结合运动疗法，依次进行围刺、远端取穴、运动疗法；对照组采用围刺加经穴治疗（常规针刺疗法）；2组患者均为每周治疗6次，休息1次，3周为1个疗程；观察2组治疗前、治疗后1周的肘关节活动度的改变、简化McGill（SF - MPQ）的评分、病患网球肘评价（PRTEE）评分的变化情况，并分别于治疗后1周、治疗后3个月进行临床疗效评价。结果：远端取穴结合运动疗法、常规针刺疗法治疗肱骨外上髁炎均有效；远端取穴结合运动疗法治疗肱骨外上髁炎近期及远期疗效均显著，且优于常规针刺疗法；远端取穴结合运动疗法总有效率高、治愈率高。

总之，经过文献分析和临床实践，推拿治疗肱骨外上髁炎有显著的疗效，结合其他治疗技术综合处理，往往可以取得更好的疗效，且预后较好。同时结合自我推拿和功能锻炼，有益于本病的康复。现代康复技术的使用，可使推拿治疗肱骨外上髁炎的治疗机理和疗效逐步明晰和量化。

（彭 亮）

四、肱骨内上髁炎

1. 推拿结合针刺治疗肱骨内上髁炎

蔡品一采用围刺法配合推拿治疗本病 68 例。其中治疗组选用穴位：阿是穴（肱骨内上髁边缘触痛点）。针法：以 28 号 1 寸毫针施围刺法，刺筋留针 15 分钟。10 次为 1 疗程。推拿操作：患者取坐位，暴露患肢至肘部，肩背放松，掌心向上。医者以一指禅推法沿前臂尺侧旋前圆肌和桡侧腕屈肌部，往返操作 5～10 次，用拇指重点点按少海、小海、青灵、阿是穴，以患者自觉酸胀为度，点后以揉法使其放松。患者前臂旋后，医者以拇指从肱骨内上髁部弹拨屈腕肌腱，往返 3～5 次。以擦法施术于前臂尺侧。结果：治疗组总有效率 96.67%，认为围刺法刺病邪所痹之筋，通过针刺可提高局部组织的自我修复能力；再辅以推拿，以一指禅推法推动气血运行，用点按弹拨法疏通痹阻的经络，解除肌肉、血管的痉挛，调整和恢复气血运行平衡，舒筋活血，达到改善循环、加速炎症消退的目的。

2. 推拿结合理疗、药物、功能锻炼等治疗肱骨内上髁炎

王昆等对肱骨内上髁炎以保守治疗为主，经过休息、推拿理疗、支具制动、口服非甾体抗炎类药物、外用药、肌肉侧展训练、强的松龙局部注射和患者医疗教育等多种方法治疗后，绝大部分患者症状消失。局部注射要求注射点在内上髁前方或前臂屈肌的近端压痛点，注射时应防止损伤异位的尺神经，术后应适当制动 1～2 天。肱骨内上髁炎的术后康复训练在手术治疗后是非常重要的，必须经过康复师正规有效循序渐进地训练，患者才能尽快恢复功能，达到预期的治疗目的。

楚云杰等观察了常规治疗结合肌肉能量技术（MET）治疗肱骨内上髁炎患者的疗效。肌肉能量技术 MET 是一种针对损伤软组织如肌肉等，治疗师以精确的方向控制、不同的阻力强度、患者主动的肌肉收缩形式的一种安全、有效的康复治疗技术。通过 MET 针对腕关节及前臂肌肉进行治疗，可改善肌肉肌腱的柔韧性、张力和肌肉力量等，从而改善肌肉、肌腱、神经控制及骨骼系统的紊乱状态，并且此项技术简单易学，出院时，可教会患者或者家属坚持长期自我治疗。

陈志生等通过对 98 例临床病例进行观察，及对病例治疗前后的对比。结果：有 62% 肱骨外、内上髁炎与颈椎病之间是颈、肘同病。对其采用颈、肘同治，有效率 94.9%；因此认为确实存在着颈、肘同病的肱骨外、内上髁炎，其治疗应颈、肘同治。

总之，推拿治疗肱骨内上髁炎有良好的疗效，但其发病率较肱骨外上髁炎等为低，故文献报道较少。然而，从现有的文献报道情况来看，临床多采用综合治疗的方法，而推拿是其中最为常用的也是最受患者欢迎的一种疗法。

（彭　亮）

五、桡骨茎突部狭窄性腱鞘炎

（一）单独推拿治疗桡骨茎突部狭窄性腱鞘炎

张家彪在长期的临床工作中总结出一整套按摩手法，通过揉、搓、擦、点手三里、偏历、阳溪、列缺、合谷等穴位治疗桡骨茎突部狭窄性腱鞘炎患者72例，结果：治愈65例，好转5例，无效2例。

周南采用推拿手法治疗桡骨茎突部狭窄性腱鞘炎患者20例，总有效率95%，认为推拿按摩治疗本病应根据患者体质、疾病性质、病程长短，应用中医气血、经脉、筋骨等理论施以不同的手法进行治疗，可以疏通局部阻滞的经络、肌肉、筋膜的粘连，逐渐恢复患者关节的功能活动，并提出手法刺激量不宜过大。

但王华却采用压痛点强刺激推拿法治疗桡骨茎突部狭窄性腱鞘炎患者128例，治愈率68.0%，总有效率89.1%。认为该法可以直接放松肌肉、解除肌肉痉挛，操作简单，治愈率高，治疗技巧要求稳、准、狠。

（二）推拿结合其他疗法治疗桡骨茎突部狭窄性腱鞘炎

采用其他治疗方法辅助传统推拿更能取得较好疗效，尤其是在病情较为顽固的情况下。

1. 推拿结合封闭治疗桡骨茎突部狭窄性腱鞘炎

蓝爱国等采用推拿结合痛点封闭治疗桡骨茎突部狭窄性腱鞘炎患者23例，疗效满意。林勇等更是把封闭加推拿治疗视为非手术治疗桡骨茎突部狭窄性腱鞘炎的首选方法。

2. 推拿结合中药治疗桡骨茎突部狭窄性腱鞘炎

袁洪雷等认为哺乳期妇女因产后气血虚弱，加之哺乳怀抱婴儿、眠差、劳累，筋失所养，关节不利，经络阻滞不通而发生桡骨茎突部狭窄性腱鞘炎，影响了患者生活质量及正常看护婴儿。局部注射曲安奈德或口服消炎、镇痛类药物治疗虽然有效，但此疗法不适用于哺乳期妇女。采用推拿手法配合透骨草熏洗治疗可收到满意疗效，认为点按揉局部穴位可疏通经络、行气活血、解痉镇痛；推捋、弹拨局部肌肉可以松解粘连、活血化瘀，消除腱鞘内肿胀；拔伸患部可以疏通腱鞘狭窄。透骨草具有祛风除湿、舒筋活血止痛的作用，外用熏洗更能增强药力并易透达病所。结果：推拿手法配合中药透骨草熏洗治疗哺乳期桡骨茎突腱鞘炎见效快，无不良反应，复发率低，且患者依从性好。

吴忠强观察对桡骨茎突部狭窄性腱鞘炎患者进行推拿结合荷枫消痛外用散熏洗治疗的临床疗效。采取回顾性分析120例桡骨茎突部狭窄性腱鞘炎患者的临床资料，将其随机分为观察组和对照组各60例，对照组60例患者应用局部封闭疗法，观察组60例患者应用推拿结合荷枫消痛外用散熏洗治疗，对2组2周后的临床疗效及随访1年的副作用发生率及复发率进行对比分析。结果：对桡骨茎突部狭窄性腱鞘炎患者应用推拿结合荷枫消痛外用散熏洗进行治疗与应用局部的封闭疗法进行治疗均疗效确切，但推拿结合荷枫消痛外用散熏洗比局部的封闭疗法更加安全有效，且复发率较低，无副作用。

总之，推拿治疗桡骨茎突部狭窄性腱鞘炎可疏通狭窄，改善局部供血，促进新陈代谢，炎症吸收，有较好的疗效，结合其他疗法，如封闭、针刺等可取得更好的效果。

（彭 亮）

六、腕管综合征

（一）单独推拿治疗腕管综合征

刘维屏用推拿手法治疗腕管综合征30例，取得较好疗效。操作：患者取坐位，前臂及腕部垫枕，掌侧向上。医者用轻快的𢫫法和擦法施于患部，以透热为度。用拇指指腹沿屈指肌腱方向按揉前臂，并在外关、阳溪、鱼际、合谷、劳宫穴及腕部压痛点重点按揉，以患者有酸胀感为度。用按揉法，同时配合腕部各方向的摇动，轻柔弹拨通过腕管的肌腱，轻度缓缓拔伸患腕，同时旋转、屈伸腕关节，依次拔伸五指，以能发生弹响为佳，腕屈伸，摇腕。医者双手拇指按于患者腕关节背侧，其余四指托住患手双侧鱼际，在腕关节充分放松的状态下，拇指向前推动，其余四指顺势向上抬伸患手，使腕关节做快速的被动屈伸运动。每次治疗15~20分钟。结果：治愈25例，显效4例，总有效率100%。

（二）推拿结合其他疗法治疗腕管综合征

1. 推拿结合温针灸治疗腕管综合征

叶子维等用温针灸结合推拿治疗腕管综合征36例，总有效率91.7%。操作：患者取坐位，掌心向上伸出保持放松置于桌面上。先用拇指点穴法点按内关、外关、合谷、阳溪、鱼际、劳宫、大陵以及阿是穴等，以穴位局部出现酸麻胀感为度，每穴按压30秒；再用一指禅推法在心包经走向往返推按治疗3分钟，用小鱼际揉法揉按3分钟，用𢫫法施术于心包经、大鱼际以及掌心处3分钟；用捻法在拇指、食指、中指操作2分钟，捻指同时医者左手握住腕上，右手拇食二指捏住患者患手拇指末节，向远端拔伸，以发生弹响为得法，依次拔伸拇、食、中三指；拔伸腕关节1分钟，拔伸同时以十字方向摇患侧腕关节。用擦法擦掌腕指部，以发热为度。针刺取穴：内关、大陵、合谷、阳溪、列缺，单侧发病只取患侧穴位，双侧发病取双侧。每个穴位灸3壮，每日1次。治疗后温针灸结合推拿组与单一针刺组 VAS 评分相比差异有统计学意义（$P < 0.05$）。

2. 推拿结合神灯（TDP）治疗腕管综合征

黄兴土以手法结合 TDP 照射治疗腕管综合征疗效观察48例，显效12例，总有效率为91.7%。操作：患者正坐，将手伸出，掌心朝上置于治疗台上。医者用拇指点按内关、大陵、鱼际等穴；用一指禅推法由轻到重在前臂至手腕沿手厥阴心包经往复操作，以腕管及大鱼际处为重点。再令患者前臂放于旋前位，手背朝上，医者双手握患者掌部，右手在桡侧，左手在尺侧，而拇指平放于腕关节的背侧，以拇指指端按入腕关节背侧间隙内，在拔伸情况下摇晃腕关节，然后将手腕在拇指按压下背伸至最大限度，随即屈曲，并左右各旋转其手腕2~3次。术后患部用 TDP 照射20分钟，每日1次。认为本病原因可有全身和局部两种因素。手法治疗此病的机理是松解粘连，改善局部微循环，改善局部组织新陈代谢，促进炎性渗出的吸收，加速消除因缺血产生的有害物质，加快组织粘连和瘢痕的修复。

3. 推拿结合超激光治疗腕管综合征

秦福荣等用手法配合超激光等物理疗法观察治疗腕管综合征的疗效。招募共92例患者，随机分为对照组和治疗组，每组 46 例。对照组口服双氯芬酸钠，每次 1 片，每日 3 次；治疗组采用手法配合超激光超短波物理治疗。局部推拿，操作：患者取仰位或坐位。用拇指点按内关、大陵、鱼际等穴位；再用一指禅推法，在患者的前臂至手指沿手厥阴心包经往复操作，重点治疗腕管及大鱼际处；用揉法轻揉患者腕关节及指关节，并用擦法擦腕关节。每次 20 分钟，每日 1 次。超激光治疗：选用 B 型透镜照射腕部的相应部位或者压痛处，透镜与皮肤相距 1~2cm。根据患者的耐受能力选用适当的强度，照射时间为每次 10 分钟，每日 1 次。超短波治疗每次 15 分钟，每日 1 次。结果：治疗组总有效率（89.1%）高于对照组（56.5%），差异有统计学意义。推拿手法可以使毛细血管扩张，加速血液运行，从而消除瘀血，更快地修复组织，进而达到舒筋通络、活血化瘀的作用。

总之，推拿治疗腕管综合征有较好疗效，推拿可松解粘连，促进局部微循环，改善局部组织新陈代谢，促进炎性渗出的吸收，加速消除因缺血产生的有害物质，配合其他治疗可取得更好疗效。

（李进龙）

七、腕关节扭伤

（一）单独推拿治疗腕关节扭伤

赵璐用推拿治疗腕关节运动损伤 23 例，结果：痊愈 16 例，显效 6 例，总有效率 95.65%。推拿手法治疗腕关节运动损伤疗效显著，且无毒副作用，复发几率小。24 小时内不施任何手法，以免加重症状。24 小时之后根据受伤部位的不同取相应经络上的适当穴位。如伤在尺侧掌面，则选取手少阴心经和手太阳小肠经穴位为主（通里、神门、阴郄、小海、养老、腕骨、阳谷、少海）；伤在桡侧掌面，则选取手太阴肺经和手阳明大肠经穴位为主（鱼际、列缺、太渊、尺泽、曲池、手三里、阳溪、合谷）；伤在腕部正中，则应选取手厥阴心包经和手少阳三焦经穴位为主（曲泽、间使、内关、大陵、外关、中渚、阳池）。选好穴位以后，使用点按手法操作于穴位，使之得气，每穴操作 10~30 秒，再在患部上下左右施以轻柔缓和的揉法，操作 3~5 分钟，配合运用小鱼际擦法上下往返操作数遍，配合弹拨理筋手法，最后使用腕关节摇法和拔伸手法，使腕关节做被动的环绕、背屈、掌屈等动作，小鱼际或手掌搓擦患部，以透热为度，每日 1 次。慢性损伤期先在患部上下左右施以擦法、揉法 3~5 分钟，再用点、按手法操作患部适当穴位，以患者耐受为度，以上手法循经操作。针对患部形成软组织条索和硬结的情况，再配合弹拨理筋手法、腕关节摇法和拔伸手法，每日 1 次。

（二）推拿结合其他疗法治疗腕关节扭伤

1. 推拿结合中药治疗腕关节扭伤

董志云用中药外敷配合推拿手法治疗中学生运动损伤 58 例，总有效率为 96.5%。将 58 例中学生运动损伤患者随机分为治疗组 29 例，对照组 29 例，分别选用中药外敷配合推拿手法和单用红花油治疗。结果：治疗组治愈 13 例，总有效率 96.5%；对照组治愈 10 例，总有效率 62.0%（$P < 0.05$）。结论：中药外敷配合推拿手法治疗中学生运动损伤疗效显著。推拿操作：患者坐位。用滚法在患者手腕关节处用力滚动，配合腕关节摇法，用大拇指按揉腕关节及腕两侧，按摩数次后使患者伤部酸胀为宜。推拿能促进损伤部位的血液循环，改善供血，加速损伤组织的修复，镇痛，缓解肌群痉挛，恢复活动的功能。中药外敷配合推拿手法治疗能明显促进运动损伤的瘀血吸收、淋巴液的循环，调节神经机能，改善临床症状。

2. 推拿结合中药和针灸治疗腕关节扭伤

路向东等用针刺推拿加中药外敷治疗急性关节扭伤 56 例，针刺按循经取穴的原则，局部针刺阿是穴及合谷、阳溪、列缺、外关、腕骨穴。每次选穴 3~4 个，用泻法，进针得气后留针 15~20 分钟，每日 1 次。推拿采用推揉法、滚法、按法、拿法、提捏法、弹拨法、拔伸法、运摇法、擦法、抖法、搓法。每日或隔日 1 次。每次推拿之后用山栀子 60g（研粉）、跌打丸 2 粒（研碎），充分混匀，加适量鸡蛋清湿润调成糊状敷于患处，再用无菌纱布覆盖，绷带包扎，抬高患肢，每日更换 1 次。56 例全部治愈。

3. 推拿结合温针灸治疗腕关节扭伤

吴国良运用提抖整复法加温针治疗外伤后慢性腕关节痛，疗效优于温针加口服药物治疗组。患者 103 例，采用完全随机法将所有患者分为治疗组（54 例）和对照组（49 例）。治疗组采用提抖整复法加温针法，操作：患者多取坐位，医者双手分别握住患者尺侧和桡侧掌指部，持续牵引下行小幅度的上下或左右连续抖动。趁患者不备猛然提高抖动幅度，用力牵拉及抖动患者腕部，患腕的 8 块腕骨即可在一松一紧的牵动下，回归原位。抖法完成后选取局部阿是穴，用 1 寸针针刺，得气后在针柄上加燃艾条约 20mm，每日治疗 1 次，每次 30 分钟。对照组采用温针法：选取局部阿是穴，每日治疗 1 次，每次 30 分钟。口服药物：双氯芬酸钠缓释片和氨基葡萄糖片。结果：治疗组优良率高于对照组（$P < 0.01$）。

总之，推拿能促进损伤部位的血液循环，改善供血，加速损伤组织的修复，镇痛，缓解肌群痉挛，恢复腕关节活动功能。推拿治疗腕关节扭伤有较好的疗效，结合针刺等疗法可取得更好的疗效，治疗时需注意分清急性期与慢性期。

（李进龙）

八、指部腱鞘炎

（一）单独推拿治疗指部腱鞘炎

曹云花用推拿治疗指部腱鞘炎，操作：先在患侧的前臂、手掌、手背摩擦 1 分钟，再一手握住腕关节上方，另一手握住手掌中部，使腕关节作屈伸、旋转等运动。用拇、食指在患指周围反复捻揉 3 分钟，再用拇指指端按压痛点和结节肿块处，并适当用力来回拨动 1 分钟。用一手握住患指掌指关节近端，另一手捏住手指末端关节，做屈伸运动 1 分钟。用拇指按揉曲池、阳溪、阳池穴各半分钟。用一手拇、食指捏住患指末端，做轻微、小幅度的连续抖动。注意平时多练习手指的主动屈伸活动，合理安排运动量，避免手指过度劳累，运动前做好充分的准备活动，注意保暖，每天坚持用热水浸泡手部 10 分钟。

（二）推拿结合其他疗法治疗指部腱鞘炎

1. 推拿结合中药治疗指部腱鞘炎

王雪姣等以按摩配合中药熏洗治疗指屈肌腱腱鞘炎 15 例，操作：医者一手握住患手，另一手拇、食指沿患指上下反复按揉，再用拇指指腹在掌指关节及指间关节掌侧疼痛点横向推揉和弹拨，然后对患指行被动轻柔的屈曲、伸直动作，最后一手捏住患指的掌指关节近端，另一手握住患指的远端，在行对抗拔伸的同时用拇指自患指掌指关节向指间关节用力推动 4~5 次，以解除粘连、疏通狭窄。每日治疗 1 次，每次 10 分钟。熏洗采用温经通络、祛瘀止痛的中药。组方：制川乌头 5g、红花 5g、伸筋草 10g、透骨草 10g、丝瓜络 5g、桑枝 10g、花椒 10g、没药 7g、乳香 7g、杜仲 10g、续断 10g。每日 1 次，每次 20 分钟，每剂可用 3 天。结果：治愈 9 例，总有效率 100%。

2. 推拿结合封闭治疗指部腱鞘炎

黄利云等采用封闭配合推拿治疗腱鞘炎 21 例。在病痛腱鞘找准痛点，严格消毒后，局部注射强的松龙、氢化可的松或盐酸利多卡因注射液。必要时可加用祖师麻注射液 2ml 或丹参注射液 2ml。推拿治疗在病痛腱鞘及其上下周围采用按、揉、擦等手法。手指、腕部及桡骨茎突部腱鞘炎，可点按手三里、偏历、阳溪、列缺、合谷等穴。配合屈、伸、摇、抖活动。每日 1 次，每次 10 分钟为宜。结果：显效 18 例，总有效率 95.3%。

黄骥局部封闭后配合推拿手法治疗狭窄性腱鞘炎患者 56 例，患部局部封闭后用推拿手法按揉、挤压及被动屈伸活动。以单纯局部封闭治疗 48 例为对照组。结果：治疗组和对照组治愈率分别是 73.2% 和 54.1%。2 组治愈率和总有效率有显著差异（$P < 0.05$）。结论：运用推拿手法结合局部封闭治疗腱鞘炎疗效显著。

总之，推拿作用机制主要在于解除粘连、疏通狭窄，对于指部腱鞘炎有较好的疗效，配合其他疗法，如针刀、中药、封闭等可取得更好的疗效。

（李进龙）

第三节 下肢部病证

一、髋关节滑囊炎

（一）单独推拿治疗髋关节滑囊炎

姜隽运用手法治疗小儿一过性滑囊炎 48 例，一次复位成功 46 例，另 2 例为再次复位成功。通过逐渐增长活动幅度，轻柔有节律地摇动髋关节，松解了髋部周围筋肉的紧张挛缩，使关节受到正常生理活动的牵张，逐渐将嵌顿之滑膜解脱；或将关节屈曲至最大限度后使滑囊挤压破裂，嵌顿消失。认为对本病当早诊早治，不但起效快，且为有效预防小儿股骨头坏死措施之一。

朱希法治疗小儿髋关节滑囊炎采用回旋法纠正髋关节的错动，使筋骨归位，两下肢等长。认为通过卧床休息，限制患肢活动，能有效地降低髋关节滑囊的张力，促进无菌性炎症及水肿的吸收。另外，由于小儿在治疗过程中很难配合，故在运用手法时要做到轻、巧、熟练、有序，以防发生医源性损伤。

王爱东认为因为关节腔内负压的作用，致使关节囊的一部分被吸入关节间隙，使股骨头不能恢复原有的位置与功能，患肢呈外展外旋半屈曲位。为减轻髋部疼痛，便出现代偿性骨盆倾斜，患肢呈假性延长，跛行，不能负重。将患肢内旋、内收、屈髋屈膝，可拉出嵌入关节间隙的关节囊，使股骨头复位，髋关节疼痛消除，恢复正常关节功能。采用屈曲复位法治疗小儿髋关节滑囊炎54例，疗效甚佳。

（二）推拿结合药物治疗髋关节滑囊炎

采用中药与手法配合使用能起到活血化瘀、舒筋活络、消炎止痛的作用，最终达到标本兼治的目的。

路强采用推拿配合中药外敷等综合方法，治疗效果较为满意。操作：医者一手在患者腹股沟及大腿内侧轻轻按摩、点按，另一手同时屈伸轻摇患肢以舒筋解痉。另外，对疼痛、肿胀、跛行等急性期症状较重的患儿，在手法治疗的基础上可固定患肢。配合中药外敷炙马钱子、乳香、没药等。结果：27例患者中，痊愈24例，显效2例，总有效率96.3%。认为推拿配合中药治疗可舒顺肌筋，解痉止痛，通络散结，消肿生肌，促进局部组织新陈代谢。

刘晓刚等采用手法配合中药外敷治疗小儿髋关节一过性滑囊炎。57例患儿均运用手法配合消毒定痛散（出自《医宗金鉴》）外敷治疗。结果：第1周治愈率52.6%，第2周治愈率47.4%，总治愈率100%。认为手法配合中药外敷治疗可舒筋通络，解痉止痛，散结消肿，促进血液循环，有利于局部病变软组织的修复。

杨水根应用手法加消肿止痛膏外敷治疗儿童髋关节滑囊炎65例，取得满意的效果。认为手法作屈髋、内收、内旋、外展、外旋动作，可以起到梳理髋关节的髂股韧带、耻骨囊韧带、坐骨囊韧带、髋臼横韧带、圆韧带等的作用，也可以使某条移位的韧带得到复位，从而达到缓解疼痛、恢复功能的目的。手法治疗后关节周围组织的肿胀不能立即消除，故应用消肿止痛膏外敷。手法加外敷药，相辅相成，达到提高疗效、缩短疗程的目的。

总之，髋关节滑囊炎主要是因为发育过程中关节囊亦比较松弛、薄弱加上外力牵拉等所致，故治疗髋关节滑囊炎应着重在"理筋"。推拿通过理筋治疗髋关节滑囊炎效果显著，辨证推拿、经穴推拿和推拿配合针刺、药物外敷疗法疗效更佳，且易被患者接受。

（彭　亮）

二、髂胫束损伤

早期推拿手法治疗髂胫束损伤具有较好的临床疗效。

（一）单独推拿治疗髂胫束损伤

周杰在手法治疗髂胫束损伤的临床观察中，认为手法治疗以松解阔筋膜张肌和髂胫束为主，采用理筋、分筋手法松解，配合推法、点揉，取得较好的临床疗效，总有效率98.79%。认为解除痉挛是治疗本病的治疗要点，分筋手法可松解肌肉挛缩，减轻疼痛，而理筋手法则有行气、活血的作用，改善局部血液循环，加速堆积在局部的酸性代谢产物的转运，以达到症状缓解或消除。另外，松解阔筋膜张肌不仅有利于髂胫束的松解，还可使受影响的缝匠肌痉挛得到松解。

刘占京以手法治疗髂胫束损伤32例，经弹拨、按压阔筋膜张肌及髂胫束，配合顿拉、蹬伸患肢，结果：32例患者均痊愈，包括临床症状与体征的消失，以及功能的恢复。认为本病诊断要点为臀部、大腿外侧痉挛性疼痛合并髂胫束条索状改变，早期确诊，并进行手法松解，对本病具有较好的治疗作用。

（二）推拿结合其他疗法治疗髂胫束损伤

1. 推拿结合针刺治疗髂胫束损伤

胡博等采用针刺结合推拿辨证治疗髂胫束损伤3例观察中，选穴为阿是穴、足三里、梁丘、血海、阳陵泉、环跳、委中；寒湿较重加三阴交、阴陵泉；肝肾亏虚较重加肝俞、肾俞、太溪。手法治疗以滚、弹拨、按、揉、擦、拿等为主。结果：疗效显著，3例患者经治疗后腿部疼痛明显缓解，活动受限好转。阿是穴针刺筋结条索，可松解粘连，具有疏筋利结、活血祛瘀之效。通过治疗可促进局部血液循环，改善局部瘀血状态，还有良好的中枢及周围镇痛作用。通过针刺与推拿的结合，取长补短，增强临床疗效，并且在辨证论治的基础上进行治疗，效果满意。

2. 推拿结合针灸和中药渗透治疗髂胫束损伤

段德华采用手法配合中药渗透、针灸治疗髂胫束损伤44例均痊愈。操作：推拿：在臀外侧及大腿外侧的压痛点和条索状物处进行点按弹拨，以患者能忍受为度。患者仰卧，使患肢在屈膝屈髋状态下旋转髋关节，顺时针、逆时针各旋转10次，而后过屈过伸髋关节，最后向下用力顿拉患肢。医者用手掌沿紧张的臀部及阔筋膜张肌轻轻揉按，然后双手放松股部肌肉。中药渗透：按照损伤的不同分期选用不同的药物，早期应用消肿药，中后期应用软坚药水，配合患处红外线照射。针灸：用毫针在大腿后外侧、臀部及阔筋膜大转子压痛处取3~5点刺入，加温灸。病情严重者用粗银针温针灸。认为本病的相关症状大部分由髂胫束损伤所致，因此解除痉挛或挛缩，消除水肿是治疗的关键点。通过中医综合手段治疗得到较为满意的临床疗效，尤其对临床病程较长者更为适合。

3. 推拿结合中频和温热疗法治疗髂胫束损伤

李争鸣应用手法结合中频、温热疗法为主的综合疗法对髂胫束损伤进行疗效观察，将确诊患者随机分为对照组和治疗组，治疗组采用综合疗法，而对照组予单纯手法进行处理。2 个疗程后进行疗效评定。结果：对照组痊愈 7 例、显效 6 例、有效 9 例、无效 4 例；治疗组痊愈 13 例、显效 6 例、有效 3 例、无效 0 例，治疗组疗效明显优于对照组（$P < 0.05$）。说明综合治疗髂胫束损伤的效果显著，通过各疗法的协同作用，起到松解粘连、解痉止痛的功效。手法作用可改善人体内环境，促进炎症恢复。该研究进一步证实综合康复治疗优于单纯手法。

综上，临床中髂胫束损伤可单独出现，也可合并有腰椎退行性病变等症，手法治疗具有较好的疗效，通过松解粘连、解痉止痛、理筋整复，解除阔筋膜张肌和髂胫束痉挛和挛缩，从而达到治疗目的。临床上早期确诊，明确诊断，辨证使用推拿手法并结合其他中医外治手段的综合疗法往往能取到满意的疗效。

（窦思东）

三、退行性髋关节炎

（一）单独推拿治疗退行性髋关节炎

戴东明用推拿治疗髋关节炎 84 例，临床治愈 43 例，显效 32 例（39%）。操作：在患侧腰部、臀部及下肢坐骨神经分部区，以推、拿、揉、滚等放松手法操作，并在大肠俞、环跳、居髎、殷门、委中、承山、阳陵泉等穴位按揉。在臀部扩筋膜张肌、臀中肌、梨状肌等部位以滚、揉、弹、拨、理筋等手法操作。将患侧的大腿垫高，使患臀悬空，用掌或掌根进行按压。再用滚、揉、弹、拨、理筋等手法作用于臀部，反复 3~5 遍。令患者仰卧，医者双手握住患腿前面，并左右旋转，此时髋关节部有疼痛感，此法多用于症状较重者，患者有轻微的疼痛感即可。医者一手扶住患侧肩部，另一手握住患肢小腿前上部，先屈膝屈髋，然后向内环绕旋转，大约 3~5 次，以患者有轻微的疼痛感为度。最后令患者俯卧，双手攀住床头，医者双手握住患肢足踝部，并通过牵拉使患臀部离开床面，并上下抖动数次，使患者下肢放松后再做 2~3 次顿拉，然后用拍打法拍打臀部及下肢。

（二）推拿结合其他疗法治疗退行性髋关节炎

曲嵩正等观察 40 例用弹拨拔伸手法联合 TDP 治疗髋骨性关节炎患者。结果：总有效率 87.5%，高于用双氯芬酸钠缓释片治疗的对照组（总有效率 70%）。操作：以拇指为支点，其余四指为辅助，用前臂带动腕关节及拇指在腹股沟一线上作屈伸弹拨 5 分钟。然后患肢屈曲外旋成"4"字形，医者同侧一手按压侧膝部，另一上肢沉肩，用肘尖部沿上述部位弹拨，以患者能忍受为度。医者一手握患者足背，一手握住患者足跟部，纵向牵引下肢 30 秒，在牵引状态下，突然用力拔伸，会听到"啪"的响声或"嘶啦"的声音。

甄红军采用推拿配合中药内外合治及施沛特关节腔注射等方法综合治疗早中期髋骨性关节炎 36 例，取得较好疗效，总有效率 83.3%。推拿操作：患者俯卧位。医者立于患侧，先用推、拿、揉、按等手法放松臀大肌、阔筋膜张肌至大腿后侧的肌肉，然后改为侧卧位，揉按患侧臀中肌和髂胫束，点压环跳、承扶、委中、承山等穴，让患者仰卧位，双下肢连续作蹬车运动 30 下，每日 1 次，每次 30 分钟。

吴凌峰等观察 20 例用牵引和功能锻炼治疗的老年髋骨关节炎患者，患者的 WOMAC 功能评分、WOMAC 疼痛评分明显改善。其牵引和功能训练具体操作：持续性髋关节牵引 2 周，做髋关节伸屈活动锻炼、外展直腿抬高活动锻炼、内外旋活动锻炼等。

总之，推拿治疗退行性髋骨关节炎有中医特色，以舒筋活络、活血化瘀、滑利关节为治疗原则。推拿手法以㨰法、点按法、揉法、擦法、弹拨法及关节被动运动手法为主，取穴以髋关节局部和临近部位的穴位为主。

（李 武）

四、膝骨性关节炎

（一）单独推拿治疗膝骨性关节炎

王建国运用揉膝、整复、拿推髌骨三步推拿整复法治疗膝骨性关节炎，对照组以平补平泻法针刺，取内外膝眼、阳陵泉、膝阳关、鹤顶、血海、梁丘，2 组每日治疗 1 次，结果显示，治疗组总有效率 91.6%，对照组 87.5%，治疗组疗效好于对照组（$P < 0.01$）。

曹光裕等对膝骨性关节炎患者采取消肿镇痛法、松解粘连法、解除交锁法和矫正畸形法四步推拿手法，每 3 日治疗 1 次，总有效率为 93.3%。

裴旭海应用㨰髌周、揉髌缘、抓髌骨、牵膝关节及㨰腘窝四步推拿法治疗本病，每日 1 次，总有效率 93.59%。

丁海涛等运用腘部松解法、拿法、抱推法、循经点穴法、髌周松解法、推髌伸膝法及拔膝侧牵法七步推拿法与传统推拿治疗膝骨性关节炎的临床疗效进行对比，发现传统推拿组总有效率为 85.71%，七步推拿组总有效率为 96.92%，七步推拿组疗效优于传统推拿组（$P < 0.05$）；2 组治疗后疼痛评分、膝关节活动度及 Lequesne 指数均较治疗前有显著改善（$P < 0.01$），且七步推拿组对疼痛、关节活动度及 Lequesne 指数改善更为显著（$P < 0.01$）。

杨智杰等采用筋经推拿治疗膝骨性关节炎，对膝关节相关肌群进行按、揉、弹拨，隔日 1 次，每次 20 分钟，对照组口服塞来昔布，结果表明经筋推拿能缓解膝骨性关节炎患者疼痛、僵硬等不良症状，尤其是在提高膝骨性关节炎相关肌群的肌力和爆发力，促进肌纤维、特别是 II 型肌纤维功能恢复方面，优于口服塞来昔布治疗。

吕亚南等采用舒筋法、通络法、止痛法、松解法、吸水法及牵拉合缝法等点穴经筋疗法治疗膝骨性关节炎，每次 25 分钟，3 个月后，发现患者双侧膝关节股骨内外侧关节软骨厚度增加，说明点穴经筋疗法对软骨损伤具有一定的修复作用。

王立军等采用点穴、一指禅推法、按揉髌骨、髌骨两侧分筋法、推挤髌骨法、腘窝理筋法、下肢伸筋法等点穴理筋推拿手法，每周 2 次，治疗膝骨性关节炎，1 个月后患者膝关节疼痛、功能、活动度、肌力、屈膝畸形、稳定性能得到改善，总有效率为 73.3%，2 月后改善更加明显，总有效率达 93.4%。

杨晓健对 60 例脊源性膝关节骨性关节炎患者进行临床研究，结论：整脊疗法为主治疗脊源性膝关节骨性关节炎治疗组疗效明显好于对照组传统推拿治疗。整脊疗法为主的治疗操作方法：松弛腰骶部软组织；根据腰骶椎错位类型选用正骨推拿：摇腿揉腰法、斜扳法、双手间接分压法、俯卧搬腿按腰法、牵抖冲压法、抱膝滚动法、坐位旋转复位法纠正腰椎错位。骨盆错位可按错位类型选用俯卧扳腿压臀法、屈膝屈髋按压法、按骶扳髂法、牵抖冲压法、侧卧位推臀法来纠正错位。按揉膝眼、鹤顶、血海、梁丘、足三里及痛点，拔伸膝关节。药膏摩腰骶部肌肉、患侧股四头肌和关节周围肌肉、肌腱、韧带（重点膝关节内、外侧副韧带）。总治疗时间为 40 分钟。

（二）推拿结合其他疗法治疗膝骨性关节炎

1. 推拿结合热敏灸治疗膝骨性关节炎

龚旭芳等运用热敏灸配合推拿手法治疗膝骨性关节炎，总有效率 95.0%，明显优于单纯的推拿手法治疗。

金建明等发现采用推拿结合股四头肌肌力训练治疗膝骨性关节炎比单纯膝推拿有效。

石字雄等对 76 例膝骨性关节炎患者采用推拿手法结合屈伸法、旋转法的功能锻炼治疗，总有效率 96.1%。

齐丹丹对 62 例膝关节骨性关节炎患者给予针刀松解辅以揉髌按摩治疗，总有效率为 98.7%。

刘洪宝发现推拿手法结合中药熏洗患处治疗膝骨性关节炎，比对照组采用内服骨刺宁胶囊、外贴关节止痛膏治疗更加有效。

宋阳春的研究表明，隔附子饼灸配合推拿治疗膝骨性关节炎，能舒筋活络、降低关节内压、调节和改善局部微循环、缓解肌痉挛、减轻对神经的刺激、减轻异常应力集中对关节及其软骨的破坏。

樊远志等将 80 例膝骨性关节炎患者随机分为治疗组和对照组，治疗组采用针刺推拿配合康复训练治疗，对照组采用布洛芬缓释胶囊配合康复训练治疗，结果：治疗组在治疗前后的疼痛量表、疗效评定以及表面肌电进行评估上都比对照组效果明显。

2. 推拿结合新易筋疗法治疗膝骨性关节炎

胡永祥运用新易筋疗法治疗 78 例膝关节骨性关节炎患者。按照完全随机分配原则分为治疗组 39 例，对照组 39 例。治疗组患者采用新易筋法治疗，对照组患者采用单纯手法治疗。结果：新易筋疗法和单纯手法都能改善膝关节骨性关节炎患者的症状，统计结果显示新易筋疗法治疗膝关节骨性关节炎优于单纯手法。操作：通过按摩手法松解下肢肌肉 3 ~ 5 分钟，牵引膝关节 1 ~ 2 分钟，屈曲膝关节，在患者耐受的情况下最大程度拔伸、牵拉、旋转膝关节，刺激膝关节囊，松弛膝关节周围肌肉韧带。通过针刺膝关节周围肌间隔处以及异常点，提高机体应激能力，促进机体损伤修复，留针 15 分钟；浮针刺膝关节附近皮神经镇痛止痛，以达到彻底松弛关节周围肌肉的作用。3 日 1次，3 周 1 个疗程。

作为一种严重影响中老年生活质量的常见病和多发病，治疗的首要目的是缓解膝关节疼痛和改善膝关节功能。推拿治疗是中医的一种特色疗法，具有副作用小、痛苦少的特点，患者易于接受。西医学认为，推拿可促进膝关节局部组织血液循环和新陈代谢，增加局部组织痛阈，改善关节腔内压，促进关节腔内容物组织的修复，松解股四头肌和关节粘连，改善和恢复膝关节内在力学平衡，从而达到防治的目的。

（翟　伟）

五、膝关节侧副韧带损伤

（一）单独推拿治疗膝关节侧副韧带损伤

王道全等观察了应用㨰法、揉法、按法、拿法等手法治疗 22 例膝关节侧副韧带损伤的疗效，治愈 16 例，总有效率为 100%。

（二）推拿结合其他疗法治疗膝关节侧副韧带损伤

1. 推拿结合针灸治疗膝关节侧副韧带损伤

张士荣采用推拿结合针灸治疗 41 例膝关节侧副韧带损伤，推拿手法分为 3 步：点按止痛；按、揉、摩、擦以散瘀；弹拨理筋。结果：临床治愈 37 例，全部有效。疗程最短 1 日，最长 10 日。

孙茂盛等观察了针刺结合推拿治疗 78 例膝关节侧副韧带损伤的疗效，推拿操作：用拇指在阿是穴上刮 3~4 次，用拇、食指提弹膝关节周围肌群 3~4 次，用手掌小鱼际沿膝部肌群由远向近理顺推拿，以上操作隔日 1 次。结果：治愈 58 例，总有效率 100%。

陈廷建观察了针刺加推拿治疗 78 例男性军事训练人员膝关节侧副韧带损伤的疗效，推拿操作：用拇指在阿是穴上以隐力刮 3~4 次，用拇、食指提弹膝关节周围肌群 3~4 次，用手掌小鱼际沿膝部肌群由远向近理顺推拿，隔日治疗。治愈 58 例，总有效率 100%。

2. 推拿结合中药治疗膝关节侧副韧带损伤

黄松观察了推拿配合中药外敷治疗膝关节侧副韧带损伤的疗效，推拿疗法包括屈伸膝关节，沿着韧带走向舒顺筋膜，拇指按压血海、三阴交穴等。疗效优 39 例，疗效良 36 例，优良率 87.21%，总有效率 97.67%。

推拿及与推拿结合相关疗法治疗膝关节侧副韧带损伤研究较少，但有研究证实推拿治疗膝关节侧副韧带损伤是有一定疗效的，推拿治疗可以促进新陈代谢、炎症吸收、组织修复。

（王晓东）

六、膝关节半月板损伤

（一）单独推拿治疗膝关节半月板损伤

黄选美等采用动态定位推拿治疗膝关节半月板损伤。定位即半月板后角损伤，采用屈膝位；前角损伤，采用伸膝位；内侧半月板损伤，采用膝外翻位；外侧半月板损伤，采用膝内翻位。动态即外侧半月板前角损伤和内侧半月板后角损伤时，应做膝内旋运动；外侧半月板后角损伤和内侧半月板前角损伤时，应做膝外旋运动。同时采用膝关节杠杠扳法，增宽膝关节间隙。应用定位动态推拿治疗28例膝关节半月板损伤，结果：痊愈6例，明显好转14例，总有效率88.5%。

陈鹏观察了推拿配合功能训练治疗膝关节半月板损伤术后病患31例，推拿手法采用揉搓、点压、拍击、屈伸等，结果：推拿配合功能训练组疗效明显优于常规方法训练组。

高福利推拿治疗30例半月板损伤，手法采用㨰法、揉法为主，结果：23例患者症状消失，关节活动正常，7例疼痛基本消失，偶有关节酸重感。

路力为采用拇指在膝关节内侧间隙做挤压5~10次，配合膝关节屈伸，然后拇指按揉局部穴位，每日1次。结果：34例痊愈，显效12例，总有效率88.3%。

刘维屏观察了推拿治疗半月板损伤38例，推拿手法采用按、揉、㨰、点法等，最后以擦法结束治疗，隔日治疗1次。结果：总有效率94.7%。

（二）推拿结合其他疗法治疗膝关节半月板损伤

梁翼等采用郑氏伤科推拿手法，包括抚摩、揉捏、推压、叩击等手法，结合中药、针灸等非手术方法治疗半月板损伤96例，结果：缓解症状优良率95.25%，综合评定疗效，优良率95.92%。

经过长期观察大量手术后病例，医学界认为半月板为一功能重要的结构，常规切除破裂半月板，未必能改善患肢功能，反而加重膝关节症状，因此，膝关节半月板治疗宜注重应用非手术疗法，如推拿疗法等，以期收到更为满意的疗效。

（王晓东）

七、膝关节创伤性滑膜炎

（一）单独推拿治疗膝关节创伤性滑膜炎

本病治疗的关键是控制炎症，减少渗出，促进吸收，加快修复。单独推拿治疗膝关节创伤性滑膜炎的方式临床十分少见，屈冰等循足少阳胆经和足阳明胃经的下肢穴位进行点按，采用快速震颤、点到即止的手法治疗本病。

（二）推拿结合其他疗法治疗膝关节创伤性滑膜炎

1. 推拿结合电针治疗膝关节创伤性滑膜炎

陈宏伟等将推拿与电针结合治疗71例膝关节创伤性滑膜炎患者，治愈60例，总有效率为97.2%。电针取穴：患侧内膝眼、犊鼻、足三里、鹤顶、血海、阿是穴、三阴交，用连续波，留针30分钟。紧接电针治疗之后，使用推拿治疗，操作：患者仰卧位。点按髀关、伏兔、双膝眼、足三里、阴陵泉、三阴交、解溪诸穴，每穴1分钟；将患者髋、膝关节屈曲，角度由小到大，医者一手扶膝部，另一手握踝上，在牵引下摇晃膝关节6~7次，然后将膝关节充分屈曲，再将其伸直；在膝部周围施滚法、揉捻法、散法、捋顺法等推拿手法15分钟，每日治疗1次。

王景明等采用电针、推拿治疗膝关节创伤性滑膜炎45例，每日1次，每周休1天，6周后统计疗效，结果：显效15例，总有效率为84.4%。电针取患侧鹤顶、内外膝眼、血海、阳陵泉、阴陵泉、足三里、阿是穴，以肿胀点或压痛点为中心，选4个穴位，针刺得气后，以电针仪交叉连接，运用疏密波，留针20分钟。随后使用推拿手法治疗，操作：弹拨髌骨周围压痛点，点按鹤顶、内外膝眼、血海、梁丘、足三里、阳陵泉、阴陵泉，缓慢柔和地上下推动髌骨100次，内外推动髌骨100次，继续屈患膝关节成90°，医者臀部固定患者的脚，缓慢由后向前拉动胫骨100次，再由前向后推动胫骨100次，缓慢屈伸膝关节100次。认为电针能扩张血管，改善微循环，促进营养代谢，消炎解痉，止痛消肿，配合推拿治疗，弹拨、研磨髌骨，推拉胫骨，被动或主动摇膝屈膝，动静结合，内外兼治。

2. 推拿结合中药熏洗治疗膝关节创伤性滑膜炎

麦穗等使用三步手法配合中药熏洗治疗膝关节创伤性滑膜炎32例，近期治愈19例，总有效率93.75%。三步手法：滚、捏膝周：患者仰卧。用滚法、捏法放松股四头肌群、内收肌群、髂胫束等肌及膝周韧带，约5分钟；环揉髌周：患者患肢伸直，医者以一手掌按压髌骨做顺、逆时针揉转各15~20次；牵拉、扩膝：患者俯卧，医生双手揉按患肢后侧肌群约5分钟，一手前臂置患肢膝后，另一手握住患肢踝关节作膝关节屈曲，在屈曲至极限时持续用力1~2分钟，反复4~5次。每隔1~2日治疗1次，每次15分钟。急性期手法宜轻，配合远端点穴按摩。中药熏洗，多于创伤性关节炎中、后期应用。每日1~2次，每次15分钟。

李强运用手法配合中药熏洗治疗创伤性膝关节滑膜炎32例，结果：优13例，良14例，可4例，差1例。推拿操作：揉、捏膝周：患者仰卧。医者用揉、捏法放松患侧股四头肌群、内收肌群、髂胫束等肌及膝周韧带，力度由轻到重约5分钟。环揉髌周：患肢伸直。医者以一手掌按压髌骨作顺、逆时针揉转各15~20次。点按穴位：患者仰卧，屈曲患肢。医者用大拇指点按内外膝眼、委中、承山、血海、伏兔、阴陵泉、解溪等穴。牵拉扩膝：患者俯卧。医者双手揉按患肢踝关节，作膝关节屈曲，在屈曲至极限时持续用力1~2分钟，反复4~5次。每日1次，每次20~30分钟。中药熏洗药用：伸筋草30g、透骨草30g、木通5g、泽泻15g、乳香15g、没药15g、制川乌15g、制草乌15g、桂枝12g、牛膝10g。先熏20分钟后湿热敷20分钟，每日2次，治疗期间尽量避免负重活动。

3. 推拿结合中药塌渍治疗膝关节创伤性滑膜炎

赵亚丽等在膝关节穿刺注射和石膏外固定的基础上，将中药塌渍、推拿手法及现代运动疗法、超短波理疗技术相结合治疗膝关节创伤性滑膜炎，疗效满意。在患者膝关节穿刺3天后行中药塌渍。每次50~60分钟，1日2次。手法推拿则在穿刺术后7天开始。操作：患者取仰卧，双下肢伸直。用拿揉法，自上而下反复拿揉患肢肌肉3~5分钟，以膝关节、小腿有酸痛感为宜；拔伸屈膝：患者肌肉放松，医生先小幅度地屈髋屈膝待患者适应后，再加大屈伸角度，拔伸膝关节；拨筋分筋：医者于患肢髌骨外上方和内下方运用一拇指屈曲指关节，放于痛点处外上拨筋分筋，另一手掌按于屈拇指上，用臂力推动拇指向外弹拨数下；点按外膝眼、血海、阳陵泉、委中等穴，每穴3分钟左右，每周3次。

4. 推拿结合综合疗法治疗膝关节创伤性滑膜炎

张风华采用综合疗法治疗膝关节创伤性滑膜炎52例，治愈35例，显效10例，总有效率100%。在西医对症治疗基础上综合运用中药内服、推拿、中药熏洗。内服中药以活血利湿通节汤为基本方，结合辨证分型加减用药。推拿理筋手法治疗可用于急性炎症期后，操作：用掌根或双指揉、拿股四头肌、腓肠肌、脂肪垫等，用拇指或双拇指在肌腱、肌纤维上沿着与其纵轴相垂直的方向弹拨，然后沿肢体纵轴用力牵拉或牵抖，再用摇法使膝关节被动地收展屈伸，环转活动，逐渐增加其活动范围。最后点按足三里、膝眼、血海、阳陵泉等穴位。每日1次，每次15~20分钟。中药熏洗适合慢性患者，药用：独活15g、川芎15g、牛膝20g、当归15g、制川乌10g、伸筋草30g、鸡血藤30g、刘寄奴20g、防风15g。每日敷1~2次，每次30分钟。

总之，手法推拿能扩大关节间隙，促进膝关节正常滑液分泌，有利于炎症渗出物吸收和肿胀消退，降低关节内压，减少软骨摩擦，松解粘连组织，增加膝周肌力，防止肌肉萎缩，增强膝关节稳定性，重建膝关节力学平衡，从而改善恢复膝关节功能。

（樊　　云）

八、踝关节韧带损伤

（一）单独推拿治疗踝关节韧带损伤

王进观察并分析拔伸手法在治疗踝关节扭伤急性期的作用，操作分4步：摩揉理筋、拿捏理筋、点按穴位、拔伸理筋。经过1~2次治疗后，30例患者，5例治愈，显效16例，总有效率100%，愈显率70%。

金玉晶等采用定点推拿法治疗踝关节扭伤，操作：踝关节外侧韧带损伤时，一手由内握住足跟，拇指按压于伤处用另一手握住足趾部，作踝关节环转摇法，在拔伸状态下将足内翻后背伸，按压伤处的拇指轻揉伤处。内侧韧带损伤时，一手握住足跟，拇指按压于伤处用另一手握住足趾部，做踝关节环转摇法，在拔伸状态下将足趾屈后背伸，按压伤处的拇指轻揉伤处，以两手掌心对握踝关节内外侧，轻轻用力按压3~4次。结果：32例患者，痊愈18例，显效10例，总有效率87.50%。

李卫兴提出踝关节扭伤的手法整复四步骤，即松、拉、顺、整。该法能协调关节面，使骨平筋顺，疗效显著。

顾瑞康等分析三步推拿法治疗踝关节扭伤的疗效，三步推拿法包括局部按揉、伤处擦法、理筋法，结果：61例患者痊愈42例，显效15例，优良率93.44%。

张宏宇以运动员为对象，观察了推拿治疗踝关节扭伤的疗效，推拿手法采用滚法、按揉法、一指禅推法、拔伸法、擦法等手法，疗效评价采用美国足踝骨科协会踝－后足评分系统评价，结果：所有患者治疗后 3 天及 1 周后踝－后足评分明显改善，达到治愈标准，治疗前后评分差异显著（$P < 0.01$）。

王道全提出肘运环跳法治疗踝关节扭伤急性期消肿，操作：患者侧卧位，健侧下肢在下，伸直位，患侧下肢在上，呈屈髋屈膝位，臀部放平，并尽量放松患侧踝关节。医者位于其身后，以肘部鹰嘴抵住环跳穴揉运 5 分钟，患者主动活动踝关节，做背伸、跖屈、内翻、外翻等活动。每日治疗 1 次。患者仰卧，以揉法、摩法作用于局部。拇指按揉局部穴位，以酸胀为度。

（二）推拿结合其他疗法治疗踝关节韧带损伤

蔡伟波等观察了按揉、拿揉、点按阿是穴等手法配合针刺治疗踝关节扭伤 42 例，结果：33 例治愈，总有效率 92.9%。杨国帅等分析推拿足三里配合中药外敷治疗踝关节扭伤 32 例的疗效，操作：点压、按揉足三里 5 分钟，得气后，嘱患者主动活动踝关节，幅度由小到大，反复 2 ~ 3 次，治疗时间 15 分钟。结果：经 1 ~ 2 个疗程治疗，治愈 18 例，好转 14 例，总有效率 100%。成都体育学院运动医学专家提出，踝关节扭伤后 12 小时，可采用连续密集指切手法，以拇指指尖在肿胀区域中线由远端向近端指切挤推，将肿胀分成两半，然后依次从中线左右做指切挤推，直到肿胀边缘，操作完成后立刻用绷带行踝关节加压包扎固定。2 ~ 3 日以后可采用穴位按摩、踝关节摇法等手法操作。

推拿手法是踝关节韧带损伤的常用疗法，但手法治疗应在踝关节韧带损伤急性期后进行。

（王晓东）

九、踝管综合征

（一）单独推拿治疗踝管综合征

孟文生推拿治疗踝管综合征 69 例，治愈 57 例，好转 10 例，无效 2 例。操作：点按阴陵泉、三阴交、太溪、照海、金门等穴，用一指禅推法于小腿内后侧推至踝部，再用拇指揉法于小腿内后侧至踝部，弹拨踝关节局部，最后顺肌腱方向用擦法。

郭秀霞采用推拿治疗踝管综合征 38 例，治愈 30 例，好转 5 例，总有效率 92%。推拿手法：点按、推、揉、弹拨、搓。主要穴位：阴陵泉、三阴交、太溪、照海、丘墟、金门。

（二）推拿结合其他疗法治疗踝管综合征

胡斌等采用针刺、推拿相结合治疗 52 例踝管综合征，总有效率 92.3%。针刺：取穴涌泉、太溪、照海、三阴交、地机、足三里。推拿：用按揉法沿着胫骨后侧经内侧到足弓部操作，点按环跳、伏兔、鹤顶、内外膝眼、足三里、委中、承山、三阴交、昆仑、太溪、内庭穴，用弹拨法从内踝后方沿肌腱行走路线到足弓部操作，同时配合踝关节内翻、外翻及伸屈的被动运动，最后从足弓沿肌腱用擦法治疗。

梁东升运用推拿配合中药熏洗治疗踝管综合征 200 例，总有效率 100%。推拿用理筋法、摇踝法和弹拨分筋法，辨证施治用舒筋活血洗方加减熏洗。药物：伸筋草 10g、海桐皮 10g、苏木 15g、秦艽 10g、独活 6g、钩藤 10g，偏气滞血瘀者，加桃仁、红花、川芎、赤芍、川花椒、青皮；病久麻木者，加全蝎、蜈蚣、透骨草；局部肿甚加薏苡仁、泽泻、桂枝；局部痛甚加䗪虫、木鳖子。

谈湘森等运用小针刀配合手法治疗踝管综合征 61 例，有效率 96.7%。针刀操作时用 1% 利多卡因局部麻醉。在内踝后缘、跟骨内侧面、分裂韧带起止点之间定点。术毕外展、外旋踝关节，弹拨梳理局部。

推拿治疗踝管综合征相关报道较少，疗法单一，多单选推拿或针灸一种治疗，也有患者选择手术切开减压治疗。

（王卫刚）

十、跟痛症

（一）单独推拿治疗跟痛症

杨扬等采用阳性激发点推拿治疗跟痛症 52 例，治愈率 38.5%，总有效率 96.2%。操作：在足底寻找阳性激发点，用拇指指腹垂直骨面方向按压，待局部放松后行振颤手法。然后自足跟部沿跖筋膜推揉至前足掌，牵拉足底筋膜、小腿腓肠肌及跟腱。最后点按太溪、涌泉、照海、承山等穴位。

（二）推拿结合其他疗法治疗跟痛症

1. 推拿结合外洗、外熏治疗跟痛症

严福余采用跟痛洗方配合推拿治疗跟痛症 36 例，治愈率 86.1%，总有效率 97.2%。推拿操作：在足跟痛点周围及足底部用㨰法操作，以一指禅推法推足心及足跟，点按穴位，以脾肾二经穴位为主，如阴陵泉、三阴交、太溪、照海、太冲、涌泉等穴，按揉足跟压痛点及周围，再弹拨跖筋膜；以小鱼际击法纵向施术于足底，最后擦热足底。

李云霞采用手法配中药熏洗治疗跟痛症 398 例，治愈率 71.36%，总有效率 100%。操作：先于足底行理筋手法，减轻疼痛，然后在疼痛最明显处用力推顶，方向先向前下方，后向反方向。如患者不能耐受，可采用旋转推顶法，待患者适应后再行推顶强刺激手法。最后沿跖筋膜方向擦热足底。中药熏洗以软筋散结、消炎止痛为法。

董明生等采用穴位推拿配合熏洗剂治疗足跟痛 44 例，痊愈率 38.6%，总有效率 90.9%。操作：先按、揉肾俞穴，然后拇、食指重拿患足昆仑、太溪穴，最后屈指推顶、滑、按足跟部阿是穴。熏洗方采用自拟透骨草熏洗剂（透骨草 100g、艾叶 50g、花椒 50g、白芷 30g）。

曹晔采用推拿结合芎归散外敷治疗跟痛症 56 例，治愈率 62.5%，总有效率 92.86%。操作：㨰足跟压痛点及周围，按揉足跟、跖筋膜，再配合在跟骨结节周围弹

拨跖筋膜，最后以掌根叩击足跟痛点、擦热足跟。外敷药物以行气活血、消肿止痛为法。

2. 推拿结合中药治疗跟痛症

郭翔采用推拿配合中药治疗跟痛症 128 例，治愈率 91.41%，总有效率 100%。操作：先按揉跖筋膜，然后点按承山、昆仑、太溪、涌泉等穴，屈指推跟腱两侧、足背踝下方、足底部，拔伸下摇踝关节，牵拉各足趾，揉按足跟部数次结束。中药内服法：肾阴虚者，服六味地黄丸；肾阳虚者，服金匮肾气丸；气滞血瘀者，服桃红四物汤加减；寒湿侵袭者，服独活寄生汤加减。

3. 推拿结合穴位注射或局部封闭治疗跟痛症

朱伍等采用手法结合中药熏洗、穴位注射治疗跟痛症 134 例，治愈率 68.75%，总有效率 96.6%。操作：充分放松小腿三头肌，以滚、揉、拿、捏法为主，然后重点拿捏足跟部，在痛点及周围用一指禅推法、击法操作，最后摇踝关节。中药熏洗以祛风散寒、通经活络、消炎止痛为法，穴位注射方法同常规封闭方法，部位以阿是穴为主。

萧枫等采用推拿手法配合局部封闭治疗跟痛症 56 例，治愈率 58.93%，总有效率 92.86%。推拿操作：揉、捏、拿小腿后部肌肉，重点操作跟部周围；以痛点为中心行一指禅推法，并点按昆仑、承山、太溪等穴；在痛点处行屈指点法或弹拨法，掌揉局部，按揉膝外侧至外踝及三阴交、照海、中封、申脉、解溪等部位，最后环转摇动踝关节。

4. 推拿结合针刺治疗跟痛症

邱建忠采用手法结合针刺治疗跟骨痛 60 例，认为针刺推拿合用优于单纯推拿治疗，治愈率 5%，显效率 72.5%，总有效率 96.7%。推拿操作：先用拿、揉、捏等手法放松小腿后部肌肉，侧重跟部的拿捏；再以痛点为中心施以屈指点法或弹拨法，掌揉局部；按揉膝外侧至外踝及脾经、肾经诸穴，擦热足底及涌泉穴；最后摇动踝关节。针刺方法：依照阳陵泉、阴陵泉、三阴交、承山、昆仑、太溪、阿是穴顺序针刺，得气后采用平补平泻。

跟痛症是临床常见疾病，目前推拿在治疗跟痛症上应用较为广泛，但推拿单独应用治疗跟痛症的报道较为少见，多出现在与其他方法合用治疗上。总之，跟痛症主要由于劳损、退变引起无菌性炎症产生疼痛，推拿能有效改善局部血液循环，促进新陈代谢、无菌性炎症的吸收，松解痉挛、粘连，所以对跟痛症有较好的治疗作用。

（黄锦军）

第五章　推拿治疗内科病研究进展

一、感冒

（一）单独推拿治疗感冒

艾民将 212 例风寒感冒患者随机分为推拿组和药物组，治疗后 2 组症状积分比较差异显著（$P < 0.05$）。推拿组操作：施理法于背部膀胱经 2 分钟，擦法 5 分钟；拿揉颈项及肩井 8 分钟；拇指按揉风池、大椎、肺俞、膈俞、关元俞、足三里等穴位各 0.5 分钟；横擦背部及腰骶部。

李灵灵等应用推拿"汗法"治疗风寒感冒 104 例，总有效率 97.12%。操作：头面部：大鱼际揉及一指禅推前额；分抹前额及鼻翼；指揉太阳、攒竹、迎香；扫散头部两侧。颈项部：五指拿头部；拿风池、拿项部、拿肩井。背部：掌推竖脊肌；掌揉及弹拨背部膀胱经；脊柱两侧施卷法；擦膀胱经及督脉；拿捏大椎。

卢迪冰应用推拿治疗感冒发热 10 例，有效率 100%。操作：以清凉油为推拿介质，掌根揉大椎穴 3～5 分钟；直推脊柱两侧 3～5 分钟；指推足底各 3～5 分钟。邹先富采用推拿治疗风寒感冒患者 1 例，次日诸症消失。操作：拿风池、按风府，推、抹印堂、太阳、迎香，平推背部，拿肩井穴。

陈凤玲应用推拿治疗感冒 62 例，治愈 35 例，总有效率 77.42%。取穴太阳、神庭、上星、百会、风池、大椎、肩井、列缺、合谷等。风寒偏重者加支正；风热偏重者加外关、风府；暑湿偏重者加中脘、足三里；前额痛加攒竹、阳白。手法以按揉为主，配合拿法、擦法等。

王荣采用逆推手太阴肺经的方法治疗风寒感冒，操作：沿患者肺经自腕横纹起向上直推至肘横纹，先轻后重，每侧逆推 50 次，3 分钟后患者周身微汗出，热退痛止。

艾民应用推拿手法治疗风寒感冒患者 32 例，痊愈 13 人，显效 12 人，总有效率 100%。操作：重推印堂，按揉太阳、迎香，擦鼻柱。拿风池、拿项部及肩井。按揉膀胱经，由大杼至踝部。擦背部风门、肺俞。擦背部督脉。用卷法从大杼到胃俞，从附分至胃仓。

穆清宝认为治疗感冒最有效的手法是揉搓风池法、拿提脊背法和揉搓鼻翼法，并以此为主要推拿手法治疗感冒 100 例，总有效率 98%。

程刚采用推拿手法治疗和预防感冒，取得较好疗效。治疗感冒以擦及按揉风池穴，按揉太阳、迎香穴为主要手法，预防感冒的推拿手法为擦面 200 次、擦鼻 2 分钟、擦颈后 200 次、擦大椎 150 次、擦胸部 200 次。

（二）推拿结合其他疗法治疗感冒

林桂权应用推拿结合川芎茶调散治疗外感风寒头痛患者 50 例，结果：痊愈 36 例，显效 9 例，有效 5 例，疗效优于单纯药物治疗的对照组。操作：推法行开天门、分阴阳；一指禅推头部及前额；指按印堂、睛明、太阳、百会、风池等穴；五指扫散、叩击头部；五指拿头部。拿项部；一指禅推膀胱经及督脉；点按合谷、太冲、风池、天宗等穴。

从德毓等通过推拿配合温灸法治疗中老年人气虚感冒30例，总有效率83.3%。推拿以擦、揉、推、搓背部膀胱经和督脉为主，温灸以肺俞、肾俞、足三里、关元等为主要施术穴位。

顾翔应用推拿结合走罐法治疗感冒80例，总有效率100%。仰卧位主要施术部位为眼眶、面颊、太阳、中府、云门、肺经及胃经，手法有按揉和捏拿法；俯卧位主要施术部位是项部、肩胛骨内侧、督脉及背部膀胱经等，手法以按揉、点按、拨及推为主。

周日建应用推拿手法结合拔罐治疗感冒，取得较好疗效。操作：施擦法、推法于背部督脉、膀胱经，擦大椎、风门、肺俞。拿揉、点按风池、风府、肩井、天宗等穴。于头面部作开天门、推坎宫、运太阳，按压印堂、睛明、迎香、太阳、百会等穴。

总之，感冒是最常见的外感疾病之一，其证多为外感风寒、外感风热、正气亏虚等，推拿亦分别以疏风解表、发散风寒或风热、健脾益肺为治疗原则。推拿所施部位多为头面部、颈项部及背部膀胱经、督脉等，手法以推法、擦法、按揉为主。

（李　洁）

二、心悸

使用推拿手法治疗单纯性心悸的临床报道较少，报道较多的是推拿治疗脊柱疾病引起的心悸症状。

（一）单独推拿治疗心悸

曲崇正等在临床中发现，心悸是胸椎小关节紊乱引起的常见的内科病症，故采用俯卧位、仰卧位和坐位三位推拿整复手法对本病进行治疗。曲氏等对45例因胸椎小关节紊乱引发心悸的患者进行推拿治疗，首先在俯卧位采用揉法、擦法、点按法局部放松5分钟，然后行手法整复。俯卧位分推按压法。医者双手交错，以掌根按于胸背部疼痛处两侧，配合患者呼吸，呼气时突然用力，听到并感受到"啪"声为佳。仰卧位垫胸按压法。坐位扩胸扳法。以上操作每天1次。总有效率达100%，其中急性发作者1~3次即可显效，慢性发作者2~4周有效。

后盾等用推拿手法对胸椎小关节紊乱引起心律失常的患者进行治疗，其中对照组口服倍他乐克、复方丹参滴丸。治疗组进行手法复位，首先采用肘顶振颤法：患者俯卧位，医者用右肘尖顶于偏歪棘突一侧成45°，待患者吐气将尽时用该法；然后用双手重叠按压法。双手重叠于中段胸椎棘突上，待患者吐气将尽时以寸劲按压，以听到关节弹响声为度。手法治疗的前3天连续治疗，每日1次，此后每5日1次为1个疗程，共14天。经治疗，手法组的有效率达96.65%，显著高于对照组的34.78%，起到了舒筋活络、调畅心脉的作用。

廖康兴等使用推拿手法对92例胸椎小关节紊乱致心律失常的患者进行了治疗。其具体治疗方法有：掌推法：患者俯卧，医者立于左侧，右掌根按压于患者棘突，左手置于右手上，与脊柱呈45°，呼气末时向前下方推按，以弹响为度。按揉捏脊法：沿竖脊肌和椎旁用拇指向内下方按摩，然后用两手掌呈纵行向上推挤，余四指提挤耸起皮肤旋转提挤，顺延向下。膝顶法：适用于胸椎上段后关节紊乱。患者坐位，双手垂放，医者双手自患者双肩外侧环抱上胸并双手相握，患者略后仰背靠医者右膝，头置医者右肩，呼气时双手用力往后下方压，右膝同时向上顶推，以弹响为度。穴位按压法。在足太阳膀胱经大杼穴按压60次，肺俞、心俞、膈俞、脾俞等按压30次。治疗2周后评定疗效，总有效率达94.6%。

房纬等对颈源性心律失常患者进行了颈部分区推拿治疗，观察组治愈率达90%，明显优于对照组70%，且观察组治愈的平均时间明显少于对照组。观察组给予分区推拿：颈背部及颈外侧区推拿：以指拨法作用于上述两区的肌肉，并在风池、肩井及该两区内压痛点施以点按手法。胸锁乳突肌区推拿：在该区施以指拨法充分放松，对交感神经兴奋型可加用颈动脉窦按压法，不超过1分钟。椎前区推拿：即椎前筋膜深面部位，因此区肌群较深，故指拨时应增加压力以求深透。颈部拔伸法：医者双手托患者头部拔伸颈椎数次，以改变颈椎小关节紊乱，缓解肌肉痉挛。而对照组仅给予颈背部及颈外侧区推拿、颈部拔伸法。

乐春云运用龙氏正骨手法治疗颈源性心律失常患者，总有效率93.33%，明显优于对照组使用的传统推拿手法。

（二）推拿结合针刺治疗心悸

赵金荣对98例因颈椎病引起心悸的患者采用正骨结合针刺的方法进行治疗。正骨操作：患者坐位，颈部靠于椅背，助手面对患者按住其双肩，医者站于其背后，一手前臂轻托患者下额，另一手按压病变椎体棘突旁，嘱患者向后转头，在转至其极限角度时适当用力，使其转头角度扩大3~5°，以听到清脆响声为佳，隔2日操作1次。同时配以针刺治疗，选取中脘、关元，以及双侧内关、足三里、阳陵泉、三阴交，用平补平泻法针刺，留针30分钟，每日1次。结果：总有效率98%。认为对于此类病症，正骨疗法可直接改变椎体对交感神经的压迫，而针刺诸穴可行气活血、宁心安神，两法合用，增进疗效。

总之，心悸多因素体虚弱、劳倦太过、七情内伤、感受外邪、药食不当等，使气血阴阳亏损，心神失养而不宁，或因痰、饮、火、瘀等阻滞心脉、扰乱心神而致病。现代有研究显示，心悸的发生也可由心理障碍引起，大多数继发性心悸患者无潜在严重的心脏疾病，但却可有普遍而持续的心理问题。推拿治疗本病效果显著，不仅可治疗原发病、缓解症状，而且可减少药物使用，易被患者接受。

（徐　勰）

三、冠心病

（一）推拿治疗冠心病

1. 单独推拿治疗冠心病

李华东等对 40 例稳定劳累性心绞痛患者采取推拿治疗。操作：选取心俞、厥阴俞，先后施以滚法、指揉法各 3～5 分钟；以一指禅偏峰推膻中，掌摩心前区 5～10 分钟；以指揉内关、神门、大陵、曲池、中冲、少冲穴各 1～2 分钟；沿手厥阴心包经、手少阴心经施以滚法和按揉法 3～5 遍。结果：总有效率 92.5%，治疗后临床症状体征、心电图、动态心电图均得到改善（$P < 0.05$）。

毛德刚采用推拿手法治疗 35 例稳定劳累性心绞痛患者，总有效率 88.6%。取穴：心俞、厥阴俞、内关、神门、膻中、曲池、中冲、少冲、大陵等，推拿手法：滚法、指揉法、点揉法、拿法、一指禅偏峰推、摩法、搓法等。

王智应用推拿手法治疗 250 例冠心病心绞痛患者，总有效率 97.2%。操作：在患者胸前施摩、揉、推等手法，点揉膻中、乳中、乳根；由天突至膻中施指揉法，按中府、云门；点按内关、大陵；施揉法、扳法等于颈部；揉心俞、膈俞、至阳。

雷迈采用内功推拿流派手法对 38 例冠心病患者进行治疗，总有效率 94.6%。头面部操作手法有拿五经、推桥弓、头面部分法及扫散法；躯干部操作手法包括横擦胸腹部、横擦肩背部、腰部及两胁部，掌背震大椎及八髎等，上肢部手法有拿上肢、直擦上肢、理掌背、理五指、劈指缝、运膀子、抖肩臂等。

肖春兰通过指按大椎、心俞、内关、足三里、膻中、神门等穴的推拿方法，治疗 30 例冠心病单纯性心肌缺血患者，总有效率 86.7%。

2. 推拿结合药物、针刺等方法治疗冠心病

张洪侠在应用丹参注射液基础上采取推拿手法治疗 25 例不稳定型心绞痛患者。选取的穴位为内关、公孙、神门、足三里、三阴交；痰阻配丰隆，血瘀配血海，气滞配太冲。推拿手法采用指揉法、点揉法、按法，每次操作 15 分钟。结果显示，治疗组心绞痛疗效总有效率为 96%，显著优于对照组，且在心电图改善、血液流变学改善方面均与对照组有显著差异（$P < 0.05$）。

刘鹏等对 25 例稳定型心绞痛患者在给予复方丹参滴丸基础上采用通阳散结推拿法进行治疗，总有效率 92%，操作：团揉腹部 5 分钟；颤丹田 5 分钟；拿手三阴、手三阳经 5 分钟；拿揉胸大肌 5 分钟。石向东在采用常规药物治疗基础上对 65 例痰阻心脉证冠心病患者进行推拿和针刺治疗，总有效率 87.3%。推拿操作穴位及部位为膻中、心俞、厥阴俞、内关、神门，胸部任脉及背部督脉、太阳经循行部位。手法有一指禅推法结合指按、揉及小鱼际擦法。

毕鸿雁采取推拿手法合并理疗治疗 30 例气虚血瘀证冠心病患者，总有效率 90%。操作：沿督脉和膀胱经及华佗夹脊穴连线由背部到腰骶部施以摩法及掌根揉法 5～8 次。弹拨竖脊肌；中指于督脉，食指和无名指于两侧夹脊穴连线从上至下施以搓法。按揉心俞、肝俞、脾俞、肺俞、肾俞等穴。小鱼际直擦腰背部两侧膀胱经。掌击膀胱

经 3~5 次。物理疗法选取远红外温热治疗床给予治疗。

（二）推拿治疗脊源性类冠心病

钱继存采用补血养心推拿法治疗 31 例颈心综合征患者，总有效率 93.55%。操作：一指禅推、拿揉颈部肌肉，背部膀胱经施滚法；按揉心俞、脾俞、胃俞；横擦左侧背部脾胃区（T_{7-12}）；捏脊；按揉手三里、内关、后溪；按揉血海、足三里、三阴交；掌振神阙穴；点按气海。一指禅偏峰推前额及眼眶；掐揉神门、内分泌、脾、胃等耳部反射区；扫散法施于头部两侧胆经循行部位；按角孙；五指拿头部。整复手法：施以颈椎及胸椎扳法调整小关节紊乱。

李俊杰等采用推拿手法治疗 167 例脊源性类冠心病患者，总有效率 97.6%。治疗手法包括坐位颈椎定点旋转指推复位法及胸椎的俯卧位按压法、坐位膝顶端提法、俯卧位掌推摇正法以及坐位牵拉端提法。

杨济采用推拿手法治疗 36 例脊源性类冠心病综合征患者，总有效率 83.33%。操作：为指按背部膀胱经，掌按棘旁和肋椎关节；旋转复位偏歪胸椎棘突；膝顶法、提胸法或掌推法调整紊乱关节。

顾燕频应用推拿配合中药治疗胸椎错位导致心绞痛样发作的病证，取得显著疗效。操作：施揉法、一指禅推法作用于肩背部压痛点及条索状结节处；两手交叠置于错位胸椎棘突上，向下按压，整复关节；按压心俞、厥阴俞、内关、神门等穴。

王辉明采用推拿手法治疗 36 例颈心综合征患者，总有效率 94.4%。操作：按揉舒筋法：双掌平推肩背部及肩至上肢，按揉肩胛区、肩内缘；自上而下按揉胸锁乳突肌、斜方肌、肩胛提肌。整复错缝法：行颈椎定位旋转扳法、胸椎对抗复位法整复颈、胸椎小关节。

黄振刚采用推拿配合牵引治疗 53 例颈性类冠心病患者，总有效率 83%。操作：拇指拨离颈项肌、斜方肌，于风池、风府、大椎、肩井等穴施按、揉或振法；拇指指腹擦两侧颈项肌及中间颈韧带部；按揉内关、神门穴；仰卧位颈椎拔伸及微调；俯卧位按揉左侧心、肺、膈、厥阴俞，大鱼际揉膀胱经。

总之，尽管导致冠心病发生的因素众多，但其主要病机为心脉痹阻，属本虚标实，因此治疗冠心病所采用推拿手法及施术穴位和部位亦应多着眼于温阳通络、振奋心阳、益气活血、祛痰化瘀等方面，临床研究也证实推拿治疗冠心病具有显著疗效。

（李　洁）

四、失眠

失眠是临床常见疾病，目前推拿在治疗失眠上应用较为广泛。

（一）单独推拿治疗失眠

刘萍等取穴推拿治疗失眠患者 30 例，总有效率 93.3%。取穴：攒竹、坎宫、太阳、百会、风池、中脘、肾俞、足三里等，攒竹、坎宫穴用指推法，其他穴用按揉法。

马燕香用推拿点穴治疗失眠 300 例，痊愈 246 例，有效 48 例，无效 6 例。操作：

拇指交替直推印堂至百会，分推前额部，梳推头部以督脉、膀胱经、胆经为主，两手多指同时从太阳穴经耳上部、耳后部推至风池穴，用拇指揉法揉上述路线，头的两侧可改用大鱼际揉法，用拇指按法按上述路线，重点是神庭、本神、四神聪、百会穴，用双手大鱼际在头两侧对按，双手五指自然分开，用指端抓摩、叩击头皮，点按印堂、神庭、本神、四神聪、百会、太阳、头维、耳门、风池等穴。

再先武用推拿治疗失眠症 40 例，总有效率 95%。操作：用一指禅推法从印堂至神庭，再从印堂沿眉弓至太阳，多指梳推头部以督脉、膀胱经、胆经为主，再双手多指从太阳穴经耳上、耳后推至风池穴，拇指按揉印堂、神庭、本神、四神聪、百会、太阳、风池、心俞、神门，指端叩击头部，抓摩头皮，点按攒竹、鱼腰、睛明等穴。

汪强用保健推拿治疗失眠症 52 例，治愈 22 例，显效 18 例，有效 11 例，无效 1 例。1 个疗程（10 天）后睡眠明显改善者 35 例，占 67%。

何书杏等用开天门穴位按摩治疗高血压失眠症 33 例，总有效率为 93.90%。

李洪涛等将失眠患者 148 例随机分为推拿组和药物组，推拿组总有效率为 90.5%，药物组总有效率为 78.4%（$P<0.05$）。操作：患者仰卧位。用一指禅推、抹印堂－神庭一线及两侧印堂－眉弓－太阳线 10 遍；指按、指揉印堂、神庭、攒竹、睛明、鱼腰、太阳、角孙、百会穴各约 1 分钟；抹前额 3~5 遍；拿五经、拿风池、拿肩井 2~3 分钟；行扫散法约 1 分钟；指尖击前额至头顶，反复 3~6 遍。用掌摩法先顺时针方向摩腹，再逆时针方向摩腹，时间约 5 分钟。指按、揉中脘、气海、关元各约 1 分钟。患者俯卧位，按揉背部太阳经，按揉心俞、肝俞、脾俞、胃俞、肾俞、命门等穴各 1 分钟；捏脊 3~4 遍；掌推背部督脉及两侧太阳经 3~4 遍。

贺旭林用经穴推拿治疗 49 例失眠患者，总有效率 95.9%。主要用掐、点按、拿、点揉、揉等手法。取穴为神庭、百会、太阳、印堂、迎香、鱼腰、头维、安眠、风池、肩井、肩中俞、神门、三阴交。

吕明等用推拿二步七法治疗肾阴虚型失眠，疗效满意，认为用一指禅偏峰推头面部，用拇指按揉印堂、神庭、攒竹、太阳、睛明、心俞，用拿法拿头部，用扫散法在头部操作，重在安神定志，用拇指按揉肾俞、三阴交、太溪，用擦法擦肾俞、八髎、涌泉穴，重在滋补肾阴。

邹兰亭等通过用耳穴压豆治疗 30 例慢性阻塞性肺疾病患者失眠的疗效观察，总有效率 83.3%，每次每穴按压 2 分钟。

赖德利等基于失眠与五脏的重要关系，在失眠的诊治中，采用循经触按的方法，常可找到一些固定的阳性反应点。刺激阳性反应点的方法可以使脏腑安衡、经络顺通。

骆竞洪用额前分推、腹肌拿提、按腹中、上腹横摩、推前臂三阴经、揉足三里治疗心脾亏损型失眠，用宽胸法、点按侧胸腹、摩下腹、横摩骶部、揉足三里治疗心肾不交型失眠。

吕明用点穴的方法治疗失眠，操作：用拇指端点法或屈拇指点法点内关穴 2 分钟、三阴交穴 2 分钟，用拇指按揉百会穴 2 分钟、四神聪穴 2 分钟，用五指叩点法叩点足三里穴 1 分钟。

张琪等用点穴为主推拿治疗颈性失眠 30 例，治愈 15 例，显效 6 例，总有效率 100%，结论：点穴为主推拿治疗颈性失眠有明显疗效。操作：对称点按风池穴，自上而下依次点揉颈部夹脊穴，点按肩井，一指禅推颈部两侧肌肉，弹拨枕下肌群及斜方肌硬结、压痛点处，用㨰法及大鱼际推法作用于双肩部和肩胛内缘菱形肌，双手夹持患者两侧下颌部，适当用力向上牵引，在牵引下前屈、后伸及侧旋头部，小指点按双侧睛明及瞳子髎，拇指点揉双侧攒竹、印堂、丝竹空、太阳、悬厘、悬颅，两拇指依次对挤头皮督脉穴位，神庭、百会指力稍重，点按四神聪、头维、太冲、太溪、合谷穴，轻抹眉弓、前额，扫散头皮手足少阳经，手指轻叩头皮。

（二）推拿结合其他疗法治疗失眠

1. 推拿结合针灸治疗失眠

王麦绒等以针刺配合按摩治疗失眠 48 例，总有效率 91.67%。操作：用一指禅推法、抹法在印堂至神庭、印堂至太阳、迎香至下关等处操作，指按角孙，扫散头颞部，按拿肩井穴，顺时针摩腹部，按揉中脘、关元、气海穴。

李铁成等用针灸推拿治疗失眠患者 47 例，总有效率 91.49%，结论：针刺治疗失眠能协调阴阳，推拿刺激人体的固定部位，可起到激发经气、平衡阴阳的作用。

王山等针刺配合头部推拿治疗失眠 58 例，总有效率 96.6%。操作：头部梳法，拿五经，点按印堂、太阳、攒竹、丝竹空、神庭、头维、风池、百会、上星、安眠穴，指尖叩头。

李君用针刺配合推拿治疗失眠患者 87 例，治愈 62 例、显效 10 例、有效 10 例、无效 5 例。推拿手法主要用按揉法，推拿部位和主穴为颞部、印堂、玉枕、鱼腰、本神、太阳、瞳子髎、率谷、风池。吕岑等针刺、推拿阴阳跷脉治疗失眠，用匹兹堡睡眠质量指数量表评定患者治疗前后的睡眠状况，得出的结论是针刺推拿阴阳跷脉组能有效改善患者的睡眠质量，明显减少了药物使用。

柳清用足底反射区按摩配合灸术治疗失眠症 88 例，有效率 90.3%。操作：医者先采用全足按摩，用指掌从足跟至足趾上下来回运动，直至足底发热，再用单食指扣拳法垂直缓慢按压足底反射区，之后用艾条在涌泉穴灸 20 分钟。董偓用针灸推拿治疗失眠症 60 例，总有效率为 91.7%。推拿手法主要有推、揉、点、一指禅推、摩、揉、颤、抹、点揉、叩等，并认为针灸可以镇静安神，推拿可以激发经气。

2. 推拿结合中药治疗失眠

周立清用加味酸枣仁汤合穴位推拿治疗重症失眠 39 例，临床痊愈 26 例，显效 5 例，无效 4 例。操作：用推、拿、㨰等法施于颈、肩、背部，点按风池穴，推大椎穴，拿肩井穴，双手拇指从两眉中间经眉上额部向两侧太阳穴分推，点按印堂，揉太阳穴。

贾东生等用刺五加片口服与按摩百会穴治疗失眠 22 例，总有效率 86.36%，认为通过按摩百会穴，不仅可以疏通气血，改善组织供氧、供血的能力，同时还能抑制神经兴奋，有镇静催眠的作用。

费裕朗等用穴位注射配合按摩治疗失眠 20 例，总有效率 85%。在四神聪穴注入复方当归注射液，配合涌泉、关元、阴交、中脘、夹脊、百会、神庭穴的摩法、推法或点按法。

3. 推拿结合中药和针灸治疗失眠

陈晓群等应用推拿结合中药、针灸治疗失眠 52 例,总有效率 85%。操作:肝火上扰型:按揉太冲、行间、肝俞、胆俞、风池,配以搓摩两胁。阴虚火旺型:推桥弓穴,先推一侧桥弓穴 20～30 次,再推另一侧桥弓穴 20～30 次;横擦肾俞、命门一线,以透热为度;再直擦两侧涌泉,以引火归元。胃腑不和型:按揉内关、丰隆、足三里、公孙、神门等穴;横擦左侧背部脾胃区($T_7～T_{12}$),均以透热为度。心脾两虚型:按揉心俞、脾俞、胃俞、足三里、三阴交等,每穴约 1min;横擦左侧背部脾胃区,再直擦督脉,均以透热为度。

总之,失眠主要是因为机体内在的气血、脏腑功能失调所致,故治疗失眠应着重在内脏的调治。推拿治疗失眠效果显著,辨证推拿、经穴推拿和推拿配合针刺疗法疗效更佳,不但可以减轻患者对药物的依赖性,而且易被患者接受。

(吕　明　魏玉龙　王　乙　刘　鹏)

五、头痛

单独推拿在治疗头痛上应用较为广泛并且疗效较佳。

1. 推拿治疗颈源性头痛

黄海燕重点在风池穴进行强刺激手法,联合其他推拿手法治疗,总有效率 92.5%,优于药物对照组的 77.5%。

陈家兴用推拿治疗颈源性头晕头痛,将头痛患者随机分为推拿组 60 例和药物组 20 例,推拿组总有效率为 98.33%,高于药物组的 75%。操作:点按风池、风府、肩井、天宗、曲池、外关等穴。用滚法、揉法、拿法、拇指分筋法,以项韧带、颈夹肌、斜方肌、肩胛提肌、菱形肌、头下斜肌为重点。用小角度斜扳法整复错位的上位颈椎,用旋转复位法整复下位的颈椎。无颈椎错位者,直接进行下一步操作。在患侧颈部肌肉施擦法至透热结束。

全晓彬等用正骨推拿手法治疗颈源性头痛 60 例,并与口服西药组进行对照,临床疗效显著。操作:患者端坐于无靠背方凳上,挺腰自然坐直。以患椎向左偏歪为例,医者站于其后方,摸准患椎棘突,以右手拇指轻轻按于患椎左侧缘,余四指轻轻扶持于右侧颈肩部,左手前臂托住患者下颌部,左手掌抱住枕部,医者左手前臂逐渐用力向上提拉,然后两手协同使其头向左慢慢转动,至最大限度时,双手协同配合,左手带着患者头部继续向左稍作旋转,右手拇指同时用力将患椎向右前方顶推,可感觉患椎有被推动移位感,常伴有"哒"的响声。再重新触诊患椎棘突是否复正,若尚未复正,可重复进行复位操作。正骨操作完毕后,用弹拨、理筋等手法放松其颈项部肌肉,以消除正骨后的不适感。

李锦恒等人观察压痛点强刺激推拿治疗颈性头痛的临床疗效,总有效率 97%。操作:选准压痛点,采取拇指与食指的桡侧对捏位,用拇指尖端在痛点上作滑动按压,要求指力达到病变的肌肉深层，以患者能忍受为准。操作中滑动方向应与肌肉、肌腱或神经支的走向垂直，滑动按压的拇指尖有间歇性的放松，以恢复软组织的血液循环，避免皮肤的损伤。每一压痛点手法治疗时间约30秒，直至所有压痛点推拿完毕。

2. 推拿治疗紧张性头痛

郑葆青将84例患者随机分为治疗组（推拿治疗组）和对照组（阿米替林组），治疗组总有效率95.23%，优于对照组71.43%。操作：患者仰卧位。以食指或食中指交叠点揉印堂、睛明、攒竹、太阳30秒，双手拇指指腹呈八字状，自两侧睛明沿眉弓分推至两侧瞳子髎30遍，自印堂向上至发际推30遍。患者仰卧位。医者以食指或拇指点揉头维、率谷、百会、四神聪各30秒，用五指沿头部五经采用拿法10遍，用喙法作用于头顶部30次。患者坐位。医者以一指禅推法作用于颈部3条经（正中督脉经及膀胱经第一侧线），自上而下3~5遍，施㨰法于颈肩部5分钟，拿揉风池、风府、阿是穴及条索状肌筋结节各30秒，提拿双侧肩井3~5次。

房纬等人单用腹部推拿来治疗慢性紧张性头痛，选取主穴：气海、关元、中脘、天枢、神阙。操作：腹部双掌按气海、关元穴；腹部双掌揉中脘穴；腹部掌运神阙穴。结果：近期疗效中腹部推拿在头痛改善度方面差于头颈肩部推拿；远期疗效中腹部推拿头痛改善度和生活质量改善度均优于头颈肩部推拿。

李伟红用经穴推拿来治疗紧张性头痛，总有效率90.48%。操作：患者取坐位。医者先用㨰法或推法施于两侧肩背部和项部肌肉及局部阿是穴，再根据患者病情施以局部推拿。眼眶疼痛：患者取仰卧位，医者用两手大拇指轻揉双侧攒竹，并沿眉弓抹至丝竹空，再轻揉丝竹空，反复操作6次。颈项疼痛：医者两中指分别按揉双侧风池，以使酸胀感沿头部外侧传导至头顶、前额；拿捏颈项部肌肉。偏头痛：用一指禅推法于头维穴施治1分钟；再于头侧沿手足少阳经循行路线逆时针进行一指禅推拿，约2分钟。

代美英采用中医传统的"三阳开泰"推拿疗法为主治疗肌紧张性头痛56例，取得了较好的疗效，总有效率为91.07%。操作：双手拇指自前额中央沿头维、两颞经率谷分推至耳后风池穴30次；用喙法作用于头顶部30次；开天门30次；五指拿头顶10次；以一指禅作用于颈部三条经，各经自上而下各3~5次；拇指点按百会300下。

张其镇用腹部推拿法为主来治疗紧张性头疼，将50例紧张性头疼患者随机分为2组，分别用推拿手法治疗和西药治疗，2组总有效率分别为88.0%和68.0%。操作：腹部掌运神阙穴；腹部指推任脉。

3. 推拿治疗其他类型头痛

马载等针对以头痛为主症的62例患者进行推拿治疗，治愈44例，显效17例，总有效率98.3%。基本取穴：肩井、人迎、风池、风府、印堂、头维、太阳、百会、夹脊穴。风寒头痛：加按揉风门、肺俞，擦背部膀胱经，点合谷；风热头痛：加揉大椎、肺俞、风门，点风池、合谷，拍背部膀胱经；暑湿头痛：加按揉大椎、曲池、合谷、三阴交；肝阳头痛：加推桥弓，点揉太冲、行间，擦涌泉；痰浊头痛：加摩腹，按揉足三里、丰隆、内关、脾俞、胃俞、大肠俞；血虚头痛：加摩腹，按揉心俞、膈俞、血海、足三里、三阴交；肾亏头痛：加揉关元、气海，背腰部擦督脉、命门、肾俞、八髎。阴虚者口干少津、舌红脉细数，加减同肝阳头痛；瘀血头痛：加擦痛点，点揉血海、三阴交。

总之，推拿治疗头痛临床运用效果显著，适用于不同类型的头痛治疗。因为疗效确切、持久、无副作用，可作为常用的治疗方法运用于头痛的治疗。

（李　武）

六、高血压

目前，推拿治疗高血压已成为一个非常重要的方法。

（一）单独推拿治疗高血压

张盼采用通经调脏法以"疏通经络、激发经气、协调阴阳、调节脏腑"为治则，取穴及部位以腹部为主，配用百会、风池、三阴交、太冲、涌泉等穴。主要手法为摩法、运法、推法、点法、拿法、拍法等，结论：通经调脏法推拿治疗高血压病的临床疗效优于耳穴贴压治疗法，能以更有效的机械形式刺激血管内皮细胞，从而减少内皮素的生成以及分泌，且对 NO 的合成与释放起到了促进作用。

曾孟林采用以"推桥弓"为主的"平肝降逆"法，部位取双侧桥弓穴、前额部、眼眶、太阳、攒竹、印堂、风池、心俞、肝俞、肾俞、命门、曲池、三阴交、涌泉。推拿介质用强生婴儿爽身粉。结论：推拿组和硝苯地平组血压在刚结束治疗时均下降，但组间结果无明显差别。治疗结束 1 个月后，2 组间血压均维持在稳定水平，推拿组收缩压疗效与西药组比较，差别无统计学意义，但推拿组舒张压及平均血压低于西药组（$P < 0.05$）。

林成杰设计推拿组和药物组治疗轻中度高血压，结论：推拿可能通过多种途径达到降压的效果，包括通过手法刺激经络、穴位，调节脏腑经气，协调阴阳；包括通过躯体 – 内脏反射，改善心血管功能而降压；降低血脂、血糖，改善血流变，从而改善了血液的高黏滞状态，降低了外周血管的阻力；通过外周局部刺激的方式，保护和调节血管内皮的分泌功能，减少血管内皮素（ET）生成，促进 NO 的合成与释放，促进降钙素基因相关肽（CGRP）的合成与释放，纠正循环血中 ET、NO、CGRP 等血管活性物质失调，降低血管平滑肌内皮收缩因子的反应性，从而改善阻力血管的舒张功能。

（二）推拿结合其他疗法治疗高血压

1. 推拿结合西药治疗高血压

王强采用推拿加硝苯地平作为实验组与单用硝苯地平组做对照，操作：用按揉推摩手法作用于太阳、印堂等穴。按揉神庭、百会及风府等穴。推拿手法作用于颈项、肩井及肩部两侧隆起筋络。均为每次 5 分钟，每日 3 次。结果：推拿组总有效率和对照组分别是 96.67%、75.00%，且临床疗效与症状积分均显著优于对照组。

唐娜娜等采用西药联合推拿与纯西药组治疗高血压进行比对。治疗手法：指按法、推法、揉法，治疗部位：双侧耳背及颈项沿足少阳胆经、足太阳膀胱经循行路线。重点按压风池穴。结果：苯磺酸氨氯地平片结合推拿治疗组症状总积分及各单项症状积分均小于对照组，治疗肝阳上亢型高血压病疗效显著。

2. 推拿结合中药治疗高血压

陈楠等进行中药结合推拿手法与单纯西药治疗对比研究，108 例患者中，治疗组63 例全部使用推拿结合中药治疗，采用先汤剂、后推拿的方法，方药组成：钩藤 15g、白菊花 15g、生地 15g、白芍 15g、黄芩 10g、龙骨 30g（先煎）、牡蛎 30g（先煎）、珍珠母 30g（先煎）、石决明 20g（先煎）、牛膝 15g、山茱萸 15g、丹参 15g、赤芍 15g；随症加减，水煎服，日 1 剂。待血压正常或达到临界血压时改服中成药愈风宁心片。推拿操作：患者坐或卧位，医者立或坐位。推前额，分抹前额，分抹眼眶上下缘，运太阳，扫散法，鱼际轮推法，深点肩井，约 3 分钟。压头三经，五指按头，合推后枕，揉风池，推挤项隆起三式，指抹侧颈法，约 3 分钟。拿肩井，点揉血压点、肩中俞、肩外俞、肩胛脊柱缘、华佗夹脊，击大椎，叩击腰骶，搓腋下寸抹腋下，约 6 分钟。掌抹胸中线，梳理肋间，梳胸法，指分腹阴阳，摩中脘，双掌摩腹法，掌抹腋下，共约 5 分钟。结果：1 个月内短期降压作用西药强于中药，但 2 个月以上中药结合推拿则产生了更优的疗效。

3. 推拿结合针灸治疗高血压

嘉士健采用推拿整脊配合针刺治疗颈源性高血压 34 例，愈显率为 79.4%，总有效率为 94.1%，对照组（单纯针刺）愈显率 61.8%，总有效率 82.4%，治疗组愈显率、总有效率均优于对照组，差异具有统计学意义。2 组治疗后血压均下降；治疗组下降值较对照组明显，差异有统计学意义。

李姣莹使用前瞻性设计方法，对 64 例患者采取针刺推拿治疗：针刺：选取夹脊、双侧风池、风府、大椎、太阳、百会、曲池、外关、合谷、三阴交、太溪、太冲为主穴。推拿：在颈部棘突自上而下轻触以寻找阳性反应点，用揉捏法对其颈部放松，拨法对阳性反应点进行松解理筋，放松后采用颈椎斜扳法治疗，扳动幅度控制在 5°～10°。结果：痊愈 44 例，总有效率 92.30%。

李国武等用颈椎推拿结合浮针疗法治疗颈性高血压取得良好疗效，疗效优于单纯浮针组。颈椎推拿结合浮针疗法治疗 84 例，痊愈 55 例，显效 21 例，总有效率 90.47%。2 年以上未复发者为远期疗效，半年至 2 年复发者为中期疗效，远期疗效 52 例，中期疗效 26 例。

总之，推拿防治高血压有其独到的优势，对于临床症状的改善和降低血压都有显著疗效，不仅可以单独对中轻度的高血压进行治疗将血压维持在一定的稳定水平，而且还可以结合针灸、中药及西药等多种方法从整体观出发进行治疗。

（王继红）

七、中风后遗症

中风是临床常见病多发病。具有高发病率、高死亡率、高致残率及高复发率的特点。随着我国人口老龄化，城镇居民膳食结构改变及不健康生活方式增多，中风已经成为城乡居民的首要死因。

（一）单独推拿治疗中风后遗症

雷龙鸣等选择推拿足反射区方法干预中风患者，效果满意。操作：反射区选定肾-输尿管-膀胱、头、额窦、小脑与脑干、脑垂体。加减：面瘫加三叉神经、上颌、下颌与面，上肢瘫加肩、肘与肩胛骨，下肢瘫加膝、髋，失语加喉、气管。患者取仰卧位，医者以屈食指点、按法为主，并配合推、摩、掐、刮等法刺激。力度以患者出现较强刺激感但能忍受为度。选择日常生活量表评价治疗效果，结果：观察组日常生活活动能力良好以上率72%，对照组42%，差异有统计学意义（$P<0.05$）。

程进等用督脉推拿治疗偏瘫，治愈率82.6%。运用推、拿、点、按、揉、捏、弹筋拨络、被动活动关节等手法。操作：从督脉长强穴开始向上推、揉、点、按至百会穴，连续3~5遍。重点选取秩边、委中、足三里、阳陵泉、涌泉、尺泽、列缺、内关、外关、合谷等穴。以百会、上星、神庭、素髎、水沟、兑端等穴，配合头面部其他穴揉、按而收功。

王振林等观察推拿干预中风后遗症患者的生存质量，治疗组以推拿头部、四肢、背部为主。配合基础干预手段，如主动运动训练步态等。对照组以华佗再造丸配合基础干预。治疗1个月后统计生存质量测定表（WHO QOL-100）总分，治疗组明显优于对照组（$P<0.05$）。

刘景隆等对100例脑卒中后遗症患者采用辨证分型推拿治疗，将治疗组50例按照中医辨证分为肝阳上亢、气虚血瘀、风痰阻络、阴虚风动、肝肾阴虚等5个证候，分别处以对症的推拿治疗手法。如气虚血瘀，手法以推、拿、㨰手足三阴经、三阳经，点按百会、膻中、气海、足三里、冲阳、大椎、肾俞、解溪、太溪为主。阴虚风动应用推、拿、㨰手足三阴经、三阳经，提拿足三阴、足三阳，点按风池、百会、内关、神门、曲泽、曲池、合谷、血海、阴陵泉、三阴交、解溪、太溪、涌泉、心俞、肝俞、脾俞、肾俞等穴。治疗组的Fugl-Meyer及日常生活活动能力评分（MBI）改善较对照组明显（$P<0.05$），提示推拿可以改善患者运动功能及日常生活能力。

叶斌等采用点按肩髃穴治疗中风后肩关节半脱位，操作：患者坐位，医者用拇指点按患侧的肩髃穴，持续点按30秒后休息5秒，同时嘱患者对抗，总共治疗15分钟左右。通过VAS及AHI方法观察治疗效果，结果发现治疗组VAS疼痛评分显著低于对照组（$P<0.01$），AHI显著小于对照组（$P<0.01$）。提示点按肩髃穴可缓解卒中后肩关节半脱位患者的疼痛，同时改善其半脱位状态，为今后的上肢功能恢复打下基础。

（二）推拿结合其他疗法治疗中风后遗症

1. 推拿结合针灸治疗中风后遗症

刘立波等应用针灸配合推拿治疗肩手综合征，总有效率100%。针刺选穴：头部运动1区、天宗、秉风、肩三针、曲池、手三里、后溪、合谷及阿是穴。推拿操作：患者仰卧位。先由患者手部至肘部，由肘部至肩部用㨰、按、推、揉法，反复进行重点治疗，同时配合患肢外展和腕、肘、肩关节被动活动及手指理法、捻法。再点按缺盆、肩井、尺泽、后溪、手三里、合谷等穴。用拿、搓、抖法结束治疗。

吴国良采用传统针刺结合腹部推拿治疗中风后遗症，操作：患者取仰卧位，医者用掌根推压患者任脉（剑突下至肚脐段）10～15分钟，分推腹阴阳5分钟，一指禅轻揉气海、关元穴5分钟，拨法弹拨任脉上腹段10分钟，顺时针运腹10分钟。针刺穴位：肩髃、曲池、合谷、外关、环跳、阳陵泉、足三里、解溪、昆仑。神智昏蒙、嗜睡者加人中、四神聪。口眼歪斜者加地仓、颊车、阳白、攒竹。结果：治疗组显著进步率60%，对照组10%，两组显著进步率比较差异有统计学意义（$P < 0.01$）。

李守刚等研究对比针刺配合推拿治疗中风后偏瘫，将96例中风后偏瘫患者随机分为针刺治疗、推拿治疗及针刺配合推拿治疗3组，分别进行疗效观察与分析。发现针刺配合推拿治疗组疗效明显优于针刺组和推拿组，针刺组和推拿组比较疗效无显著性差异，认为针刺配合推拿临床疗效显著，值得进一步推广应用。

2. 推拿结合针灸、康复训练治疗中风后遗症

王啸等采用针灸推拿联合康复训练治疗中风后遗症156例，针刺取穴以手厥阴经、督脉及足太阴经穴为主。推拿选择滚、揉、拨等手法梳理膀胱经，滚、拿、捏等手法运用于四肢。康复训练包括肢体和语言的康复训练以及心理康复，如床上起坐、翻身及手指精细活动的功能训练，坐、站及以站立位为中心向不同方向转动的平衡训练，肩、肘、腕等关节活动度的维持训练等。治疗组总有效率89.74%，日常生活活动能力（ADL）评分78.96，均与对照组有显著差异（$P < 0.05$）。

潘化平等采用疏经通督推拿法结合康复训练干预偏瘫患者肢体运动能力。对照组选择Bobath技术为主的物理治疗，促进分离运动，进行躯干肌、髋关节及膝关节控制训练，坐位平衡及重心转移的训练，平衡杠内步态训练，以及ADL训练。疏经通督方法主要滚、叩击、指压督脉、夹脊、膀胱经、胆经、胃经以肩胛区。取穴：大椎、肾俞、大肠俞、命门、环跳、殷门、承扶、委中、承山、居髎、风市、阳陵泉、伏兔、梁丘、膝眼、足三里、丘墟、解溪、太冲，昆仑、太溪、肩内陵、曲池、合谷诸穴。应用一指禅推法于下关、颊车、地仓、人中、承浆诸穴。治疗组治疗后各指标均优于对照组，差异均有统计学意义（$P < 0.05$）。

总之，临床运用多种推拿手段治疗中风后遗症均有较满意效果，同时结合针灸及其他手段疗效有不同程度的提高，提示推拿对中风后遗症具有很好的干预效果。

（王继红）

八、面瘫

（一）单独推拿治疗面瘫

刘文新以手法按摩治疗顽固性面瘫，经2～6个疗程（10日1个疗程）后，痊愈38例，好转11例。操作：用患侧大拇指按压健侧合谷穴，保持穴位酸胀感；用拇指指腹抹法作用于前额部，方向由下向上，由内向外，使局部产生温热感，持续5分钟。以指端按揉阳白、鱼腰、太阳、睛明、迎香、地仓、颊车、颧髎、翳风、风池、完骨穴，每穴按揉 30 秒，使之产生酸胀感，两侧同做，以患侧为主。沿地仓－颊车－耳门、印堂－阳白－太阳－耳门两线施大鱼际揉法数遍，使患者肌肉有轻松舒适感，持续 5 分钟；用一指禅指端推人中、承浆两穴；以指腹勾法用于患侧面部数遍。

夏惠明推拿治疗周围性面瘫，疗效显著，操作：用一指禅推法；用双手拇指分推印堂→太阳；从印堂穴向左右抹上下眼眶；自睛明穴沿两侧颧骨抹向耳前听宫穴；从迎香穴沿两侧颧骨抹向耳前听宫穴；用大鱼际揉面部前额及颊部；按揉穴位；在患侧颜面部向眼方向行擦法，以透热为度；按揉百会及四神聪；头两侧足少阳胆经的循行部位行扫散法；拿五经。

胡竞文等按摩治疗周围性面瘫 78 例，治愈 74 例，好转 4 例，操作：患侧与健侧同时按摩，揉按印堂、阳白、睛明、四白、迎香、下关、颊车、地仓；推拿风池穴，揉合谷穴；用抹法抹上、下眼眶，用擦法擦面部 20 次，每日治疗 1 次，每次 25 ~ 30 分钟。

（二）推拿结合其他疗法治疗面瘫

1. 推拿结合针灸治疗面瘫

艾红兰以推拿配合针刺治疗面神经麻痹 31 例，证实推拿与针刺合用，在缩短疗程和避免后遗症方面具有明显优越性。

倪善民等以按摩加针刺治疗面瘫 70 例，以患侧为主，健侧为辅，采用一指禅、推法、揉法、擦法、按法、拿法，取百会、印堂、睛明、太阳、颊车、地仓、迎香、翳风、风池、人中、承浆、肩井、太冲等穴，痊愈 58 例，显效 9 例，好转 3 例。

2. 推拿结合中药治疗面瘫

李义采用经穴按摩配合中药湿热敷治疗面瘫。主要用一指禅推法、推抹法、点按法、点掐法、按揉法、提捏法等，每次治疗 30 分钟，每日 1 次。40 例患者，痊愈 36 例。

吴超等以按摩配合中药分期治疗小儿面瘫 40 例，认为点、按、揉等手法可以起到针刺效果，且患儿易接受。

3. 推拿结合其他疗法治疗面瘫

杨衍聚在面瘫急性期采用梅花针叩刺闪罐结合推拿治疗，急性期 6 天内梅花针叩刺闪罐推拿，继而在患侧面部施以一指禅推、点、按、揉、擦等推拿手法，治疗 2 个疗程（10 次为 1 个疗程）后统计疗效。结果治疗组总有效率为 100%。

杨波对单纯性面瘫患者，采取面肌功能训练配合推拿，对面瘫的康复有显著的促进作用。痊愈 59 例，显效 3 例。

综上所述，面瘫多由卫阳不固，脉络空虚，风寒之邪乘虚侵袭阳明、少阳脉络，经气阻滞，气血运行迟滞，经筋失养，筋肌纵缓不收而发病。推拿对于改变局部组织血液循环，分解酸性代谢产物，以及行气活血和止痛等方面有着十分重要的意义。

（齐凤军）

九、胃脘痛

胃脘痛是临床常见疾病，目前推拿在治疗胃脘痛上运用较为广泛。

（一）单独推拿治疗胃脘痛

沈骏以推拿治疗胃脘痛21例，操作：先用推、按、揉法使背部放松，从上至下按揉背部华佗夹脊及膀胱经穴。实证用弹拨法强刺激脾俞、胃俞及阿是穴；虚证用轻柔点按约2分钟，以微酸痛为度，然后摩中脘5分钟，按揉足三里、内关。治愈10例，显效8例，有效2例，无效1例。

齐传厚等推拿背部腧穴治疗胃脘痛。选穴：肝俞、胆俞、脾俞、胃俞；若有压痛点，以推压痛点为主；病史较长或饮食欠佳者，加捏脊疗法。手法：按揉为主。50例患者经推拿治疗后疼痛均有不同程度的缓解，有效率达96%。

何锦玲等采用腹部推拿治疗胃脘痛，操作：揉石关穴，摩脐，以两手大拇指重压膝关穴，待腿足麻木、沉重发热后方抬指，又掐带脉数次。以两大拇指重压气冲穴，抬指后热气下行如风直透涌泉至足尖（如热不到复切压之）。顺时针摩腹20次。共治疗49例，治愈22例，总有效率达100%。

杨欣主要采用点揉法治疗胃脘痛，操作：患者仰卧。推胃脘部，摩腹，拿揉腹肌，按揉中脘、天枢、关元、气海、足三里等穴，搓摩两胁部。患者俯卧。于后背部施于㨰法，沿膀胱经路线由上而下做拨揉，重点点按肝俞、脾俞、胃俞、三焦俞等穴，在背部左侧做擦法，以透热为度。患者坐位。双手捏拿肩井，拿揉上肢，点手三里、内关等穴，搓揉上肢。共治疗42例患者，总有效率97.6%。

刘静采用穴位按压治疗胃脘痛，操作：患者取端坐或俯卧位，按压灵台、督俞穴，交替按压，持续3~5分钟，当患者自觉穴位处酸胀或疼痛时，胃脘痛也随之减轻，再次发作者可重复按压，无效者则立即停止，尽快查明病因，改用他法。观察58例，总有效率94.82%。

芦宏军等采用以点穴为主，按、推、擦等手法为辅的疗法治疗胃脘痛。主穴：膻中、巨阙、建里、中脘、气海、关元、天枢、水分、巨阙下0.5寸阿是穴。配穴：肝俞、脾俞、胃俞、肾俞、命门、上脘、下脘、梁门、石关、章门、天突、璇玑、华盖、带脉、足三里。结果：13例患者，显效10例。总有效率达到100%。

刘飞飞等从"治未病"思路探讨腹部推拿手法防治胃脘痛，选穴：梁丘、足三里、阴陵泉、太冲、内关、中脘、气海、胃俞等，点按、掌揉、擦、拍打等手法为主。推拿手法刺激要有酸、麻、胀、痛的得气感，得气后还要持续按揉3~5分钟。同时嘱咐患者调畅情志，注意饮食起居，建立良好的生活方式，对于预防胃脘痛的发病及胃脘痛的康复、减少疾病复发都有积极的意义。

（二）推拿结合其他疗法治疗胃脘痛

1. 推拿结合针灸治疗胃脘痛

盛刚采用推拿结合针灸治疗肝胃气滞证胃脘痛。针刺取穴：主穴：胃管下俞、肝俞、胆俞、脾俞、胃俞、中脘、梁门、下脘、天枢、气海、关元。配穴：内关、足三里、行间、公孙。推拿取穴：胃管下俞、肝俞、胆俞、章门、期门、中脘、天枢。在胃管下俞、肝俞、胆俞用一指禅推法；再用大拇指点按章门、期门，掌擦两胁肋部，以局部皮肤潮红为度；分别在中脘、天枢处用大鱼际揉法，顺时针、逆时针各5分钟。治疗43例患者，总有效率100%。

钱火辉等采用针刺配合手法治疗胸椎小关节错位导致的胃脘痛。分治疗组、单纯针刺组和单纯手法组3组进行。结果：总有效率治疗组95.2%，针刺组75.0%，手法组78.9%，治疗组疗效优于其他两组（$P < 0.05$）。

2. 推拿结合中药治疗胃脘痛

司健民采用手法结合二陈汤治疗胃脘痛50例，治愈40例，总有效率96%。主要手法：推揉点按背腧法，弹拨肩胛疏肝法，提拿捏脊消导法，开三门运三脘，摩腹揉按等手法。选穴：心俞、膈俞、肝俞、胆俞、脾俞、胃俞、大肠俞、章门、京门、中脘、关元、天枢、足三里等穴。

张广平以百合汤加味为主，结合推拿疗法辨证治疗胃脘痛。操作：推背捏脊手法为重点：顺足太阳膀胱经，由肺俞推至八髎，再摩推棘突，然后由长强至大椎循督脉、膀胱经行提捏手法各3遍。弹拨心俞－胃俞，摩擦背脊。疼痛甚者可在$T_5 \sim T_{12}$点按寻找痛点（阿是穴），给予该棘突重点扣、压。治疗31例，总有效率达90%。

3. 推拿结合整脊治疗胃脘痛

胸椎小关节紊乱属于中医"筋出槽""骨错缝"的范畴，影响周围气血运行，不通则痛，并通过神经反射引起胃脘痛，而整脊作为推拿手法当中的一种，对整复小关节紊乱非常有效。

曹建明等运用三步八法腹部推拿结合整脊治疗胃痛患者116例，治愈78例，总有效率达96.56%。操作：患者侧卧，医者立于患者同侧，定点于$T_8 \sim T_{12}$椎体，左顶点旋转扳法，关节微动为度。

马海翔等运用针灸合并推拿整脊手法治疗胸椎小关节紊乱所致的胃脘痛36例，治愈30例，有效率100%。对紊乱的小关节采用整脊方法进行复位，一般采取俯卧推按法（中下段），端坐顶推法（上胸段）。

总之，推拿是治疗胃脘痛行之有效的治疗方法，并可与其他中医技术一起使用，提高疗效。

（王继红）

十、胃下垂

在治疗胃下垂时，推拿应用较为广泛。

（一）单独推拿治疗胃下垂

王润生采用推、揉、按、托、颤、搓、摩等法治疗胃下垂30例，有效率为92%。操作：以手法轻推、揉中脘、鸠尾、气海、天枢穴各5分钟；手掌按揉关元（逆时针揉动）2分钟；再用双手托住下腹部向中心挤压，同时由下而上做推颤复合法8遍；平掌摩腹部以热为度；按揉足三里、内关穴；掌推背、腰部督脉及膀胱经路线 12 次，手掌按揉第九胸椎旁至第五腰椎旁；用肘关节或拇指重叠施术按压及行推法，重点在三焦俞、脾俞、胃俞、肝俞诸穴上约 5 分钟，搓背、腰部；插双侧肩胛；用搓法予两胁肋下至髂嵴，由上而下 3~5 次结束。

杨碧唐按摩治疗胃下垂 45 例。脾胃虚寒型：以两手拇指指腹揉中脘至巨阙一段 4~5 分钟，压放天枢 3 分钟，中指轻揉气海 2 分钟。用掌根或鱼际揉、压、搓、颤脾俞、胃俞 5 分钟，使腹部有微热感为度，拇指揉按脾俞、足三里各 1 分钟。脾肾阳虚型：用掌根逆肠道走行方向推、揉、按、压数遍。再用掌根揉、搓肾俞，以腹部发热为度。以上两法各行 4~5 分钟后，按、揉大肠俞、百会、公孙、内关各 1~2 分钟。治愈脾胃虚寒型 27 例，脾肾阳虚型 18 例。

王冬生采用推拿手法治疗胃下垂 34 例，总有效率 94.2%。用推揉顺摩法，点按相关穴位，掌揉足太阳膀胱经腧穴，拇指重点点揉（顺时针点揉）肾俞、胃俞、脾俞。当患者有强烈的酸胀得气感后，再用捏脊法数次，拿头部，点按百会，拿肩井、曲池，再用提拿肩胛内筋结束治疗。

高志伟采用如下手法对患者进行治疗，疗效较为满意。先用掌或掌根自下而上推、揉脊椎两侧膀胱经线（大肠俞至膈俞），拇指拨揉脊椎旁，拇指压脾俞、胃俞、肾俞，在压的同时向上推颤，掌根托颤腰部，拇指拨揉肩胛内侧缘，多指拿小腿；掌摩腹部，推、拿、颤腹部，多指顺时针方向拿腹肌，拇指揉、压中脘、天枢、气海、关元、足三里，患者向头部方向做上肢屈伸动作，并同时做深呼吸。食指、中指揉风池，鱼际揉太阳穴及头部两侧，拇指压百会，揉头部正中线，多指拿肩井。

刘晗采用一指禅推法、摩法、振法、按揉法、托法、插法等治疗胃下垂，总有效率为 96.43%。

花景春等采用点揉法治疗胃下垂 35 例，临床治愈 28 例，显效 5 例，总有效率为 94.29%。分为点按腰背部、点揉胸腹部、点揉四肢。

张登山等采用随息推拿法治疗胃下垂 86 例，治愈 51 例，好转 33 例，总有效率 97.7%。通过调气法、按揉法、提拿法、掌振法、托举法、补益法，达到调畅气机、补中益气、健脾固肾、托腹举胃的目的。

（二）推拿结合其他疗法治疗胃下垂

1. 推拿结合针灸治疗胃下垂

张勇以针灸加推拿配合医疗练功治疗胃下垂 32 例，显效 14 例，好转 17 例。操作：用掌根顺时针摩腹 36 周后，用全掌自下腹推至上腹部 8 次，再对腹直肌自下而上进行推按、揉捏、对拨、震颤 5 分钟，点按关元、气海、天枢、中脘各 1 分钟，再用双掌相互摩热后，叠按神阙穴以温补之。后以逆时针摩腹 24 周结束腹部手法。自下而上反复点按昆仑穴至承扶穴、大肠俞至大杼穴 3~5 遍。双掌按揉腰背部，使患者有微热感，再点按大肠俞至膈俞各 1 分钟，搓、揉、搓、拿两小腿腓肠肌 3 分钟。

吴军君针刺配合推拿治疗胃下垂 68 例，操作：用双手掌沿腰背部脊柱两侧膀胱经施轻柔揉法 4~5 遍，双拇指按压肝、胆、脾、胃、肾俞，以微透热为度。横擦八髎穴，多指拿、揉腓肠肌。共用时约 10 分钟。在腹部施行自下而上推按、震、拨；于鸠尾、中脘、气海、关元等穴施一指禅推法，将双手拇指并拢，同其他手指分别置于腹部两侧腹直肌旁，反复进行对挤揉捏，用掌侧击两侧腹直肌。时间分别为 5 分钟左右。最后揉捏下肢脾胃经，重按足三里。治疗 1 个月后，疗效满意。

张海军针推并用治疗胃下垂 60 例，总有效率 96.7%，主要推背部膀胱经第一侧线、中脘、气海、关元穴，掌摩腹部，掌揉腹部，掌推腹部，指揉血海、足三里、三阴交、内关穴，拿肩井穴。

2. 推拿结合中药治疗胃下垂

许道友采用倒悬推拿配合中药治疗胃下垂 24 例，总有效率达 87.1%。操作：患者倒悬 30° ~ 60° 仰卧位，脚高头低。以双手掌根或掌尖由患者耻骨联合至剑突，施以一定的压力做缓慢的推动数次；用拇、食、中指的指腹捏住肋弓下缘腋前线处皮肉，对称用力做连续捏拿捻转动作；用手掌着于一定的穴位或部位，常取中脘、神阙、中极、关元等穴做持续振动 10 分钟；用手掌或四指尖自左下腹开始按顺时针方向以脐为中心摩全腹，以患者感腹部发热为度。

李玉娥按摩配合服用补中益气丸治疗胃下垂，痊愈 33 例，显效 8 例，总有效率为 95%。认为推拿配合服用补中益气丸可增强体质，调节自主神经功能，增进食欲和胃肠消化吸收能力，促进血液循环和新陈代谢，改善肌肉组织的营养，加强胃的张力和腹肌及其支撑组织的伸缩力，从而使下垂的胃提升至正常水平。

胃下垂以中气下陷、脾胃虚弱为主，治疗上多采用益气升提的方法。故治疗胃下垂应着重在补益脾胃、提升中气。推拿治疗胃下垂疗效显著，安全性高，值得临床推广。

（齐凤军）

十一、胁痛

（一）单独推拿治疗胁痛

孙庆等应用"疏肝行气，调神解郁"腹部推拿法治疗广泛性焦虑症引起的胁痛，操作：首先运用掌按法在腹部中脘、气海、关元穴操作，当按压到一定深度时，静待患者腹部、腰部、会阴部及双下肢出现酸、麻、凉、胀的得气感觉后，右手随患者的吸气徐徐上提；双掌揉上脘、中脘、下脘等腹部穴；用掌运法在腹部神阙穴操作，用指推法在腹部任脉上，从巨阙推至神阙穴，并配合背部肝俞、胆俞穴上操作；用一指禅推百会、风府等，治疗时间大约 40 分钟。

杨鸿恩采用经穴推拿治疗胸胁迸伤，对 80 例临床病例进行观察，治愈 72 例，显效 6 例，总有效率 98.75%。操作：患者侧卧位，患侧在上。先以拇指指腹按压云门、中府、大包、膻中、日月各 30 秒，后在原发性压痛点用拇指指腹按压，同时配合患侧上肢的伸展运动，在患部施以揉法、摩法 5 ~ 8 分钟。患者坐位。以大拇指指腹在原发性压痛点按压（操作方法同侧卧位），同时嘱患者做腰背部旋转俯仰动作，然后在患侧背部膀胱经施以一指禅推法 3~5 分钟，再以推法作用于背部两侧膀胱经 3~5 分钟。

李健等采用推拿疏肝理气法治疗乳腺增生引起胁痛，观察 32 例患者，痊愈 21 例，显效 11 例。操作：患者俯卧位。在背部 $T_{3~7}$ 区域做按揉法 3~5 遍；沿膀胱经路线 $T_{3~5}$ 处做轻快的拨揉法 3~5 遍；在 $T_{4~5}$ 两侧寻找压痛点，施点按法或一指禅推法约 1 分钟。患者侧卧位。点按辄筋、渊腋、肝俞、胆俞、脾俞、胃俞穴，各约 0.5 分钟；四指搓擦胁肋部，以温热为宜；在下肢地机穴处寻找压痛点，按揉约 0.5 分钟；搓擦小腿内侧阴陵泉至三阴交一线。患者仰卧位。分推上胸部 3~5 遍；点按锁骨下缘 3~5 遍；拿揉胸大肌 3~5 遍；分别点按中府、屋翳、膻中穴各约半分钟；指擦上胸部，以透热为度。患者坐位。拿揉上肢 3~5 遍；按揉肱骨内上髁上 5 分处的压痛点约半分钟；按揉内关、太冲各半分钟；患者一手屈肘扶颈，医者掌擦腋窝和上臂内侧，以透热为度。每次治疗 20 分钟。

王成哲应用推拿治疗胸胁岔气引起胁痛 18 例，1 次治愈 13 例，其余 5 例 1 次治疗症状也明显减轻。操作：患者俯卧下垫一软枕，在患侧先以轻柔的大滚法操作，使紧张的背阔肌、斜方肌等肌群渐渐松弛。不能平卧者，可采取坐位治疗。拇指点按双侧大杼、风门、肺俞等穴，同时让患者配合深呼吸。以较强的力度拿双侧肩井穴，掌根按揉双侧背阔肌等局部肌群，以患者感到舒适为度。撤去软枕，患者一侧脸颊伏于床面，双臂自然放于身体两侧。医者双手掌根同时轻按患者胸椎两侧，然后突然加力，可听到"喀喀"声，手法操作完成。

（二）推拿结合其他疗法治疗胁痛

1. 推拿结合拔罐治疗胁痛

张玉环采用疏肝解郁推拿法为主配合拔罐治疗肝郁气滞型乳腺增生症引起的胁痛等不适，选择肝郁气滞型患者 60 例，随机分为治疗组 30 例，对照组 30 例。治疗组给予疏肝解郁推拿法配合天宗穴刺络拔罐治疗，对照组口服散结片，以乳腺增生症主要症状和伴随症状评分及安全性评价作为观察指标，治疗组总有效率为 86.67%，对照组总有效率为 76.67%。治疗组取穴：阿是穴、膻中、乳根、期门、天宗穴。手法：擦法、拿法、捏法、揉法、按法、点法、弹拨法。操作：按揉膻中、乳根、期门并擦两胁，大约 5 分钟；拿揉胸大肌；以拇指按揉肩胛冈下窝处的冈下肌、小圆肌起点，顺肌纤维走行方向逐渐向外移动，一直按揉到在肱骨大结节的肌肉附着点，压痛点重点操作。一般操作 5 分钟；重复第一步操作；在天宗穴，或其附近找出 1 个或多个痛性结节或条索常规消毒，刺络拔罐。以上治疗每次大约 30 分钟，于月经后第 6~8 日、13~15 日、22~27 日各治疗 1 次。

2. 推拿结合中药治疗胁痛

杨春花等应用通肝生乳汤配合乳房按摩治疗产后乳房胀痛。选择肝郁气滞或气血虚弱型的初产妇作为研究对象，对照组 264 例，选择组 222 例，对照组有效率 85.24%，选择组有效率 99.09%。乳房按摩采用广州杉山公司设计的按摩技术，产妇取仰卧位，医者用晨笼解罩法：用双手掌大小鱼际直推胸骨柄，从上而下反复数次；点按乳根、屋翳穴；左手托住乳房，右手五指分开呈梳状，疏抓乳房数遍，拇指与食指相对捏放乳房，自根部至乳头数遍后，点膻中、乳根、屋翳。

胁痛致病因素有肝气郁结、瘀血停驻、肝胆湿热、肝阴不足等，其病变主要在肝胆，其病因病机除气滞血瘀、直伤肝胆外，同时和脾胃、肾有关，病证有虚有实，而以实证为多见，实证以气滞、血瘀、湿热为主，三者又以气滞为先；虚证多属阴血亏损、肝失所养。推拿可行气活血、疏通经络、理筋整复，气行则血行、气血畅通，筋脉理则顺，顺则松，松则通，通则不痛。

（阎博华）

十二、呃逆

（一）单独推拿治疗呃逆

1. 单独点按具有特殊功效的特定穴位止呃

李育红采用指压翳风穴治疗呃逆 62 例，总有效率达 98.4%。操作：患者端坐位。取同侧下颌角与颈乳突连线之中点，以双手食指由轻到重按压，患者出现酸胀麻痛等针感，并向喉间传导刺痒感觉为佳，指压 5～15 分钟，每日治疗 1 次。手法：实者泻之，实证以顺时针旋转加力按压为主；虚者补之，虚证以逆时针旋转轻柔多次按压为主。除翳风穴外，推拿治疗呃逆单独取穴的常用穴还包括攒竹、天宗、涌泉、内关等。

杨连松等采用指压攒竹穴的方法治疗呃逆 95 例，全部取得了疗效。操作：患者取仰卧位，医者站于患者头前，用双手拇指点按、压攒竹穴，力量由轻而重，使患者产生酸麻胀等得气感，持续按压，5～10 分钟使呃逆消失或持续时间及发作时间明显减少。

吴霜采用点按自定义的耳穴"止呃穴"的方法治疗呃逆也取得了一定的疗效。操作：取耳穴"止呃"穴，双侧取穴。以火柴头点准止呃穴，按压之。呃逆轻者按之立止，重者一般于 1～3 分钟内呃止。若反复发作者，可在该穴用胶布贴压王不留行籽或小钢珠（磁珠更好），令患者自行按压，一般耳热则呃止。

2. 关节复位治疗呃逆

张朝驹等采用关节复位的方法治疗呃逆 17 例，效果满意。操作：患者取坐位。以点、按、揉、弹拨等手法放松颈肩部软组织，使痉挛的颈部肌肉松弛。以第 5 颈椎左旋为例，患者头部左旋约 45°，医者屈曲左前臂，掌侧托住患者右侧下颌骨体部，左前胸固定患者后头部，逐渐用力向上牵引患者头颈部，牵引力需平稳而均匀，当将患者头部左旋致 45°时，则左前臂瞬间发力，加大左旋约 10°，同时用右手拇指按压第 5 颈椎棘突左侧向右前方推压，多数患者可听到咔哒音。

（二）推拿结合其他疗法治疗呃逆

1. 推拿结合针刺治疗呃逆

推拿结合针刺疗法治疗呃逆是目前中医临床治疗呃逆的一项重要手段，大量的临床验案提示，推拿结合针刺治疗呃逆能够取得明确的治疗效果。2 种治疗手段相辅相成能够提高疗法的有效率。

丁秀芳等采用针刺天突穴配合点按膻中穴治疗癌性严重呃逆 26 例，有效率达 96.2%。操作：患者仰卧位。天突穴处皮肤常规消毒后，选用 0.30mm×40mm 毫针，直刺 25mm，行平补平泻，提插捻转手法，提插、捻转频率每秒 2 次，捻转幅度小于 90°，每 5~10 分钟行强刺激手法 1 次。行针同时，医者用示指及中指顺时针按揉膻中穴，以患者感到酸胀为度，强刺激过程中以患者连续嗳气效佳。留针 30~50 分钟，每日 1 次。

窦桂芝等采用点按涌泉穴配合针刺治疗顽固性呃逆也取得了较好的疗效。针刺取穴以天突、膻中、攒竹、上脘、中脘为主，耳穴：脾、肺、膈等，配合穴：内关、合谷、足三里、三阴交，双侧交替使用。得气后留针 30 分钟，平补平泻、间歇捻转，每日 1 次。针刺同时配合推拿，操作：手掌指骨关节推拿、点按、揉涌泉穴，由足外侧、脚趾向脚根，由轻到重，30~50 次，双侧交替使用。每日 1 次，10 次 1 疗程。

许卫国采用推拿配合针刺治疗顽固性呃逆 56 例。针刺取穴：内关、足三里；点按阿是穴、睛明穴。总有效率 100%。

2. 推拿结合艾灸治疗呃逆

孙立新等采用艾灸配合推拿治疗顽固性呃逆。艾灸主穴：神阙、膈俞。随证配穴：胃寒者，加关元；脾阳虚者，加足三里、中脘、脾俞、胃俞；胃火上逆者，加厉兑；肝气犯胃者，加内关、太冲。推拿操作：患者取端坐位，医者左手轻扶其前额，右手施以拿捏手法，自脑后上项线两侧向下逐节放松颈椎周围的肌肉、韧带。用拇指与食指的指腹依次点按双侧风池、颈夹脊，点按面部的攒竹穴；每穴点按 30 秒。进行颈椎定位斜扳法。艾灸 2 日 1 次，推拿 3 日 1 次。

通过对近年来中医治疗呃逆的有效手段的研究发现，单纯推拿或者推拿结合中药、针刺等其他疗法治疗呃逆往往能够起到较好的临床疗效。推拿治疗呃逆主要是根据局部取穴和远端取穴相结合的原理，常选循行过膈的经脉和一些特定腧穴，通过疏通经络、调整气血及脏腑而达到祛病目的。部分医家把西医神经解剖知识和中医经络理论相结合，间接或直接刺激膈神经，通过神经的反射性调节而解除膈肌的痉挛。常用的穴位包括：翳风、攒竹、天宗、天突、涌泉、内关、止呃穴、膻中等。常用的手法包括点按、按揉、推拿、扳法等。

（阎博华）

十三、泄泻

推拿治疗泄泻多与其他方法配合运用。

（一）单独推拿治疗泄泻

雷秋慧依据《素问·至真要大论篇》中"谨守机病，各有其属"之意，采用同病异治的治疗原则，对泄泻辨证分型，用不同的推拿方法治疗。脾胃虚弱之泄泻，主要手法为：在气海、关元、足三里用轻柔的按揉法治疗，或摩腹重点在胃脘部，摩法以逆时针方向进行，往下至腹部时则按顺时针方向进行。肾阳虚衰之泄泻，在气海、关元穴处用轻柔的按揉法治疗，或者直擦背部督脉，横擦腰部肾俞、命门及骶部八髎穴，以透热为度。食滞胃肠之泄泻，在腹部以顺时针方向施用摩法。肝气乘脾之泄泻，以轻柔按摩法在双侧章门、期门治疗，或斜擦两胁，以微热为度，或按揉肝俞、胆俞、膈俞及太冲、行间。湿邪侵袭脾胃之急性泄泻，治疗时揉神阙、气海，以腹内有温热感为度。

李德壮等观察运用内功腹部推拿治疗肠易激综合征的治疗效果。将60例肠易激综合征病例随机分为治疗组和对照组各30例，治疗组用内功腹部推拿疗法治疗，对照组采用传统针灸治疗。结果：治疗组总有效率93.3%，高于对照组的66.7%。具体推拿操作：运用内功腹部推拿手法治疗，以揉腹、运腹、推腹、摩腹等腹部推拿手法为主，辅以四肢局部点穴，以疏肝理气为主要治疗原则。

叶信画观察足部推拿结合腹泻点推拿治疗功能性腹泻的临床疗效。治疗组42例，以拇指腹压揉胃脾大肠区，点按腹泻点，然后在全足按摩基础上，按摩肾、脾、胃、膀胱、肠道、淋巴腺反射区、腹腔神经丛反射区。对照组16例，口服庆大霉素和培菲康片。结果：治疗组总有效率85.7%，高于对照组总有效率62.5%。操作：以拇指腹压揉胃脾大肠区，找到敏感点持续点揉3分钟。重点点按腹泻点5分钟。在全足按摩基础上，重点按摩肾、脾、胃、膀胱、肠道、淋巴腺反射区、腹腔神经丛反射区。肠道按摩方向以逆时针为主，时间10分钟。

连宝领等观察一指禅推拿手法治疗腹泻型肠易激综合征的临床疗效。将78例病例随机分为治疗组（40例）和对照组（38例），治疗组采用一指禅推拿手法治疗，对照组口服匹维溴铵和培菲康治疗。结果：治疗组和对照组总有效率分别为90.0%、55.3%。操作：以一指禅推法施于中脘穴5分钟。以循经络推穴位的原则用一指禅推法沿任脉从中脘穴至关元穴止，穴位重点为神阙、气海、关元，由左至右推天枢穴5分钟。用一指禅推摩法复从中脘穴缓慢下移推摩至关元穴，再左右推摩至天枢穴10分钟，以腹部温热舒适为度。以神阙为中心掌摩腹部5分钟，一指禅推、按揉章门、期门穴各1分钟，按揉曲池、足三里、上巨虚、三阴交、太冲穴各1分钟，以有酸胀感为度。以一指禅推法作用于背部肝俞、脾俞、胃俞、大肠俞、小肠俞，从左至右反复3遍，以得气为度。横擦大肠俞及腰骶部，以透热为度。

（二）推拿结合其他疗法治疗泄泻

张士荣使用推拿结合红外线照射治疗37例腹泻型肠易激综合征患者，治愈25例，显效7例，总有效率94.6%。操作：用一指禅推法推关元、气海，时间约3分钟。按、揉足三里、三阴交，以酸胀感为度，时间约2分钟。逆时针摩腹，按左下腹－左上腹－右腹－右下腹－左下腹的顺序进行。当摩至左下腹、左上腹时手法可加重一些，并带有上托之势，时间约10分钟，使整个下腹部有温热感，并向腹内透热。沿脊柱两旁从脾俞至八髎穴使用擦法，接着在八髎穴行擦法，以透热感为度。另外，可随证加减：脾胃虚弱者可加按、揉脾俞、胃俞、大肠俞，脾肾阳虚者可加按、揉肾俞、命门，肝强脾弱者可加按、揉脾俞、肝俞、期门、章门。

郭耀良用推拿结合TDP照射及自我推拿治疗慢性泄泻32例，对照组予口服补脾益肠丸治疗，总有效率为 93.75%，高于对照组的 73.33%。操作：指按揉中脘、天枢、气海、关元 5 分钟，掌摩法逆时针摩中下腹部 10 分钟，振腹 1 分钟。再按揉足三里、上巨虚、太溪、脾俞、胃俞、肾俞、大肠俞，直擦督脉，横擦肾俞、命门及骶部八髎穴，以透热为度。TDP 照射以中下腹部及腰骶部为主。患者自我推拿以每晚睡前逆时针摩腹 10 分钟。

王全权等用推拿结合穴位注射黄芪注射液治疗腹泻型肠易激综合征，将 70 例患者随机平均分为对照组和治疗组，对照组予口服匹维溴胺和培菲康治疗，治疗组采用推拿结合穴位注射黄芪注射液治疗。结果：治疗组有效率 94.3%，高于对照组的 77.2%。推拿操作：取中脘、天枢、气海、关元、大横、章门、期门穴，用按揉法或一指禅推法治疗，每穴约 2 分钟。行胃脘部逆时针方向按摩，下腹部顺时针方向按摩，约 10 分钟。

钱雷等探讨推拿配合白术芍药散治疗腹泻型肠易激综合征的治疗效果。将 106 例患者随机平均分成对照组和治疗组，对照组采用白术芍药散治疗，治疗组在对照组治疗基础上配合每天推拿 1 次治疗。结果：治疗组总有效率 96.2%，高于对照组的 75.5%。操作：腹部：取穴中脘、天枢、气海、关元、大横、章门、期门，用沉着缓慢的一指禅推法，治疗时间约 5 分钟；逆时针方向按摩胃脘部，顺时针方向按摩下腹部，时间约 10 分钟。背部：取肝俞、脾俞、胃俞、肾俞、大肠俞、长强，用一指禅推法往返治疗，时间约 5 分钟，以酸胀得气为度；用擦法横擦腰骶部，以透热为度。下肢：取穴足三里、上巨虚，用按揉法或一指禅推法治疗，时间约 5 分钟，以酸胀得气为度。

谢洪波用推拿配合痛泻要方加减治疗腹泻型肠易激综合征 72 例，总有效率 95.8%。操作：按揉双侧足三里、上巨虚，以酸胀为度，约 3 分钟，沿脊柱两旁脾俞到大肠俞以㨰法施治，往返 10 余遍，以一指禅推法由中脘穴缓慢向下移至神阙、天枢、气海、关元穴，往返 5~6 遍，摩腹约 5 分钟，点按双侧内关、太冲各 1 分钟。

中医认为泄泻由感受外邪，或被饮食所伤，或情志失调，或脾胃虚弱，或脾肾阳虚等原因引起，推拿治疗腹泻以常用手法一指禅推法、按法、擦法、揉法、㨰法为主，取穴以脾经、胃经以及相关脏腑俞募穴为主，局部操作以腹部为重点，临床治疗中注重辨证论治，以达到调畅情志、健脾益胃、升举中气、温补脾肾等功效。多项研究更是客观地展现出了推拿对于临床治疗泄泻的显著疗效。

（李　武）

十四、便秘

便秘是临床常见疾病，推拿在治疗便秘上应用较为广泛。

（一）单独推拿治疗便秘

陶功佩用推拿治疗便秘，总有效率 94.8%。操作：顺时针掌揉腹部 10 分钟，拇指揉中脘、天枢、大横、关元各 1 分钟，神阙 5 分钟。用掌平推脊柱两侧，重点肝俞至八髎，往返 20 次，拇指拨膀胱经，自上而下往返 10 次，擦背部，由大椎至八髎，往返 5 分钟，拇指按揉肾俞、八髎约 5 分钟。胃肠燥热者横擦八髎，按揉足三里。气机郁滞者按揉中府、云门、膻中、章门、期门、肺俞、膈俞，横擦胸上部，斜擦两肋。气血亏虚者横擦胸上部、左侧背部及腰骶部，均以透热为度，按揉支沟、足三里各 1 分钟。阴寒凝结者横擦肩背、腰骶部及肾俞、命门、八髎，直擦背部督脉，透热为度。

裴旭海观察一指禅推拿治疗便秘型肠易激综合征，分推拿组和药物组治疗。推拿组总有效率和药物组差异不大。治疗 6 个月后随访，推拿组复发率 12.5%，低于药物组的 56.4%。操作：施摩法于腹部，约 5 分钟。一指禅推足三里、阳陵泉、行间和中脘，每穴 2 分钟。一指禅推法由上自下循膀胱经操作，约 5 分钟，重点刺激膈俞、脾俞、肾俞、大肠俞。小鱼际擦脾俞、胃俞、肾俞、命门、八髎、督脉。搓两胁肋部 3 ~ 5 遍。

王金贵等观察腹部推拿治疗便秘型肠易激综合征效果，将腹部推拿和传统推拿比较。腹部推拿组总有效率 93.33%，高于传统推拿组。操作：掌按中脘、气海、关元穴，右手掌小鱼际部重叠在左手食指掌指关节的背面，随患者呼吸按压。用拱手状双手的掌面重叠扣放在中脘穴上，使用双掌揉法一次揉动的完整动作。腹部掌运神阙穴。指推任脉，用双手拇指指腹的桡侧面偏峰，对置地按在巨阙穴处，双手的四指分别附于两侧固定，患者呼气时一手拇指着力沿任脉循行推至神阙穴，患者吸气时将手收回原位，患者再次呼气时，另一手拇指着力进行第二次推动，交替操作 36 次。

徐昭用腹部推拿治疗功能性便秘，治疗后肠电图较治疗前有改善，总有效率达 92%。操作：采用胡氏腹部推拿中的按腹、揉腹、运腹、推腹，其中按腹根据"五层气体，四种导疗"的补泻理论辨证选用提法（补法）。取腹部诸穴（气海、关元、中脘、神阙、中极）等。

何芳等用经穴推拿治疗慢性功能性便秘，总有效率为 96%。操作：俯卧位：沿背部膀胱经由上向下作擦法，重点在两侧肺俞、脾俞、胃俞、大肠俞处操作约 4 分钟。双手拇指与中指分别位于两侧膀胱经第一侧线上，由上向下作揉法，重点于肝俞、三焦俞、关元俞处各揉 1 分钟。先后以拿法作用于双下肢胆经风市、阳陵泉及脾经阴陵泉、三阴交各 1 分钟。仰卧位：指揉阑门、建里、气海各 1 分钟。以双手拇指指腹作用于阑门穴，其余四指置于两侧带脉处，分别拿两侧带脉 1 分钟。以拇指、中指指腹分别置于两侧天枢穴，指揉 1 分钟。先后轻摩少腹膀胱区及右上腹肝区，重按右下腹盲肠区、左上腹脾区、左下腹结直肠区各 1 分钟。掌振神阙 1 分钟。按结肠走行方向顺时针团摩腹壁 3 ~ 5 次，约 1 分钟。

陈永锋观察老年功能性便秘推拿治疗效果，推拿组总有效率为 93.33%，高于药物组的 76.67%。操作：患者取仰卧位，两腿屈曲。医者双手重叠置于右腹部，沿小肠 - 升结肠 - 横结肠 - 降结肠走向推按 5 分钟。双手重叠，用指腹分别点按脐周八卦 5 分钟。以一指禅推法自中脘开始沿脐周移至天枢、气海、关元，时间约 5 分钟。双手再平放于腹中线上分腹阴阳 3 分钟。叩击患者腹部，时间约 2 分钟。

王敏等将老年人功能性便秘 60 例随机分为推拿组和药物组，推拿组总有效率为

93.33%，高于药物组的63.33%。操作：用㨰法从上往下放松腰背肌，轻拨竖脊肌数次后继续用㨰法，重复数次后点按双侧肝俞、脾俞、胃俞、大肠俞等，指揉后左右分抹，约10分钟。双手拱手成碗状，掌面重叠，扣放于腹部，频率每分钟20~30次，约5分钟。横摩腹部（上、中、下）以及斜摩腹部数次。双手拱手状，掌根着力，将腹部从一侧向右侧作弧形推动，继以手指的指面着力，将腹部向左侧作弧形回带，反复数次。用双手拇指指腹对置按在鸠尾穴处，余指虚附两侧，两指同时向外侧分推。用左手食指掌指关节置于穴上（章门、中脘、天枢、气海等），再用右手掌小鱼际部重叠在左手食指掌指关节的背面，随患者呼吸提按，顺序为右上腹、左上腹、左下腹、脐下，约2分钟。

陈康林用推拿治疗习惯性便秘，或暂时性肠蠕动功能失调的便秘79例，连续治疗3个疗程，总有效率达95%。操作：用手掌顺时针方向绕脐摩腹2~3分钟，以开三门结束手法。双掌捧揉腹肌，两拇指分别自内向外滑拨腹肌。右手立拳㨰揉腹部，左手掌轻按右拳上，以脐为中心，顺时针滚动，幅度由小到大。用掌推法，沿脊柱从肩直推至骶尾部，用拇指按揉两侧夹脊穴3~5遍，行捏脊法数次。最后掌揉八髎穴2~3分钟。

（二）推拿结合其他疗法治疗便秘

1. 推拿结合针灸治疗便秘

王九以针刺联合推拿治疗习惯性便秘24例，总有效率为95.80%。操作：对两侧膀胱经施以㨰揉等手法，点按脾俞、胃俞、大肠俞等，用推法从剑突推至耻骨联合上缘，再以手掌顺时针方向推揉腹部。

佟帅等以针刺配合腹部推拿治疗老年性虚证便秘30例，总有效率96.7%。操作：针刺治疗后，先摩腹、脐中，再摩右腹，然后摩左腹，最后摩下腹部，周而复始，以患者脐周出现热感为度；用拇指在中脘、天枢、气海、关元穴施以轻快的一指禅推法，每穴1分钟；用手掌平置患者脐周，施振法3~5分钟。

朱其卉以针刺配合推拿治疗习惯性便秘30例，总有效率93.3%。操作：针刺之后，捏脊3遍，顺时针摩腹5~10分钟，以肠蠕动增快，矢气为佳。

卢泽强以针灸配合推拿治疗功能性便秘55例，总有效率96.36%。操作：于中脘、天枢、大横、关元施用一指禅手法，于腹部沿顺时针方向施用掌摩法，再于中脘、天枢、关元各施用震法，㨰两侧膀胱经（肾俞-次髎），分别按揉肝俞、肾俞、大肠俞、八髎穴，直擦两侧膀胱经（肾俞-次髎）。

李洁新等以针灸推拿治疗老年性便秘37例，总有效率94.59%。操作：用双手掌沿两侧膀胱经，自上而下推背腰部10余次，拨揉腰背部骶棘肌数次，点脾俞、肾俞、三焦俞、大肠俞。用双手掌在腹部以脐为中心做摩法，在下腹部逆时针揉100圈，点中脘、天枢、气海、大巨、归来、足三里、三阴交。

2. 推拿结合中药治疗便秘

陈荣秋等以腹部推拿结合增液汤加味治疗产后便秘36例，总有效率为97.2%。操作：用双掌在患者腹部以脐为中心做摩法，约5分钟。在患者小腹部用单手掌做顺时针揉法 5 分钟（由轻到重再由重到轻）。按揉中脘、天枢、大巨、水道、足三里、三焦俞、大肠俞、膀胱俞，每穴 3~5 分钟。推前腹、侧腹 5~6 次。

郑泉以自拟通便汤加味配合推拿治疗老年性便秘 58 例，总有效率 96.5%。操作：用㨰法在背部膀胱经循行操作，捏脊，按揉背俞穴，擦背部两侧膀胱经，按揉腹部，摩腹并点按支沟、足三里、内庭等穴，振腹。

中医认为便秘的病因是多方面的，其中主要的有外感寒热之邪，内伤饮食情志，病后体虚、阴阳气血不足等。本病病位在大肠，并与脾、胃、肺、肝、肾密切相关。以上研究表明，推拿治疗便秘效果明显，疗效确切，适用于各种类型的便秘。临床治疗中运用的手法种类较多，治法多样，强调辨证取穴治疗。

（李　武）

十五、阳痿

（一）单独推拿治疗阳痿

胡献国介绍了一套自我按摩的方法治疗阳痿，操作：按摩腹股沟，捻动精索，搓揉睾丸，牵拉阴茎及睾丸，按摩涌泉。并认为宜在早晨醒来或夜晚临睡前操作，通过局部按摩，可促进血液循环，改善局部营养状况，调节局部性神经反射功能，促进阴茎勃起功能的改善。

王荣华介绍 12 招自我按摩方法，操作：点切会阴；按揉神阙；推摩腹壁；揉摩小腹；按揉腰眼；点按命门；切刺肾俞；搓擦腰骶；收提肛门；揉搓性器；按压绝骨；叩三阴交。

廖桂芳总结了一套可改善性功能、延缓性衰老的自我推拿疗法，经临床实践证实，对中老年阳痿确有较好的疗效。操作：双掌推腹；环推会阴；拨推会阴；搓摩大腿根部；搓拿阴茎；深搓 10 穴（肾俞、八髎）。

孙风峙运用温肾壮阳推拿法治疗命门火衰型阳痿，操作：患者俯卧位。在腰骶部行按揉法，肾俞、腰阳关、命门行点按法，一指禅推八髎穴，横擦腰骶部，小鱼际擦八髎。患者仰卧位。在神阙穴用掌根按法，以脐下有温热感为度，再用鱼际按揉气海、关元、中极穴，在气海、关元处用掌摩法以小腹有温热感为度。患者仰卧位。医者戴手术用无菌手套，拿揉大腿后内侧肌群各 4 分钟，搓揉患者睾丸 50~100 次，擦大腿内侧 3 分钟，每次治疗 30 分钟。对照组口服右归丸。结果：治疗组痊愈 4 例，显效 19 例，有效 5 例，无效 1 例；对照组痊愈 3 例，显效 8 例，有效 16 例，无效 5 例，治疗组的有效率高于对照组。说明采用推拿方法治疗命门火衰型阳痿有效且明显优于口服右归丸疗效。

孟范英应用中医推拿五步疗法治疗 149 例阳痿患者，即：心理治疗、整体调治、功能训练、药物辅助、技能技巧。治愈率 96.0%。

刘校平以气海、关元、中极、肾俞、命门、腰阳关、八髎为主穴。手法以摩法、振法、点按法、四指推法为主治疗阳痿。命门火衰者，操作可延长摩腹时间，以关元为重点；延长擦法时间，以命门、腰阳关为重点。心脾两虚者，操作时加点按心俞、脾俞、血海、地机、足三里穴。湿热下注者，操作时加点按大肠俞、膀胱俞、行间、丰隆、曲泉、足三里穴。50 例患者中，能正常夫妻生活者达 35 例，能勃起维持夫妻性生活者 15 例。

刘峰运用推拿治疗阳痿患者 49 例，操作：患者俯卧位。顺时针点揉心俞、脾俞、肾俞等穴，按揉腰阳关、命门，点按环跳加八髎，横擦腰骶部，双掌竖擦八髎，拿揉大腿后内侧肌群，擦大腿内侧，点按三阴交，点委中，掌擦腘窝，最后做跟臀试验 2 ~ 3 次。患者仰卧。点神阙、气海、关元、中极，摩下腹部。擦足三里，掌振关元。若见命门火衰者，加按百会、大椎，竖擦督脉和膀胱经等；若心脾两虚者，加按上、中、下脘和血海，拿肩井，擦任脉和脾经等。结果：痊愈 30 例，显效 14 例，好转 4 例，无效 1 例。

（二）推拿结合其他疗法治疗阳痿

1. 推拿结合针灸治疗阳痿

张俊良采用针灸按摩治疗阳痿 48 例。针灸：关元、中极、三阴交与肾俞、命门、三阴交 2 组穴位交替使用，按常规针刺法进行针刺操作。针刺关元、中极时必须使针感达到会阴部且有麻、胀、重等感觉，每次留针 30 分钟，每日 1 次。推拿：指压按摩会阴、足三里、然谷穴，产生酸麻重胀的感觉。每穴按压 5 ~ 10 分钟，早晚各进行 1 次。按压结束后，灸足三里、然谷，每穴 5 分钟，每日晚上进行 1 次。结果：24 例痊愈，20 例显效，总有效率 100%。

2. 推拿结合中药治疗阳痿

杨昆山运用中药配合推拿治疗阳痿 48 例，中药辨证选方：命门火衰者用赞玉丹加减；心脾两虚者用归脾汤加减；湿热下注者用龙胆泻肝汤合二妙散加减。各证型阳痿均采用推拿按摩肾俞、会阴、三阴交、关元、气海。结果：痊愈 34 例，好转 11 例，无效 3 例。

胡健采用中药辅以按摩治疗阳痿 37 例，中药辨证选方：命门火衰者用右归丸加减，用双手五指上下推拿命门，有灼热感尤佳；心脾受损者用归脾汤加减，点按足三里、关元、气海穴，用右手掌揉搓中脘、上脘、关元穴，直至下腹部发热为止；恐惧伤肾者用安神定志丸加减，配合点压百会、神门、内关穴，用双手掌推揉心俞、肾俞穴至发热发胀为止；湿热下注者用龙胆泻肝汤加减，用双手掌反复从幽门用力推至阴囊部 5 ~ 10 分钟，点压三阴交、阴陵泉穴。同时要求患者早晚各搓揉阴茎和睾丸 15 分钟，每日早晚各 1 次。结果：治愈 13 例，总有效率 89%。

黄锦军将 36 例阳痿患者随机分为按摩组、中药组、按摩结合中药组，每组 12 人。按摩组予以头部、背部及相关腧穴按摩；中药组予以柴胡疏肝汤加味；按摩结合中药组同时给予上述 2 种方法。按摩每日 1 次，每次 1 小时，中药每日 1 剂温服，连续 30 天。按摩循经选穴与手法：用拿法、摩法、揉法、按法、擦法、推法、弹法作用于任脉、督脉、膀胱经、睾丸、阴囊精索部等。取百会、气海、关元、中极、会阴、长强、肝俞、肾俞、命门、八髎、三阴交、阳陵泉、太溪、太冲等穴。结果：按摩及中药治疗组睾酮水平均高于治疗前，促黄体生成素（LH）、卵泡刺激素（FSH）、催乳素

（PRL）水平低于治疗前，而按摩结合中药组作用最为显著，按摩结合中药组具有较强的改善阳痿功能。

刘红宇报道 1 例由于按摩手法粗暴，或体位不当受力使椎间盘破裂，椎间盘内容物进入椎管造成马尾神经受压而致阳痿的病例，警示我们在推拿过程中应当注意治疗部位及患者的身体状况的差异以避免意外事件的发生。

中医认为阳痿责之命门火衰，或心脾气血不足，或惊恐伤肾、肾气不固，或肝郁不舒，或湿热下注。病位在肾，与脾、胃、肝关系密切。推拿治疗阳痿部位多以会阴部（阴茎、睾丸）、腰骶部、下腹部为主，手法以按、摩、搓、擦、点穴等为主。综上研究表明，推拿对于阳痿的临床治疗作用不可忽视，但大多数手法只是单纯的手法介绍，没有经络辨证论治的报道；偶有临床观察也是自身的前后对照，无临床随机对照研究。这些都是制约推拿治疗阳痿临床广泛开展的主要因素。

（阎博华）

十六、消渴

消渴是临床常见病，推拿治疗本病有较好的疗效。

（一）单独推拿治疗消渴

乔丽萍推拿治疗糖尿病，在临床上取得了较好的疗效。操作：患者俯卧。按揉脊旁两侧腰肌 4～6 分钟，推臀部及下肢后侧肌群 10 分钟，点按胰俞穴 2～3 分钟。用 50℃左右温度的毛巾热敷 15 分钟。患者仰卧位。摩揉腹部 10 分钟，颤腹 20 分钟（高血压患者勿用颤腹法）。轻抚摩胰脏左腹投影区 2 分钟。

樊有为认为循经拍打可以改善微循环、调节神经系统功能、提高自身免疫。操作：拍打手阳明大肠经，重点拍打曲池穴，约 5 分钟；拍打督脉由大椎穴拍打至腰阳关穴，往返约 5 分钟；拍打脊柱两侧足太阳膀胱经第一侧线，从肺俞到三焦俞进行拍打，重点拍打胰俞、膈俞、肝俞、脾俞、肾俞穴等，约 5 分钟；沿患者双下肢前外侧足阳明胃经循行进行拍打，重点拍打足三里穴，约 5 分钟；顺逆交替摩腹各 30 圈，约 3～5 分钟。

李健楠等用运腹通经法（掌摩全腹、揉腹八卦、直推腹经、循经点穴、拿揉腹肌、拍打腹部；放松背部、按揉膀胱经、点按背俞穴、推搓背部、拍击背部）治疗气虚血瘀证 2 型糖尿病 66 例，结果：总有效率 91.67%。

孟祥峰等采用自我按摩治疗 2 型糖尿病 40 例，结果：总有效率 97.5%。操作：洗脚后，取随意坐姿，顺时针揉涌泉 180 圈，逆时针揉合谷 120 圈，顺时针揉太溪 180 圈，逆时针揉曲池 120 圈，顺时针揉足三里 180 圈，逆时针揉行间 120 圈，空拳轻捶肾俞 180 次。

李伟明等用推拿并加压治疗 96 例糖尿病性末梢神经炎，结果：显效 61 例，总有效率为 90%。操作：以两手掌根紧贴前臂及手部或下肢小腿及足部皮肤，自上而下用力揉按，然后自下而上用力揉按，以酸胀为宜；以双手拇、食、中指指腹提拿肢端肌肉，自上而下，用力揉捏，以酸胀为宜；以两手掌心或掌根，紧贴肢体，相对用力，由上而下拍击 20 次。

宋柏林对糖尿病患者采用推拿治疗，操作：患者俯卧位。㨰法放松两侧骶棘肌；按揉胰俞、脾俞、肾俞；㨰法放松双下肢后面。仰卧位。顺时针摩腹，一指禅推中脘、关元；拿法放松双下肢前、侧面，按揉足三里、阴陵泉、丰隆、太溪。每日 1 次，疗效显著。

（二）推拿结合其他疗法治疗消渴

1. 推拿结合针刺治疗消渴

侯雅慧针刺按摩治疗糖尿病性上眼睑下垂 12 例，针刺取穴以局部取穴为主，辨证配穴，采用补法，强刺激快速捻针，以有酸胀感为度。推拿操作：用推法先从印堂向丝竹空方向做双手拇指交替单向推 5 分钟，再从眉弓向发际方向双手拇指交替推 5 分钟。结果：痊愈 8 例，有效 2 例。

唐晓风针刺加足部按摩治疗 2 型糖尿病 12 例，结果：总有效率 91.7%。足部按摩时，以食指指侧推足底胰腺部 10 分钟，以大拇指腹由下至上推足部坐骨神经反射区 5 分钟，再换另一足按摩。

2. 推拿结合药物治疗消渴

林超采用推拿手法配合中药内服治疗糖尿病末梢神经炎 50 例，操作：于背部行一指禅推法、按揉法、㨰法、擦法等；腹部行一指禅推、掌平推、振法；上肢部行㨰法、拿法、按揉法、擦法；下肢部行按揉法、点压法、搓法、捏揉、擦法。结果：治疗组总有效率 94%。

曹晶晶等自拟祛痰化瘀汤合推拿治疗痰瘀证 2 型糖尿病，结果：总有效率为 92.50%。操作：取足三里、丰隆、阴陵泉、血海等穴位用一指禅推法、揉法治疗。不同的治疗时间段采用不同的补泻手法以及刺激的强度。

张世勤以推拿配合药物治疗 2 型糖尿病 24 例，手法有：按揉法、擦法、一指禅推法、摩法等，结果：总有效率 70.18%。

王朝辉等采用腹部经穴推拿联合盐酸二甲双胍治疗 2 型糖尿病肥胖患者，证明此方法对患者脂联素（APN）蛋白定位及定量表达水平具有显著的提高作用。

3. 推拿结合穴位埋线、艾灸和药物治疗消渴

王光安运用推拿结合穴位埋线治疗 2 型糖尿病 28 例，结果：总有效率为 96.42%。操作：患者俯卧。按揉两侧腰肌，推拿臀部及双下肢后侧肌群，点按肺俞、脾俞、胃俞、胰俞、肾俞。患者仰卧位。摩揉腹部，轻抚摩胰脏在腹壁投影区。

陈万红采用艾灸按摩联合甲钴胺治疗糖尿病周围神经病变，将 48 例糖尿病性周围神经病（DPN）患者随机分为治疗组和对照组各 24 例，均基础治疗 2 周，然后在原有的基础治疗方案上，治疗组给予甲钴铵联合艾灸按摩治疗，对照组则仅予甲钴铵治疗，结论：艾灸联合甲钴胺治疗 DPN 优于单纯甲钴胺治疗，且安全性高。

中医学认为，消渴与肺、脾、肾三脏功能失调及上、中、下三焦虚损有关，其病机多属本虚标实，阴阳俱虚，以阴虚为主。通过推拿，可以强先天以壮后天，补后天

以养先天，从而达到调和阴阳、补虚祛邪之功。推拿在控制消渴患者血糖和改善患者症状方面，疗效是明确的，其中背部足太阳膀胱经的穴位应用尤为广泛，而全身多部位的综合推拿法可通过多条途径达到良好效果。

（齐凤军）

十七、郁证

（一）单独推拿治疗郁证

李定国收治郁证患者 36 例，用按摩进行治疗，取得了满意的效果。结果：痊愈 23 例，好转 9 例，无效 4 例。操作：患者仰卧位，医者单掌自上而下推胸骨数次，肝气郁结证者型可推至脐部。单掌沿胸腹任脉做轻快揉法数遍。点按膻中、中脘、支沟、内关、阳陵泉、足三里各 30 秒。痰气郁结证者可在咽喉部作轻快的揉法。双掌在两胁做对掌揉法和捧膻法 3 分钟。患者俯卧位，医者双掌在背部做下行推法和分推及多指分推各数遍，双掌在背部做迟缓沉稳的揉法 3 分钟，双手多指轻快地拨背部骶棘肌 1 分钟，掌根按背部腧穴数遍，双拇指按肝俞、胆俞、脾俞、胃俞各 30 秒，空拳轻叩背部 1 分钟。患者坐位，医者双手拿肩部数遍，双拳轻叩肩部 1 分钟结束治疗。

赵艳通过推拿手法疏理背部督脉、太阳经治疗郁证，收效颇佳。治疗 3 个疗程后，以患者主诉症状的消失程度为疗效评价标准。结果：20 例患者中，痊愈 8 例，症状明显缓解者 11 例，1 例无效。操作：患者俯卧位，亦可取用坐位，伏于椅背。医者用双手掌置于大椎与腰骶部正中相对向下向外用力按压，两手掌分置于肩背部与腰骶部同时用力向下撑腰背部各 3 遍，坐位者可不行此法。以滚法施于腰背部及两侧膀胱经，以掌指关节滚法施于华佗夹脊及腰眼，自上而下，往返多次，以肺俞、厥阴俞、心俞、肝俞、胆俞、脾俞、胃俞、肾俞、大肠俞等为重点穴位。以一指禅推腰背部督脉及膀胱经诸穴。以掌根揉两侧腰背部膀胱经。以单手或双手的拇指与食指相对，将脊柱上皮肤用力提起，边移边提，一直从长强提至大椎。用单手或双手的拇指与食指相对，将脊柱旁边的一条形肌肉用力提起，边移边提，边提边拿。先自上而下（从颈部以下做到臀部以上），再自下而上（从臀部以上做到颈部以下）操作。点按及揉按背俞及背部压痛点。用双手按压腰痛部脊柱（督脉所在）。用手掌横擦命门区，用小鱼际直擦督脉，用手掌直擦腰背部两侧膀胱经，最后擦整个腰背部，以微热为度。

雷龙鸣等观察了背部循经推拿对 39 例心理性亚健康患者的临床疗效。结果：观察组总有效率为 92.30%，对照组为 56.76%，两组比较差异有统计学意义（$P < 0.01$）。操作：患者俯卧位。医者用滚法、弹拨法、拇指点按法循背部足太阳膀胱经操作，拇指点按穴位以心俞、肝俞、胆俞、脾俞、胃俞、三焦俞、肾俞等背腧穴为主。用掌推法推督脉及足太阳膀胱经在背部的循行部位，最后用小鱼际擦法反复作用于督脉及足太阳膀胱经在背部的循行段，以局部皮肤变热、出现潮红为佳。每次治疗 30 分钟左右，隔日 1 次。对照组：根据具体情况有针对性地开展心理行为指导和支持性心理治疗，每次约 50 分钟，每周 2 次，3 周后统计疗效。西医学认为亚健康发生的基础是长

期紧张，推拿疗法能有效地缓解躯体的紧张，从而使人心身愉悦，活力充沛，故能有效地改善心理性亚健康人群的心理症状（即抑郁症状）。

（二）推拿结合针刺治疗郁证

姚成龙将肝郁气滞证抑郁症患者完全随机分组为针刺配合头面部推拿的治疗组和西药对照组。结果：治疗组总有效率91.7%、治愈率13.9%、显效率44.5%，分别优于对照组的86.2%、5.6%、27.8%，两组比较差异有统计学意义（$P < 0.05$），说明治疗组疗效明显优于对照组。操作：头面部：患者仰卧位，闭目，自然放松，集中注意力体会医者操作时的感觉。医者位于患者头前侧，以双手拇指在印堂穴施叠按法（或者一指按法）数次；从印堂穴至神庭穴用双手拇指交替快速直推，往返10次；分推前额部数次；由印堂穴经两侧眉上额部至太阳穴，采用分推法约10次；点按攒竹、鱼腰、丝竹空、太阳；行掌鸣天鼓法数次；点按交感、皮质下、内分泌等耳穴；沿督脉循行路线，以双手拇指指腹自印堂穴至百会穴进行推揉法治疗；点按印堂、神庭、上星、百会、四神聪；从百会穴至角孙穴向两侧分推，反复操作数次；从头顶开始施以拿五经手法，并配合点按风池、风府穴；轻轻用十指尖叩击头部数次。嘱患者取坐位，拿捏颈项、肩井。

推拿治疗本病以通为用，以达到通郁之目的，因此，推拿手法上多注重经络的疏通。无论是单独使用推拿或者配合其他手段使用，治疗郁证的临床疗效是肯定的，值得推广使用。

（翟　伟）

十八、慢性疲劳综合征

（一）单独推拿治疗慢性疲劳综合征

1. 操作部位的选择

目前推拿对慢性疲劳综合征的治疗主要包括对主要穴位（部位）按摩、循经推拿和足反射区刺激3个方面。

（1）主要穴位按摩：①头面部：朱建国、姚斐等用中指揉沿印堂－神庭－头维－太阳、攒竹－鱼腰－丝竹空－太阳、眼眶3条线路来回3遍，左右同。②背腰部：姚斐等自肺俞至膀胱俞，连续按压3遍，每穴按压5秒左右，以患者自觉酸胀为度。苏赐明用双手拇指从上而下点按腰背部背腧穴8～10遍，并重点点按肾俞穴。尹伦辉点按大椎、至阳、命门、长强及心俞、膈俞、肝俞、脾俞、肾俞诸穴共5分钟。罗仁瀚等在心俞、肝俞、脾俞、肾俞穴分别点按约5分钟。③胸腹部：祝刚等单手掌推胸腹部正中任脉线，从天突推至关元穴（注意推至脐下转换手掌方向），拇指点揉缺盆、膻中、中脘等穴。桑志成等腹部推拿掌按中脘、气海、关元穴；掌运神阙穴。④四肢部：祝刚等拇指点揉内关、足三里、梁门、公孙、涌泉等穴。王京京等认为四关穴（合谷、太冲）具有调畅气机、调和气血、补益气血、壮肌治痿、消痹止痛的作用，刺激四关穴可以有效改善慢性疲劳综合征患者失眠、疲劳及肌肉疼痛症状。

（2）循经推拿：金建丰在手厥阴、手少阴肘至腕部位，足少阴、足太阴膝至踝部施以擦法以透热为度。朱建国于腰背部督脉、膀胱经操作线路上涂以冬青油，然后自上而下直擦3分钟。尹伦辉以脊柱部位的督脉、华佗夹脊和足太阳膀胱经腰背部一、二线为重点，从上至下依次施以指揉法8分钟、滚法5分钟、拿法3分钟、拇指拨揉法5遍、双掌叠按3遍。李江山等以经络理论为指导，直接在体表十二正经及任督二脉的循行部位上进行刺激，能明显提高慢性疲劳综合征患者的心理调节能力。刘祖平等认为背部循经推拿可以提高机体免疫机能，激发和增强机体抗病能力，是一种安全有效的治疗方法。

（3）足反射区刺激：雷龙鸣等选取足部反射区肾、输尿管、膀胱、额窦、头（大脑）、脑垂体、头、颈淋巴腺、腹腔神经丛、脾脏、生殖腺、前列腺、子宫、淋巴腺等重点反射区穴位。冯树军等选取足部基本反射区：腹腔神经丛、肾、肾上腺；症状反射区：上颌、喉、失眠点、颞部、小脑、脑干、大脑、肘、肩、膝、髋关节、腰椎；关联反射区：生殖腺、上身淋巴结、下身淋巴结、前列腺或子宫、甲状腺、胸腺。

2. 操作手法的选择

手法多以推、点、按、揉、滚及弹拨等为主，也可根据脊柱相关疾病理论给予患者整脊。

姚斐等按压推拿治疗慢性疲劳综合征：背部操作：①按压背腧穴：医者选用蹲跪式或者站立式操作，双手拇指相对，用指腹同时按压膀胱经上的背腧穴，自肺俞至膀胱俞，连续按压3遍，每穴按压5秒左右，以患者自觉酸胀为度。操作时要平稳协调，可将肘伸直，借助身体重力下压。②对称掌按脊柱两侧：医者两掌分别置于脊柱两侧，从第3胸椎水平开始压到第5腰椎两侧，分6次左右对称按压，每次5秒左右，按压3遍。

罗才贵等循膀胱经弹拨法治疗慢性疲劳综合征：①患者取俯卧位，医者站于一侧，沿患者腰背部两侧膀胱经用轻柔的摩法、掌根揉法由上而下往返操作5~8次，频率10次/分钟，用较重刺激的滚法由上而下往返治疗5~6遍，频率120次/分钟。②自上而下大面积、广泛的轻柔弹拨腰背部两侧膀胱经，弹拨频率80次/分钟，往返操作2~3次，使肌肉的痉挛明显减轻为度。③于脾俞、肝俞、胃俞、肾俞、隔俞作深入的、较重的弹拨，弹拨频率60次/分钟，每穴3~5分钟。④自上而下直擦腰背部两侧膀胱经2分钟，频率200次/分钟，横擦腰骶部2分钟，频率200次/分钟，均以透热为度。⑤最后用虚掌拍击腰背部3~5分钟，频率120次/分钟，沿脊柱两侧骶棘肌从上往下，以皮肤微红为度。

尹伦辉通过正脊推拿治疗慢性疲劳综合征：施以腰椎卧式旋转（斜）扳法左右各1次；以拍打和擦法收功。术毕，患者腰背与脊柱当潮红与发热。施颈椎旋转（斜）扳法，左右各1次。

刘书田等用捏脊疗法治疗慢性疲劳综合征，治疗组35例，对照组33例。2组疗效比较：治疗组35例，痊愈9例，显效11例，有效10例，无效5例，总有效率85.71%；对照组33例，痊愈6例，显效10例，总有效率81.82%。操作：治疗组：

患者俯卧于按摩床上，医者捏脊 24 遍，第 13 遍始用"捏三提一"法，捏 3 下，向上提 1 下，目的在于加大刺激量，听见有响声效果最佳。捏完后用手掌根沿督脉自命门至大椎两侧、沿膀胱经自肝俞至肾俞各直推 36 次，然后在脾俞、肝俞、肾俞穴处揉按各约 1 分钟，最后用手掌根部擦脊 6 遍，以皮肤红润为度，空心掌拍打整个背部结束。每日治疗 1 次，10 天为 1 个疗程，疗程间休息 1 天，继续第 2 个疗程，共用 3 个疗程。

施红曙用捏脊治疗慢性疲劳综合征，治疗组 45 例，对照组 35 例，治疗组采用捏脊治疗，对照组应用维生素 B1、维生素 B6、谷维素、氟西汀治疗。结果：治疗组治愈 21 例，总有效率 91.11%。对照组治愈 10 例，总有效率 65.71%（$P < 0.01$）。操作：①患者俯卧位，医者用一指禅推法推背部膀胱经第 1 侧线，从心俞至关元俞，往返操作约 8 分钟。②捏脊从第 5 腰椎棘突下起至第 7 颈椎棘突下，共捏 12 遍，前 6 遍常规捏脊，后 6 遍在每遍捏脊过程中重提背腧穴，尤其心俞、肝俞、脾俞每遍捏脊至少重提 3 次。③擦背部膀胱经第 1 侧线、督脉，均以透热为度。以上治疗 1 日 1 次，10 次为 1 疗程，3 个疗程后观察疗效。

（二）推拿结合中药治疗慢性疲劳综合征

陈媛清等采用手法结合中药治疗脾虚肝郁证慢性疲劳综合征 65 例，临床观察结果表明：治疗 1 个月后，推拿合中药组的总有效率明显优于中药组或推拿组；治疗 2 个月后，推拿合中药组的治愈率明显优于中药组或推拿组，说明内外兼治起效快，疗程短，值得推广应用。操作：患者坐位。拿揉颈项部五线 8 ~ 10 分钟。点按章门、期门穴，以酸胀为度。搓摩患者两胁，以透热为度。患者仰卧位。揉、点、按合谷、中脘、气海、足三里、太冲、行间，每穴 0.5 分钟。拿血海、三阴交，以酸胀为度。患者俯卧位。按揉肝俞、脾俞各 1 分钟。用掌擦法直擦背部足太阳膀胱经两侧线和督脉，以热透胸腹为佳。捏脊 3 遍，捏三提一。以上操作每周 5 次，每月 20 次。中药组用四君子汤合柴胡疏肝汤加减：党参 15g、白术 9g、茯苓 12g、柴胡 6g、白芍 15g、枳壳 6g、川芎 6g、香附 6g、陈皮 3g、甘草 6g。每日 1 剂，水煎，分早晚空腹温服。

推拿治疗慢性疲劳综合征的报道较多，具有疗效肯定、无副作用的优点。采用推拿治疗慢性疲劳综合征着眼于调节机体脏腑、气血、经络的阴阳平衡，调畅情志，扶正祛邪，使机体功能达到动态的平衡。

（翟　伟）

第六章　推拿治疗妇科病研究进展

一、经前期紧张综合征

经前期紧张综合征的症状涉及范围广，除精神、神经症状外，尚涉及各个器官和系统，严重影响女性的身心健康和生活质量，推拿对于此类功能性疾病的疗效，具有明显的优势。

（一）单独推拿治疗经前期紧张综合征

李春阳用推拿治疗96例患者，取得了良好的疗效，痊愈18例，显效18例，总有效率为79.1%。操作：摩腹，伴有呕吐、腹胀或食积者，顺时针方向旋转，并加揉中脘、气海；点揉脐，揉天枢、长强、脾俞、肾俞、大椎、百会；双手提捏督脉及双侧膀胱经皮肤，从长强至大椎，双手反复交替进行；随症加减。

临床研究表明，女性易患头痛的情况与女性特有的生理状况有关。约有63%的女性头痛与月经来潮有密切的关系。张力尹运用足部按摩治疗经期头痛，以压力刺激足部，从而间接地调理内脏器官及身体其他部位的病变。总有效率达93.33%以上，这表明采用足部按摩可大大提高治疗经期头痛的效果，大量文献研究认为，人体足部是人体内脏器官或身体其他部位相对应的反射区，按摩刺激足部相应的反射区域，可以促进全身的血液循环、提高机体的免疫力，达到治疗自身头痛、失眠等病症的目的。

多红东用局部点穴治疗女性经期头痛40例，操作：以拿、捏、揉等手法放松患者的头颈、肩部；自印堂至太阳、自印堂至风府用揉、抹法放松头部，以患者能够耐受、皮肤发红为度；揉、按法施于印堂、太阳、头维、百会、风池、风府。

陈娣容等运用推拿手法治疗经行泄泻病例68例，其中，痊愈18例，显效18例，总有效率82.3%，操作：摩腹法；揉中脘、气海、脐、天枢，略施压作旋转运动；用拇指、食指蘸滑石粉揉长强，揉脾俞、肾俞、大椎、百会穴；捏脊。

（二）推拿结合针刺治疗经前期紧张综合征

王君等用按摩配合针刺治疗经前期紧张综合征103例，总有效率达88.3%，操作：头部：从印堂至百会，以双手拇指交替直推；用双手指腹分推印堂、鱼腰直至太阳穴；运用大鱼际揉头面部；揉按百会、太阳、睛明、风池；拿头部五条经络线；头部啄法；头部擞法（小指尺侧叩击法）。腰背部：直推督脉、两侧膀胱经（主要用手掌或掌根）；腰骶部和背部以擦法、拍打法为主。针刺治疗（除任、督二脉均为双侧取穴），常规取穴：太阳、风池、百会、印堂、曲池、合谷、足三里、三阴交。辨证加减：心血不足，加血海、神门、气海、关元等；肝郁气滞，加行间、太冲、大陵等；痰浊郁结，加天突、丰隆等，手法后进行针刺，留针。

曾祥胜运用针灸配合推拿治疗经前紧张综合征80例，治疗效果显著。推拿操作：用一指禅推法沿脊柱两旁膀胱经、督脉反复操作，结合揉、拨上述穴位；拿捏两侧风池穴、颈项部两侧肌肉及肩井，以揉法作用在患者项、肩、上背部；腹部推拿主要以按法、揉法、运法、推法为主，并辅助以捏脊等法；针灸采用补脾疏肝解郁针刺法，针刺穴位为神门、百会、膻中、血海、太冲、三阴交、脾俞、肾俞、肝俞。

　　中医认为，引起紧张综合征的原因，多由心之气血不足、肝气郁滞及脾胃虚弱痰浊内生、肾虚易惊所致；西医学认为，经前期紧张综合征是由于患者排卵期过后，黄体期缩短，孕激素分泌减少，而雌激素相对过多所致。加之催乳素排出量增多，卵巢甾体激素比例失调以及水钠潴留导致本病，而这些因素多易造成机体的自主神经功能紊乱，推拿疗法能够调节自主神经及内分泌的紊乱和失调，促进盆腔局部血液循环，改善卵巢营养，使卵巢功能平衡，从而缓解各种症状和不适。推拿疗法对经前期紧张综合征具有一定的临床疗效，通过通调冲任以达到养心安神、舒肝理气、化痰解郁之功效。文献研究表明，推拿疗法治疗经前期紧张综合征，患者经期前偏头痛、颈、肩、腰、腓肠肌等部位疼痛及呕吐、腹胀、腹泻等躯体症状可消失或减轻，同时焦虑、紧张、失眠、疲乏等心理症状也随之得到消除或改善，避免了西药对患者胃肠道的刺激，如恶心、呕吐、头晕等加重躯体不适的副作用及带来的心理负担，总体疗效较好。同时临床发现推拿结合针灸、药物，并适当的功能锻炼及劳逸结合对本病的治疗有一定的帮助。

（窦思东）

二、痛经

　　推拿手法对于痛经患者的治疗效果显著，单纯手法干预或结合针灸等手段辨证施治，疗效甚至优于止痛药物。

（一）推拿治疗痛经的机制研究

　　原发性痛经常见于年轻未婚未育女性，发病率约33.05%，青春期女性约59.55%。彭亮等选用不同推拿手法（振腹、摩腹、一指禅、擦腰等）作用于原发性痛经患者，并与口服布洛芬做比较，3个疗程后观察疗效并探讨其作用机制。结果：推拿手法各组经期腹痛症状均较治疗前好转，与布洛芬组比较差异无统计学意义；推拿手法各组和布洛芬组治疗后血清$PGF_{2\alpha}$含量均显著下降，其中振腹组血清前列腺素$F_{2\alpha}$（$PGF_{2\alpha}$）含量与布洛芬组差异无统计学意义。说明推拿手法对于缓解原发性痛经疼痛症状效果确切，振腹与布洛芬对于降低患者血清$PGF_{2\alpha}$含量效果相当，其机制可能是通过降低$PGF_{2\alpha}$含量来实现的。原发性痛经的发生与月经期子宫内膜前列腺素的含量升高相关，行经期间患者血清$PGF_{2\alpha}$开始升高，导致子宫平滑肌痉挛性收缩，以致缺血缺氧、酸性代谢产物堆积，存储于子宫肌层，导致痛经。推拿手法可使局部组织温度上升，扩张毛细血管，加快血流，并加速病理产物如前列腺素等的清除，改善微循环环境，使痛感减轻。摩腹、振腹、一指禅、擦腰法等手法为临床常见的治疗原发性痛经的手段，通过不同的手法刺激作用于原发性痛经患者，产生治疗效果。

　　陈勇等以60例原发性痛经患者为研究对象，通过推拿手法和口服布洛芬治疗，观察治疗后视觉模拟评分（VAS）以及 2 组患者治疗前后子宫动脉血流动力学参数、经期血清 $PGF_{2\alpha}$、前列腺素 E_2（PGE_2）的含量变化，结果：VAS 读值、PI、RI、S/D 比值及血清 $PGF_{2\alpha}$ 含量低于同期对照组，PGE_2 含量高于对照组，差异具有统计学意义（$P < 0.05$），该研究证明了推拿手法对于原发性痛经治疗的有效性，其作用机制可能是通过改善子宫动脉低速、高阻的血流特征，增加血流量，调节 PGE_2 及 $PGF_{2\alpha}$ 水平，改善局部缺血缺氧状态，从而发挥止痛作用。推拿手法直接作用于盆腔，可促进盆腔气血的运行，增加局部组织灌流量，从而起到"活血化瘀""祛瘀生新"的作用；另一方面，通过推拿手法的刺激可降低痛觉感受器的反应，使神经冲动数量减少以及强度减弱，提高痛阈，减轻或者消除疼痛，发挥治疗效果。

王强等将推拿手法与口服元胡止痛片作比较，观察两者对原发性痛经患者的疗效。结果发现推拿治疗组总有效率明显优于对照组，分别为 93.3% 和 63.3%，（$P < 0.05$），说明推拿治疗效果优于元胡止痛片，从经络系统的角度上，地机为脾经的郄穴，常常用来治疗血证，推拿地机穴可以调节脾经经脉之气，疏通气血而起到止痛效果。5 - 羟色胺为致痛物质，并有收缩血管的作用，推拿治疗则可以降低血浆中 5 - 羟色胺的含量，减轻疼痛。

刘键等用脉象仪进行原发性痛经患者治疗前后的脉象变化测定，治疗前脉象图表现为主波钝，升支挫，降峡高，说明原发性痛经患者脉搏气血运行不畅，提示患者多有气血瘀阻的病理基础；推拿治疗后表现为主波高，降峡低，双峰波，提示脉搏气血变得流畅，血脉充盈，气血的运行恢复如常。证明了原发性痛经推拿治疗与体质的相关性，此外，推拿治疗前后脉象仪的变化可作为手法治疗本病的参考评判指标。

（二）推拿治疗痛经的临床研究

1. 单独推拿治疗痛经

王华兰等采用单纯推拿治疗原发性痛经，并与去痛片比较，治疗 3 个月经周期后分析疗效。结果：推拿组总有效率 96.77%，明显高于药物组总有效率 76.67%，（$P < 0.05$）。提示推拿治疗原发性痛经具有较好疗效，优于西药组，并且无副作用，可用于痛经的预防与治疗。

张琴明等对推拿手法进行改进（脊柱推拿）并结合传统推拿手法进行原发性痛经患者治疗的临床疗效观察，以下腹痛、腹腰痛、腰骶痛和生活质量满意度作为检测指标。结果：试验组总有效率为 92.86%，对照组总有效率 67.86%，（$P < 0.05$）；2 组患者下腹痛、腹腰痛、腰骶痛和生活质量满意度积分均比治疗前下降（$P < 0.01$），且试验组的降低幅度大于对照组（$P < 0.01$）。传统推拿认为，无论是寒湿凝滞或气滞血瘀的实证痛经，还是气虚血弱的虚证痛经，"不通而痛"缘于"寒湿客于冲任，或气郁瘀阻冲任或气化推动无力而血瘀胞宫，致胞宫冲任气血运行失畅"；选用传统推拿疗法，因"腰部与腹部经络同源性"，于冲、任、督"一源三歧"及膀胱经施以传统推拿，可使滞于胞之血消散、气机通畅，气血运行恢复正常，"通则不痛"。

腰椎扳法常与腰骶部擦法等配合使用，为脊柱推拿操作中的重要组成部分，有利于脊柱调整后经脉气血的疏通。楚云杰等在临床观察中发现整脊推拿对于原发性痛经的治疗效果优于常规手法，表现为治疗前后疼痛积分的改变，2组差异比较具有统计学意义（$P < 0.05$），说明整脊推拿对于原发性痛经治疗的有效性。整脊推拿与普通推拿的区别在于医者可采用定点旋转复位扳法调整腰椎，进而调整脊柱紊乱，如骶髂关节错位、骨盆倾斜、腰椎小关节错位等疾病，从而降低腰－盆腔神经高敏感性，减轻痛经程度。然而无论是整脊推拿还是普通推拿，均对原发性痛经有较好的治疗效果，并具有简便、安全、有效的特点，整脊推拿的疗效更为突出。

许英妹采用脏腑推拿治疗原发性痛经，设计随机、盲法、对照的临床研究，与单纯穴位敷贴进行比较，结果在 VAS 评分方面，两组均有疗效，推拿结合穴位敷贴比单纯穴位敷贴更佳，疗效与治疗周期相关，随着疗程的延长，敷贴治疗疗效渐佳。

温经推拿手法是推拿手法中较有特色的一种，对于痛经的治疗明显优于常规手法治疗，在腹痛、腰骶痛、工作情况、四肢冷等指标的改善优于常规手法组，温经推拿手法具有温中散寒、温经通络、活血化瘀之功，使寒邪得散，气滞得行，"通则不痛"。

2. 推拿结合其他疗法治疗痛经

范肃等观察推拿结合电热砭石温经疗法对于寒凝血瘀型原发性痛经的临床疗效，与传统推拿手法比较，采用 VAS 评分及 COX 痛经症状评分量表（CMSS），进行疗程结束时、疗程结束后3个月、半年后的随访测评。结果：推拿结合电热砭石温经疗法和单纯传统推拿手法均能改善痛经症状，2组在治疗第1个月时 VAS 评分方面比较无统计学差异。但在第2、3个月以及治疗结束3个月、半年之后的随访发现，推拿结合电热砭石温经疗法在改善疼痛 VAS 评分方面优于单纯传统手法推拿；在改善 CMSS 评分方面也具有优势，明确了推拿结合电热砭石温经疗法对于寒凝血瘀型原发性痛经治疗的有效性和安全性。

针灸对于原发性痛经的治疗亦有见报道，推拿结合针灸能发挥各自优势，起到疗效叠加的效果。卢泽强将针刺结合推拿与西药常规治疗对比，总有效率优于口服氟芬那酸。

另有与传统功法配合治疗的研究，辨证治疗往往可以达到更为满意的疗效。

中医推拿对于痛经的治疗是一种古老而有效的方法，操作简便、经济而无创无痛。临床中治疗手法丰富多样，其中不乏一些特色的推拿方法，如温经推拿、脊柱推拿等，均取得了显著疗效。推拿结合电热砭石温经疗法或八段锦、针刺等手段，丰富了临床以推拿为主治疗痛经的手段。

（窦思东）

三、月经不调

月经是女性的生理特性，也是衡量女性气血的重要指征。

（一）单独推拿治疗月经不调

张广宁运用推拿治疗月经不调32例，结果：治愈30例，总有效率达90%以上。操作：施摩法于少腹部，缓慢柔和地顺时针摩腹5分钟；用振荡法均匀、适度地施于少腹部 1～2 分钟；按揉血海、阴陵泉、三阴交、肾俞、八髎等穴；横擦骶椎 30～50 次。

罗凛运用其特色推拿疗法治疗月经不调，主要推拿手法有摩腹法、分腹阴阳法、运运颤颤法、推运子宫法、揉拿足三阴法、搓运夹脊法、横搓命门法、搓揉八髎法等，其重点是在调先天补益后天，疏肝健脾益肾，调理冲任（即调理气血），恢复脏腑经络的原本功能。

谈海东等以疏肝益肾、健脾通经为原则，运用手指点穴治疗月经先后无定期，总有效率达 81.64% 以上。主取：肝俞、肾俞、脾俞、关元、三阴交穴等；随证配穴：肝郁型加期门、太冲，肾虚型加太溪，脾虚型加中脘、足三里，胸胁胀痛加膻中、内关；治疗根据临床辨证采用泻实补虚的方法：以一指禅推法或按法；实证用重手法，被点按处有酸、胀、麻的得气感，每穴 2 分钟；虚证用温和的手法顺经络方向按揉，有舒适感，每穴 5 分钟。

齐宏伟等运用擦法施于八髎穴，达到活血化瘀、疏通经络、消肿止痛等效果，治疗由外感风寒引起的月经不调。

陈永珍运用振腹配合点穴治疗女性运动员月经失调，有较好的疗效，总有效率92.86%。如伴有汗出、肠鸣、尿多等，结合运动员月经失调具体病症，配合点、按、揉三阴交、血海、肾俞，擦八髎。

温志华等用点穴治疗月经后期 36 例，主穴：内关、三阴交、漏谷、血海、合谷等，给予点穴治疗，随症加减，血寒者加关元；虚寒者加关元、足三里；气滞者加气海、膻中、太冲。治愈率达 94% 以上。

（二）推拿结合其他疗法治疗月经不调

1. 推拿结合针灸治疗月经不调

刘家贵通过推拿联合针灸治疗月经不调，疗效显著。操作：采用提捏法，从长强穴沿督脉走向至大椎穴。提捏膀胱经上的穴位（如脾俞、胃俞、肝俞、膈俞、肾俞等）；用腕部和大鱼际肌处沿脊椎自上而下用力均匀、柔和地按摩夹脊穴，反复做数遍。其后患者取仰卧位放松腹部，以神阙穴为中心，单手掌由内向外顺时针按摩患者腹部，约 10 分钟。针灸操作则辨证取穴，主穴：关元、归来、三阴交、太冲、太溪、气海、中极、肾俞、子宫、中脘、下脘、气海、足三里、太冲、脾俞等。

2. 推拿结合中药治疗月经不调

刘月波运用推拿结合四物汤治疗月经过少患者 30 例，有效率达 90% 以上，推拿手法主要有按揉法、滚法、点揉法、横擦法、点按法、弹拨法、单掌环行摩法、搓擦法。

李颖用点穴法结合十全饮治疗月经后期患者 46 例，取三阴交、脾俞、血海、气海、关元等穴位，采用温和的手法顺经络走行点按，以患者有舒适感为度。中药口服十全饮。

中医认为，引起月经不调的病因，不外乎外因与内因，外因由寒、湿、热邪等入侵机体所致，内因包括七情内伤、房劳多产、素体虚弱等，种种病因皆可导致脏腑失调，气血错乱，冲任脉损伤，引起月经失调。推拿疗法直接作用于人体体表，无药物副作用的不良影响，无针刺等恐惧、疼痛感。推拿疗法重在先后天同补，健脾益肾疏肝，调理冲任，恢复脏腑功能，从而使"任通冲盛"，胞宫藏泻适度，并从整体上协调阴阳，疏通经脉，治疗月经不调疗效显著。文献研究表明，推拿治疗月经不调，不但患者的月经周期、经量、经期较治疗前改善，而且其他症状较治疗前减轻，总有效率较高。推拿治疗月经不调通过辨证施治，同时可以配合针刺、中药疗法，疗效显著。

（窦思东）

四、不孕症

推拿疗法对女性内分泌功能具有良好的调整作用，在治疗不孕症方面具有明显优势。

（一）单独推拿治疗不孕症

丛德毓等对 21 例不孕症患者，单独用推拿手法治疗，总有效率 80.95%。操作：患者仰卧位。顺时针摩全腹 5 分钟，掌揉小腹 5 分钟，拇指按揉关元、气海、子宫、足三里等穴，每穴 1 分钟。患者俯卧位。采用推法、滚法、揉法，沿患者背部两侧膀胱经按摩 8 分钟；点按背部肾俞、命门，每穴点按 1 分钟；采用背部及腰骶部横擦法，刺激量以透热为度。每日 1 次，15 次为 1 疗程，疗程间休息 1 天，月经期不予治疗，连续治疗 6 个疗程后观察患者基础体温和孕酮的变化。

董春英运用手法整复加穴位按摩治疗不孕症，效果良好，对输卵管阻塞引起的肾虚宫寒证、痰浊瘀阻证等多年不孕症患者均助其怀孕，在患者月经干净第 7 天开始行手法整复。操作：右手托宫颈于前位，左手迎触到宫角，根据造影显示的输卵管形态沿输卵管方向沿内下行整复，可重复 1~3 遍，使其尽力接近卵巢，每次 3~5 分钟，每周 2~3 次，经期停止手法。同时配合穴位按摩。选穴：会阴、关元、气海、阴交、石门、肾俞等，用拇指或者中指点按，局部有温热酸胀感，每穴 1~2 分钟，使患者感觉有热向两腿放射方可。

（二）推拿结合艾灸治疗不孕症

庞国庆应用推拿结合艾灸治疗不孕症 10 例，治愈率 50%，推拿操作方法：患者取仰卧位，医者用摩法在小腹部顺时针方向操作，约 6 分钟，大鱼际擦小腹部 4 分钟，按揉商曲穴，以酸胀为度。

不孕症是临床上的常见病、多发病和难治性疾病，中医认为病因主要是先天不足，以致肾气虚弱、冲任失调，或因胞宫寒凝，或由于劳伤气血而致月经紊乱，亦可由于七情内伤而使肝气郁结，六淫外感之邪中伤冲任，致水液运化失调、瘀血停积等。中医治疗不孕症具有独特优势，采用推拿治疗女性不孕症，或推拿结合艾灸等治疗不孕症，有利于调和阴阳气血、扶正祛邪，从而达到治病的目的。

（王海宽）

五、带下病

推拿作为中医学外治法的一个重要组成部分，在临床上已被广泛应用于治疗带下病。

（一）单独推拿治疗带下病

沈红云等对52例带下病患者，单纯行推拿治疗，有效率为80.77%。操作：以右手按顺时针方向摩腹3分钟；以左手拇指叠于右手拇指之上，做较大力度的拇指压揉法，从上脘穴至曲骨穴，边揉边缓慢移动，共揉3遍；以左右手拇指同时分别压揉双侧梁门穴至气冲穴3遍，要求力量持续缓慢而能深透；将左手拇指叠于右手拇指之上，以中等力度依次点压中脘、梁门（双）、下脘各2分钟，再以较大力度点压神阙、天枢（双）、关元、气海、大巨（双）、曲骨各3分钟；将左手叠于右手之上，做以右手为主的缓慢有力而又持续深透的掌根揉法，从关元穴始，边揉边缓慢移动，以神阙穴为中心顺时针揉遍全腹，共揉5圈，再分别定点于气海穴及气海穴两侧1.5寸处，各揉2分钟。令患者改为俯卧位，操作：沿足太阳膀胱经第一侧线的大杼穴至关元穴之间，做轻快的掌根揉法，左右各3遍，再在骶部八髎穴处揉0.5分钟；沿足太阳膀胱经第一侧线，以左右拇指用中等力度同时压揉双侧大杼穴至肾俞穴3遍；以左右拇指分别轻点双侧第三腰椎横突1分钟；捏脊5遍；在腰骶关节处，以中等力度施以双掌连拍法（双掌交替拍于同一部位）2分钟。每日治疗1次。

郑萍萍采用推拿治疗带下病患者22例，总有效率95.45%。操作：患者取俯卧位。揉腰骶部，拇指按揉肾俞、腰阳关、白环俞与八髎穴，横擦八髎穴，以透热为度。患者取仰卧位。掌揉小腹，拇指按气海、关元、子宫穴，掌颤小腹，叠掌自上而下按压大腿内侧3~5遍，拇指按揉三阴交、阴陵泉、丘墟、足三里。有神经衰弱症者，加头部手法；输卵管积水者，腹部手法要轻，每次操作30分钟，每日治疗1次。

周光跃以推拿治疗带下病患者76例，总有效率94.7%。操作：患者俯卧。单掌推命门至长强一线，双掌重叠揉腰部及骶骨八髎穴部，肘压腰部两侧，拇指交替压骶骨三线，点命门、肾俞、大肠俞、八髎穴，掌搓腰骶，发热后按压八髎穴，双掌握拿小腿部腓肠肌，掌搓、侧拳击足底，揉点涌泉、公孙等穴。上述手法虚证采用柔和缓慢手法较长时间刺激，实证采用重度手法短时间刺激。患者仰卧。以小腹部施术为主，单掌环形摩小腹2分钟，双掌重叠环形揉小腹5分钟，实证离心揉，虚证向心揉。双掌重叠固定轮状揉脐部2分钟，实证先压后揉，虚证反之，双拇指交替按压三线（肚脐至耻骨联合一线，双侧子宫、输卵管卵巢体表投影两线），揉点气海、带脉，按压大巨，压放气冲，拿抖小腹，拿搓小腹。患者仰卧，外旋下肢。单掌推、揉下肢内侧，实证下行，虚者反之，双拇指交替压下肢内侧，双拇指揉点足五里、血海，按压阴陵泉、太溪，掌搓三阴交，指压然谷，掌搓大腿内侧、足心，双手握拿足部。

（二）推拿结合其他疗法治疗带下病

1. 推拿结合针灸治疗带下病

周岳松采用推拿、电针加穴位贴敷法治疗带下病，总有效率为91.7%。操作：顺时针摩腹 3 分钟。医者左手拇指叠于右手拇指上，做拇指压揉法，边揉边缓慢移动，从上脘至曲骨揉 3 遍，然后以左、右手拇指同时分别压揉两侧梁门至气冲 3 遍。以拇指指腹依次点压中脘、梁门（双）、下脘、神阙、天枢（双）、关元、气海、大巨（双）、曲骨各 2 分钟。神阙以上穴位用轻、中度刺激量，神阙以下穴位用中、强度刺激量。将左手叠于右手之上，做以右手为主的掌根顺时针揉法，从关元穴始缓慢移动，环绕神阙顺时针揉全腹，要求持续缓慢而深透。

吴金香采用针灸配合手法整复治疗带下病，总有效率达 98.53%。操作：松解腰骶肌肉：患者俯卧，医者以按法、揉法按揉肾俞、腰阳关及八髎穴，对督脉、膀胱经分别自上而下用擦法、推法，用拍法拍击腰骶部。理筋整复：患者侧卧，医者做腰部斜扳（双侧）并揉之拍之。擦八髎，至八髎分布区发红。

2. 推拿结合中药治疗带下病

张永鹏采用中药结合推拿治疗带下病 23 例，总有效率 98%。操作：患者仰卧位。以一指禅推法推关元、中极、子宫、三阴交、足三里、血海 10 分钟，以鱼际顺时针揉少腹部 5 分钟，弹拨少腹部 5 分钟。患者俯卧位。用平推法推膀胱经 3 分钟，点按肾俞、腰阳关 2 分钟，再用掌根推肾俞及腰骶部，以透热为度。

总之，带下病多为脾虚湿盛、肾虚失固、带脉失约导致，严重影响着妇女的身体健康。应早期发现、早期诊断、早期治疗。推拿属于物理疗法，在病变部位施以适当的手法使腹部温热及其他良性刺激透入盆腔组织，促进局部血液循环，使细胞通透性升高，改善组织营养状况，利于炎症的吸收和消散，达到治疗的目的。如果将推拿与针灸、中药、理疗等方法结合治疗带下病，内外兼治，可直达病所，消除症状，控制病灶，疗效可靠。

（王海宽）

六、子宫脱垂

子宫脱垂是已生育女性的常见病。目前，运用推拿治疗子宫脱垂，疗效显著。

（一）单独推拿治疗子宫脱垂

卫桂苟运用刺激区按摩治疗子宫脱垂，凡病程短、年龄小则疗效好；病程长、年老体弱则疗效差、复发率高，但仍然有一定的治疗效果。治疗前先询问一般情况及经、带、胎、产史。妇科检查：观察会阴撕裂伤程度，前后壁膨出程度，子宫脱出坐骨棘下长度，定好子宫脱垂度数，详细登记好体检结果。向患者讲清单纯刺激区按摩期间不能服用任何药物或用其他方法，以免影响刺激区按摩治疗子宫脱垂的疗效。刺激区选择：肠区、肠区下、下关穴。按摩手法：选定刺激区后，医生拇指的指腹紧紧地贴在患者头皮刺激区上，自下而上地揉动，使患者的会阴和下腹部有自下而上的热、麻或上提的感觉。医者的手指不要离开患者头皮的皮肤，以免擦伤局部增加患者痛苦。刺激区按摩治疗子宫脱垂，Ⅰ度每日 1 次，Ⅱ度～Ⅲ度每日 2 次，每次按摩 3 分钟。

（二）推拿结合中药治疗子宫脱垂

张晓梅等将倒悬推拿疗法结合中药治疗子宫脱垂患者 27 例，总有效率 85.19%。倒悬体位：患者仰卧位倒悬牵引床上，双下肢缓慢上升至比头部高 30°~60°，在逆向体位姿式下静卧 5 分钟。操作：以掌摩法在腹部作顺时针及逆时针方向治疗，约 4 分钟。用一指禅推法或掌揉法在中极、维道，每穴 2 分钟，顺患者呼吸按揉中脘、归来、子宫，每穴 1 分钟。患者俯卧位，先在腰骶部用轻快的揉法治疗，同时配合按揉八髎穴，以酸胀为度，往返操作 4 分钟。在气海俞、关元俞、肾俞用一指禅推法或按揉法治疗，每穴 1 分钟，再按八髎穴，以酸胀为度。放松调理手法：用振腹法在腹部施术 5~10 分钟，振腹方向向斜上方，使产生的力与子宫的逆向回缩力相互作用，从而起到治疗效果。每日治疗 1 次，每次治疗 25 分钟左右，共 20 次，治疗期间患者配合服用补中益气丸，每日 3 次，每次 6g。

推拿疗法对于子宫脱垂症状较轻、子宫未发生器质性改变的患者效果显著，且不易复发，而对于子宫脱垂症状较重、甚至子宫体脱出阴道口外的患者疗效较差，但仍能改善患者腰骶部疼痛或下坠感等症状，治疗时手法宜轻快柔和，避免精神过度紧张，治疗期间嘱患者禁房事，注意阴部卫生，不参加重体力劳动，并择时指导患者做功能锻炼。中医认为子宫脱垂是中气不足、气虚下陷，也可能因生产过多、劳动过重，致冲任不固的结果。因此，根据中医"虚者补之，陷者举之"的原则，可以使用补中益气的中药治疗。如果将推拿与中药结合治疗子宫脱垂，可以提高疗效。但是中医治疗本病的机理还有待进一步深入研究，此外，在积极治疗子宫脱垂的同时，应重视本病的预防，以降低发病率和临床复发率。

（王海宽）

七、围绝经期综合征

（一）单独推拿治疗围绝经期综合征

王晓东用推拿疗法对 30 例肾阴虚证围绝经期综合征患者进行治疗，采用治疗前后自身对照方法。结果：治愈 3 例，显效 8 例，总有效率 86.7%。结论：推拿可改善肾阴虚证围绝经期综合征烘热、汗出、烦躁易怒、失眠多梦等的主要症状，在整个治疗过程中并未发现有明显副作用。操作：取穴：肝俞、肾俞、百会、曲池、内关、三阴交、中脘、涌泉，根据患者具体情况，采用拇指按压法或推法、拿法，每日 1 次，10 日为 1 个疗程，连续治疗 3 个疗程后观察疗效。认为临床上围绝经期综合征患者以肾阴虚证多见，应以滋肾养阴、调整阴阳为治疗大法。

郭彩桢用推拿配合心理疏导法治疗以烘热汗出为主症的肝肾阴证的围绝经期综合征妇女 152 例。结果：推拿配合心理疏导对患者临床症状的改善有较好的疗效，总有效率达 92.6%。推拿配合心理疏导可使患者 Kupperman 评分下降，与治疗前比较有显著差异（$P<0.01$）。随着治疗时间的增加，疗效明显增加。在 3 个月的治疗过程中，未见不良反应。结论：推拿配合心理疏导对肝肾阴虚证围绝经期综合征患者有较好的

治疗效果，能显著改善围绝经期烘热汗出症状，对围绝经期其他症状也有较好的疗效。

操作：主穴：太溪、太冲、肝俞、肾俞；配穴：气海、三阴交、关元、百会、涌泉、神门、内关等。手法：掌按法、点按法、一指禅推法、揉法、摩法、肘运法、拿捏法、拍打法等。配以心理疏导。每周2次，3个月为1疗程。认为本病的主要病机为肾阴虚肝火旺，通过推拿手法，可以补肾平肝、理气调和阴阳。辅以心理疏导，通过应用倾听、鼓励、引导等各种方法可使患者正确认识疾病，从而起到疏肝解郁、调畅气机的作用。

林敏点穴治疗围绝经期综合征，分为治疗组（点穴疗法组）与对照组（利维爱治疗组），每次治疗时间10分钟，每周2次，3个月后观察疗效。结果：治疗组30例，治愈3例，显效22例，总有效率96.67%，显效率83.33%；对照组30例，治愈1例，显效18例，总有效率93.33%，显效率63.33%。治疗组的显效率优于对照组，差异有统计学意义（$P<0.05$）。认为以气街四海和经络脏腑相关理论为基础的点穴手法可明显缓解围绝经期综合征的症状，并对相关内分泌激素产生良性影响，而且副作用少。

邵雪英等用足部反射区推拿疗法治疗围绝经期综合征30例。先用40℃～45℃水浸泡双足15分钟；患者仰卧。用揉搓法按摩足部，用食指勾法和拇指推按法刺激涌泉穴（肾、肾上腺）、膀胱、输尿管反射区，用拇指扣法、食指刮法和拇指推按法刺激子宫、卵巢、生殖腺、脑垂体、甲状腺、心、脾、胸部淋巴腺、腹腔神经丛等反射区，再用食指勾法和拇指推按法刺激涌泉穴（肾、肾上腺）、膀胱、输尿管反射区。以上操作每只足做20分钟，双足共40分钟。每日1次。结果：临床控制10例、显效11例，总有效率93.33%。大部分患者临床症状有明显改善，尤其以潮热出汗、失眠、头晕、神疲乏力这些症状缓解明显。围绝经期忧郁主要是因为有一些患者把月经的停止看作是生命结束的预兆，加上绝经后一系列综合征的出现，使患者顾虑重重，惧怕衰老，担心容貌的改变和记忆力的减退，从而产生悲观情绪、忧郁、失眠与神经质等临床表现。

（二）推拿结合针灸治疗围绝经期综合征

王国才推拿针刺并用治疗围绝经期综合征2则，其中一例的操作如下：头面部：①用一指禅推法或揉法从印堂开始向上推至神庭，往返5～6遍；②在头两侧胆经循行部位用扫散法进行操作，配合按角孙、头维等穴。从头顶开始用五指拿法，到枕骨下部转用三指拿项后大筋3～5遍；③先右后左、自上而下推抹、拿揉桥弓各10余次，以胸锁乳突肌松柔为度；④拿两侧风池，点揉风池、风府各2～3次。背部：用滚法、揉法等放松背部肌肉，弹拨背部膀胱经走行部位，上下3～5遍，重点按揉心俞、膈俞、肝俞、肾俞等穴位。下肢：①用掌根揉与滚法从肾俞－臀上－殷门－委中－承山沿膀胱经一线交替施术3遍；②再由上而下按揉下肢诸穴，弹拨臀上、委中、承山、足三里及小腿外侧胃经线；③点揉足三里、三阴交、太冲，屈伸、摇动髋、膝、踝各关节。针刺治疗取穴：风池、百会、太阳、肩井、大椎、膻中、心俞、膈俞、肝俞、肾俞、曲池、神门、血海、足三里、三阴交、太冲等。推拿配合针刺治疗，隔日1次，每周3

次。认为天癸者，阴精也，属肾水。故绝经期妇女多肾之阴阳失调，又"五脏相移，穷必及肾"，每易波及其他脏腑，而其他脏腑病变，久则也必累及于肾，故本病之本在肾，常累及心、肝、脾等多脏、多经。

总之，围绝经期综合征是临床常见病症，推拿治疗本病效果较好，患者容易接受又没有明显副作用，值得推广。

（吕　明　魏玉龙　刘　鹏　王　乙）

第七章　推拿治疗儿科病研究进展

一、泄泻

小儿腹泻是儿科常见病、多发病。推拿治疗小儿腹泻取得了良好的疗效。

（一）辨证推拿

1. 辨证推拿基本处方

小儿腹泻基本辨证分型为湿热泻、风寒泻、伤食泻、脾虚泻、脾肾阳虚泻。查阅近 10 年来关于辨证推拿治疗小儿腹泻的临床研究报告，总结出辨证论治小儿腹泻的基本处方。

（1）湿热泻　清脾经、清大肠、退六腑、清小肠、清胃经、推下七节骨、运内八卦。

（2）风寒泻　揉外劳宫、补脾经、补大肠、推上七节骨、摩腹揉脐、揉龟尾、按揉足三里、推三关。

（3）伤食泻　运内八卦、清胃经、清大肠、补脾经、推板门、揉中脘、摩腹、揉脐、按揉足三里、揉龟尾。

（4）脾虚泻　运内八卦、清补脾、补大肠、推三关、按揉足三里、推上七节骨、捏脊。

（5）脾肾阳虚泻　补脾经、补肾经、捏脊、揉外劳、推三关、补大肠、揉二马、摩腹、推上七节骨、揉脾俞、揉肾俞。

2. 辨证推拿临床应用

刘志新等采用健脾和胃、利湿止泻的方法治疗小儿腹泻，取穴及操作方法：补脾经、补大肠、分手阴阳、运土入水、推三关、揉足三里、推上七节骨、捏脊。共治疗 172 例患儿，总治愈率 100%。

李玉娥等在治疗不同类型小儿腹泻时除取摩腹揉脐、推上七节骨、补脾经、推大肠、按揉足三里外，伤食泻加逆运内八卦、清胃经；寒湿泻配以推三关、退六腑、分阴阳、顺运内八卦；脾肾阳虚泻配合揉二马、揉外劳宫、揉肚脐等，共治疗 116 例患儿，总有效率 100%。

褚付英在基本辨证分型的基础上提出小儿腹泻存在变证，即伤阴泄泻和伤阳泄泻，治疗上两者主要应用揉二马、补脾经、揉外劳、清天河水等。文献报道揭示推拿治疗小儿腹泻临床平均总有效率达 98% 以上。

（二）基本方推拿

基本方推拿较辨证推拿取穴少，操作简便，查阅文献后总结出临床常用的基本处方：捏脊、清补脾经、清大肠、分阴阳、拿肚角、摩腹揉脐、揉龟尾。如史海峰等应用捏脊、拿肚角、补脾经、清大肠为主治疗小儿腹泻 75 例，总有效率达 94.7%。实践证明，基本方推拿的平均总有效率低于辨证推拿，但其简便易行，易于推广。

（三）简易推拿

临床常用的简易推拿治疗小儿腹泻的手法主要为复式手法揉脐及龟尾并擦七节骨法、捏脊法、单穴推拿等。

王文波应用摩腹、揉脐、推上七节骨、揉龟尾各100次的简易推拿方法治疗120例小儿腹泻患者，总有效率为98.3%。

廖品东等采用冯氏捏脊疗法（即以双手食、中、无名及小指重叠屈曲，以食指2、3指节推进，以两拇指与食指指节提捏皮肤）治疗小儿腹泻40例，总有效率97.5%。且对6~12个月龄段小儿以及伤食泄的疗效明显优于对照组。

推拿治疗小儿腹泻，疗效显著，为小儿推拿医家所推崇，但是，如小儿出现面色苍白，小便少或无尿，皮肤干燥，眼眶凹陷，呕吐频繁，进食困难，精神萎靡等症状时，应抓紧时机，综合治疗，以防病情恶化。

（井夫杰）

二、便秘

由于小儿的生理、饮食、运动等诸多方面的因素，小儿便秘较常出现。近年来，有关推拿治疗小儿便秘的临床报道颇多，取得了较好的疗效。

（一）辨证推拿

1. 虚实为纲辨证推拿

临床上多以虚实为纲进行辨证处方施术。如秦微以虚实为纲推拿治疗小儿便秘30例。基本手法为：实证清大肠、推下七节骨、退六腑、清天河水、顺时针摩腹；虚证补脾经、推三关，捏脊，加用清大肠、揉肾俞。结果：痊愈20例。

褚付英采用"三字经"流派推拿治疗小儿便秘79例。取穴：实秘运八卦、清大肠、退六腑、运水入土、推下七节骨；虚秘清补脾、大肠、二马，随症加减。结果：治愈72例。

郝宏文辨证推拿治疗小儿便秘36例。基本处方为：清大肠、摩腹（顺时针）、推下七节骨、捏脊。实证便秘加清天河水、退六腑；虚证便秘加补脾土、揉板门、揉足三里、补肺（补肾）；脾虚肝旺加补脾土、揉板门、清肝、推天枢。结果：痊愈12例。

2. 基本辨证分型推拿

随着对小儿便秘病因病机认识的深入，临床辨证主要分食积型、燥热型、气机郁滞型、湿滞型、胃肠积热型、脾虚肝旺型、气虚型、阴虚型及气阴两虚型。因此，遵循辨证施治的原则，应用推拿治疗小儿便秘取得更好的临床疗效。如李霞推拿治疗婴幼儿功能性便秘30例。实秘加推四横纹、清大肠、摩腹（顺时针）、揉天枢、推下七节骨；食积便秘加补脾经、揉板门；燥热便秘加清脾经、退六腑、清天河水；气机郁滞便秘加运八卦、拿肚角；虚秘加分手阴阳、补脾经、推三关、清大肠、摩腹（顺时针）、补肾经、推下七节骨、捏脊。结果：总有效率为93.3%。

宋阿冬辨证推拿治疗儿童功能性便秘 29 例。基本方为：揉小天心、清肺经、推四横纹、摩腹。实热型加清天河水、退六腑；气虚型减清肺金，加补脾土、捏脊；阴虚型加补肾水、运水入土；湿滞型加下推七节骨。结果：治愈 16 例，总有效率为 86.2%。

王永梅推拿穴位治疗小儿便秘 56 例。辨证分为胃肠积热、气机不畅及气阴两虚型。取穴：清大肠、逆揉中脘、运八卦、推下七节骨、推下承山、顺揉三里、揉迎香，随症加减。结果：总有效率为96.5%。

（二）基本方推拿

基于对小儿便秘基本病机的认识，临床常以大肠、膊阳池、腹、足三里组成基本处方。实证加顺运内八卦、退六腑、推下七节骨；虚证加补脾经、推三关、捏脊、揉二马、揉肾俞。如徐枫推拿治疗小儿便秘 23 例。处方：摩腹，按揉八髎、天枢，下推七节骨，按揉龟尾。结果：治愈 15 例，好转 6 例。

陈玉等运用基本方推拿治疗小儿便秘 180 例。基本处方：清大肠、运内八卦、按揉膊阳池，摩腹（泻法）、揉中脘、揉天枢、揉龟尾、推下七节骨、揉足三里，随症加减。结果：总有效率为 97%。

何玉华采用基本方推拿治疗小儿开塞露依赖性便秘 11 例。取穴：脾经、大肠、肺经、天河水、六腑、腹、大横、七节骨、龟尾、脊。结果：6 例经治疗 2~3 次即有效；5 例经治疗 3~5 次后有效；且发现治疗效果与患儿的年（月）龄及病程长短有关，年（月）龄小、病程短者，较年（月）龄大、病程长者见效快。

基本方推拿具有易学易用、操作方便等特点，更加适合基层医疗操作应用。

（三）简易推拿

简易推拿具有取穴少、操作方便等特点，应用于临床治疗小儿便秘亦取得了较好的疗效。如王凤琳按揉双阳池穴，效佳，急性期 1~2 次见效。刘桂红采用按压迎香穴、下推七节骨治疗便秘，发现 2 个穴位同时推拿效果更佳，且适用于各种便秘。叶芹施用摩腹、揉龟尾治疗小儿便秘 66 例。结果：痊愈 45 例。王广胜等按摩点穴治疗小儿便秘 36 例。操作：掌擦全腹部，掌擦双锁骨中线及正中线（自上胸部至下腹部），掌擦左右胸部至对侧腹股沟部斜线，按揉脐旁上下左右各二指及脐下四指处。结果：所有患儿均于第 2 天自然排便，总有效率为 100%。

大肠者，传导之官，变化出焉，故大肠经为各医家多选之穴。推拿治疗小儿单纯性便秘，疗效颇佳，此外，应注意合理膳食，生活有律，养成定时排便的习惯。

（井夫杰）

三、呕吐

从生理学上而言，呕吐是一种保护性反射，对于以呕吐为主症的一般消化系统疾病，推拿治疗疗效独特。

单独推拿治疗呕吐

孙竞春等按照病因病机将小儿呕吐分为外邪犯胃、胃热、胃寒、伤食、挟惊型，主要以虚则补之、实则泻之的原则来进行取穴和手法的选择，随症加减。外邪犯胃型：揉胃穴、推中脘、推太阳、揉外劳、摩腹、按揉足三里。胃热型：清胃、平肝、天河水、运八卦。胃寒型：外劳宫、板门、平肝、清胃、运八卦。伤食型：清脾胃、清大肠、推扳门、分推腹阴阳、捏脊。挟惊型：平肝、清胃、运八卦、板门、天河水、外劳宫。共收治 60 例呕吐患儿，痊愈 31 例，显效 12 例，有效 17 例。

潘学梦等选取基本手法后，再辨证进行穴位与手法的变动，收治 60 名呕吐患儿，经理化检查后排除某些传染病及严重病变后，运用补脾经、分推腹阴阳、运内八卦（左旋运）、推天柱骨为主要手法，再按照寒热虚实辨证后加减，患儿全部治愈，疗效满意。

"火丁"又称"蒂丁"，是指咽喉处与悬雍垂相对的会厌软骨部，因秽浊之气循经而上，浊邪火热熏蒸而导致局部突起，甚至高而尖，状如火丁。当代中医儿科泰斗董廷瑶先生认为小儿吐乳由于咽喉部之"火丁"高突所致，并创立指压火丁治疗小儿呕吐（功能性呕吐）的方法。王霞芳对此法进行了深入研究，在结合试验与多年临床经验的基础上，将其规范为"董氏指压法"。

捏脊手法操作简单易行，可在家中使用而具有较大优势，单杰等对 59 例呕吐患儿在排除某些传染病及急腹症后，在患儿进食 2 小时以后，使用捏脊手法从长强到大椎，反复 6 次，最后一次每捏 2 次提 1 次，使捏按部位皮肤泛红后，再揉脾俞、胃俞（均为双侧）各 400 次，患儿全部治愈。

小儿脾常不足，脾为阴土，胃为阳土，脾升胃降，脾胃不足，升降失调，易发生呕吐。呕吐的病因多种，但最直接的原因为胃失和降，胃气上逆，因此，推拿治疗上也多以恢复脾升胃降的功能为治疗大法。

（刘　波）

四、厌食

小儿脾胃功能发育的不完善，与小儿生长发育迅速所需的营养物质相矛盾，而小儿长时间厌食，营养缺乏，影响小儿的生长发育，故小儿厌食症也深受推拿医家的关注。

（一）单独推拿治疗小儿厌食

王元元采用"扶中"推拿法治疗小儿厌食症 81 例。"扶中"推拿手法包括揉腹、手指点穴（中脘、阑门、天枢、足三里、三阴交等）、捏脊及扶阳罐温灸与温刮痧，每周 3 次，6 次为 1 疗程。结果：总有效率 93.8%；中医证候评分均较治疗前明显改善；脾失健运、脾胃气虚、脾胃阴虚、肝旺脾虚证患儿临床痊愈率分别为 45.2%、45.8%、50.0%、57.1%。

王素梅等采用辨证取穴推拿法治疗小儿厌食症 83 例。基本处方：揉板门 100 次，推大肠、推三关各 150～300 次，捏脊 6 遍。点压夹脊穴 1 遍。随证增加：脾胃不和证：

揉足三里 150 ~ 200 次，摩腹 3 分钟；脾胃气虚证：补脾经 200 ~ 300 次，揉足三里 150 ~ 300 次；脾胃阴虚证：揉中脘 3 分钟，分推阴阳 50 次；脾虚肝旺证：揉小天心、推天河水各 150 ~ 200 次。结果：总有效率 97.6%。

孙可望采用健脾推拿法治疗小儿厌食症 60 例。取穴与操作：补脾经 300 次，清胃经 300 次，揉板门 200 次，运内八卦 150 次，揉中脘 50 次，摩腹 5 分钟，揉足三里 100 次，捏脊（捏三提一法）5 遍。每日 1 次。结果：总有效率为 100%。

高志强等应用六步推拿法治疗小儿厌食症 122 例。取穴与操作：腹部直推任脉（从巨阙到神阙），八字分推足阳明胃经（从不容经天枢到水道）。背部直推督脉（从大椎到脊中），八字分推足太阳膀胱经（从大杼到脾俞）。揉脐及龟尾，并推七节骨。直推法：从印堂至上星，分推眉弓，揉太阳。于右肋下肝胆区，上托 3 次。捏脊 3 次作为结束手法。结果：运用六部推拿法一般 3 ~ 5 次即见效，治愈 71 例，10 日内治愈 21 例，20 日内治愈 32 例，30 日内治愈 18 例，显效 23 例，有效率为 96.7%。

崔璇等运用推拿治疗小儿厌食症 47 例。取穴与操作：补脾经 100 次、补胃经 100 次、运内八卦 100 次、揉板门 300 次、推四横纹 100 次、摩腹 200 次、捏脊 6 遍，捏第 5 遍时根据患儿的厌食症状，重提背部的小肠俞、大肠俞、胃俞、脾俞穴，6 遍结束后，对腰部的肾俞穴揉按数次。每日 1 次。结果：总有效率为 95.7%。

万松源等应用推拿治疗小儿厌食 260 例。取穴与操作：补脾经 200 ~ 600 次，补胃经 200 ~ 500 次，运内八卦 200 次，用拇指指甲掐揉四横纹 30 ~ 50 次，摩腹 5 ~ 10 分钟，捏脊 5 遍，按揉足三里 30 次。推拿治疗每日 1 次。结果：总有效率为 96.15%。

陈秀珍运用推手摩腹捏脊推拿法治疗小儿厌食 40 例。取穴与操作：推手：补脾土 200 ~ 300 次，运八卦 100 ~ 200 次，推四横纹 100 ~ 200 次。摩腹 3 ~ 5 分钟。捏脊 3 ~ 5 次。结果：总有效率为 95.0%。

柴艳婷等采用推拿疗法治疗脾胃虚弱型小儿厌食症 135 例，取穴与操作：顺时针摩腹 3 ~ 5 分钟，点揉中脘、天枢、脾俞、胃俞各 1 ~ 2 分钟，捏脊 3 ~ 5 遍，每日 1 次，每次 30 分钟。结果：总有效率 95.56%。

（二）推拿结合刺血疗法治疗小儿厌食

贾元斌等运用五经推拿法配合点刺四缝穴治疗小儿厌食症 93 例。取穴与操作：开窍手法（用于治疗开始之时）：开天门、推坎宫、推太阳、按总筋、分阴阳各 24 次；关窍手法（用于治疗结束之前）：按肩井 2 ~ 3 次。推五经法：推脾经、肝经、心经、肺经、肾经，每分钟 150 ~ 200 次。捏脊。四缝穴点刺疗法：局部常规消毒，用三棱针在双侧四缝穴点刺，进针 0.1 ~ 0.2 寸，挤出少许黄白色透明黏液或血液，随用消毒干棉球（签）拭去，直至不再挤出液体为止，推拿第 4 次后点刺左手四缝穴 1 次，间隔 1 日点刺右手四缝穴 1 次。

推拿治疗小儿厌食症疗效显著，其中四缝穴是治疗厌食症的经典穴位，具有退热除烦、散瘀结、调中行气、和气血、消胀满之效，为小儿推拿医家所喜。

（井夫杰）

五、腹痛

腹痛是小儿疾病中常见的一个症状,病因复杂,非外科急腹症之腹痛,小儿推拿具有其他疗法不可取代的优势。

单独推拿治疗小儿腹痛

肖素娟等用推拿治疗小儿食积腹痛 42 例,总有效率 95.2%。操作:患儿先采用仰卧位,腹肌放松,医者先分腹阴阳 50 次,然后按摩腹部。按摩时以中脘、神阙、天枢、气海等穴及按结肠升、横、降的顺序方向逐一进行,降积滞在胃肠中的食物及气体往下推挤,以促进排泄,减轻腹痛腹胀。用时约 15 分钟。患儿俯卧位。先按揉膀胱经循行部位,以脾俞、胃俞、三焦俞、大肠俞、关元俞、八髎穴等为重点,约 5 分钟,然后用捏三提一法捏脊 3~5 遍,最后轻柔地推下七节骨 1000 次。随证加减:发热加自上而下直推脊及膀胱经 200 次,要求红润有度;恶心呕吐加推天柱骨 200 次,按揉足三里 100 次;心烦不寐加按揉百会、四神聪等穴各 100 次。推拿治疗以 3 次为 1 疗程,最多治疗 2 个疗程。

田洪英用推拿手法揉一窝风 300 次,摩腹 300 次,分腹阴阳 100 次,拿肚角 5 次,揉脐 300 次,捏脊疗法 3 次,按揉足三里 300 次,揉中脘 300 次,辨证加减治疗小儿再发性腹痛 42 例,治愈 21 例,显效 18 例,总有效率为 100%。

张静等以运土和胃推拿手法治疗儿童功能性腹痛 165 例,治愈 121 例,总有效率 97%。取穴与操作:补脾经、揉板门、揉外劳、揉一窝风、揉中脘、摩腹、揉脐、捏脊、按揉足三里、拿肚角。如有呕吐加推下天柱骨;如有大便秘结加推下七节骨、揉龟尾;如有泄泻加板门推向横纹、推上七节骨;如有烦躁加清小天心;如有多汗加揉肾顶;如有口臭加清胃经。每日 1 次。

马颖桃采用推拿补脾经 5 分钟、清胃经 3 分钟、揉板门 2 分钟、分腹阴阳 100 次、揉一窝风 5 分钟、拿肚角 10 次、运内八卦 5 分钟、揉脾俞 2 分钟,治疗小儿食积腹痛 130 例。结果:治愈 100 例,显效 18 例,总有效率为 91.8%。

侯安莉采用传统辨证推拿的方法治疗小儿腹痛 50 例,取穴与操作:伤食腹痛:揉一窝风 1 分钟,揉小天心 3 分钟,推板门 2 分钟,清脾土 5 分钟,推大肠 3 分钟,推四横纹 3 分钟,清肺经 2 分钟,退六腑 3 分钟,清天河水 3 分钟,揉中脘 3 分钟,揉足三里 1 分钟,捏脊 2 遍。寒证腹痛:揉一窝风 3 分钟,揉外劳宫 2 分钟,补脾土 5 分钟,推四横纹 2 分钟,推三关 3 分钟,揉中脘 5 分钟,揉神阙 2 分钟,灸神阙 3 分钟,揉足三里 2 分钟。虫积腹痛:揉一窝风 1 分钟,揉外劳宫 3 分钟,揉小天心 3 分钟,推四横纹 2 分钟,补脾土 5 分钟,顺运外八卦 2 分钟。

可见,推拿治疗小儿腹痛,疗效显著,但需明确诊断,排除非适应证,如因急腹症引发的腹痛,需及时采取针对性治疗,以免延误病情。

(井夫杰)

六、流涎

单独推拿治疗小儿流涎

沈秀凤推拿治疗小儿流涎 30 例，取穴与操作：在患者廉泉作顺时针方向揉动约 200 次。用中指指端在患者承浆作顺时针方向揉动约 200 次。用中指指端或掌根在患者脐上 4 寸的中脘揉动约 100 次。按揉足三里约 100 次。加减：若流涎稠黏，面赤唇红，口干，大便干结，小便短赤，舌红苔腻，指纹色紫，属脾胃积热型，加：清胃经约 300 次；清大肠约 300 次；退六腑约 300 次。若流涎清稀，面白唇淡，四肢不温，大便稀薄，小便清长，舌淡苔薄，指纹色红，属脾胃虚寒型，加：补脾经约 300 次；补大肠约 300 次；推三关约 300 次；揉外劳宫穴约 100 次；捏脊约 3~5 次。结果：显效 24 例，缓解 4 例，无效 2 例。

刘英群等应用推拿治疗小儿流涎 36 例，取穴与操作：脾胃湿热型：分推阴阳 5 分钟、清脾土 5 分钟、清大鱼际 5 分钟、清心经 3 分钟、补肾水 3 分钟、清天河水 3 分钟、退六腑 3 分钟、摩腹（泻法）5 分钟、揉涌泉 3 分钟。大便秘结者加推下七节骨 3 分钟、捏脊 3~5 遍。脾气虚弱型：按揉百会 5 分钟、补脾经 5 分钟、补肺经 5 分钟、补肾经 5 分钟、运内八卦 3 分钟、推三关 3 分钟、摩腹 5 分钟、按揉足三里 3 分钟、揉龟尾 3 分钟、捏脊 3~5 遍。以上 2 型均每日治疗 1 次，每次 40 分钟。结果：2 个疗程后涎止 24 例，3 个疗程后涎止 12 例，巩固治疗 1~2 个疗程，随访 6 个月均无复发。

（刘　波）

七、发热

（一）独穴推拿

据现代经穴研究，穴位对人体具有良性双向调节作用，其作用的发挥依赖于治疗信息明确，刺激量充足。在小儿推拿中采用独穴久推之法正符合这一原则，所以能取得明显效果。基于独穴推拿操作方便的优点，有学者研究发现应用天柱骨、二扇门、背椎穴、角孙穴单穴推拿治疗外感发热取得了较好疗效。如倪占华独推天柱骨穴治疗外感发热患儿 60 例，痊愈率 68.33%。王丽清用捏脊疗法治疗 35 例外感发热（风热型）患儿，总有效率 94.3%。王作峰掐揉二扇门治疗发热兼症 21 例，显效 8 例，占 44%。刘臣以推角孙穴为主巧治小儿外感非持续性发热 18 例，推拿 1 次体温恢复正常且不复发者 5 例，推拿 2 次者 9 例，推拿 3 次者 3 例。

（二）辨证推拿

小儿外感发热主要分为风热型、风寒型、暑热型、里热型四型。基于中医辨证论治原则，进行辨证施法治疗外感发热常能取得较好疗效。

（1）风热型：以四大手法、清肺经、揉总筋、分推阴阳、清板门、清天河水、退六腑、推脊为基本方随症加减。

（2）风寒型：以四大手法、拿风池、拿合谷、推天柱骨、掐揉二扇门、清肺经、推三关为基本方随症加减。

（3）暑热型：以分阴阳、推脾经、清肺经、清大肠、清胃经、清天河水、推三关、退六腑、推脊、推涌泉为基本方加减。

（4）里热型：以清胃经、清大肠、清肺经、清天河水、退六腑、揉天枢、摩腹、推下七节骨为基本方随症加减。

方爱姿辨证推拿治疗外感高热患儿86例。在基本方基础上随症加减相应穴位：有咳嗽、鼻塞、气喘者加揉迎香、风门、肺俞；夹痰者推揉膻中穴；呕吐、项强痛者推天柱骨；腹痛者加揉一窝风；泄泻者加推上七节骨；大便秘结者加揉脐、推下七节骨。结果：72例达到有效退热，总有效率为83.7%。

刘富林根据疾病的性质选用不同推拿穴位治疗小儿发热52例，结果：优44例（84.61%），良3例（5.77%）。姚俊红推拿配合脏腑点穴治疗暑热症33例，痊愈28例（84.85%）。谭霞用推拿消退高热46例，显效39例，总有效率为96%。

（井夫杰）

八、感冒

（一）单独推拿治疗小儿感冒

小儿脏气清灵，少受七情六欲的影响，经气流畅，推拿效果好。单杰采用三字经派小儿推拿手法治疗感冒。取穴与操作：运八卦10分钟，清肝肺10分钟，清天河水10分钟，揉二马10分钟；痰多者加揉小横纹10分钟，每日1次。

边慧霞应用推拿疗法治疗小儿风热感冒，在退热、宣通鼻窍、止咳、利咽喉以及治疗兼夹症方面有其独特优势，采用开天门、推坎宫、揉迎香、揉合谷、清天河水、推三关、退六腑、推脊治疗。加减：咳嗽痰多者加清肺经、按揉丰隆穴；食欲不振呕吐者加摩腹、按揉足三里。每日1次，3日为1个疗程。

谢文雅为研究分经论治的推拿方法对小儿感冒的疗效，将146例小儿感冒患者随机分为对照组和治疗组，每组各73例。对照组予感冒灵颗粒治疗，治疗组在对照组基础上予分经论治推拿治疗，取穴与操作：风寒感冒与风热感冒从肺经论治。基础手法运用清肺经，揉肺俞、曲池、合谷；风寒者加掐二扇门、推三关，风热者加推天柱骨、退六腑。每一部位手法操作约4分钟，每次推拿约30分钟。暑邪感冒从脾胃经论治：揉头维、天枢、足三里、内庭、三阴交、阴陵泉穴，清天河水，运八卦。每一部位手法约4分钟，每次推拿约30分钟。时疫感冒从奇经论治：开天门，推坎宫，揉太阳、百会、安眠、风池穴，捏拿夹脊、大椎。每一部位手法约4分钟，每次推拿约30分钟。结果：小儿感冒采用分经论治推拿治疗，能快速降低患者体温，恢复正常，使血象尽快改善，提高临床疗效。

高志强等采用六步推拿法治疗小儿感冒，主要是通过手法对穴位的刺激，疏通经络，调理气血，改善和调整脏腑功能，使脏腑阴阳得到平衡，增强机体的抗病能力。

取穴与操作：腹部直推任脉（从巨阙到神阙），八字分推法推足阳明胃经（从不容经天枢到水道）；背部直推督脉（从大椎到脊中），八字分推法推足太阳膀胱经（从大杼到脾俞）；揉脐及龟尾，并推上七节骨；直推法，从印堂至上星，分推眉弓，揉太阳；于右肋下肝胆区上托3次。拿捏肩井3次。根据风寒、风热的不同分别采取以上六步推拿法中的4~6种进行治疗。

马倩对掐揉一窝风为主推拿治疗小儿风寒感冒进行临床疗效观察，结果：掐揉一窝风为主推拿治疗小儿风寒感冒的临床疗效明显，不仅能明显改善症状、提高疗效，而且还缩短了疗程，减轻了患儿的痛苦。

（二）推拿结合其他疗法治疗小儿感冒

徐士象观察了肩井穴刮痧治疗小儿外感发热的临床疗效及时效性。共观察患儿64例，随机分为治疗组和对照组。治疗组采用肩井穴刮痧疗法，对照组采用推拿治疗。结论：肩井穴具有良好的发汗解表退热功效，在该穴位施以刮痧治疗，治疗后1小时即可取得明显降温效果，肩井穴刮痧治疗小儿外感发热的退热效应明显，是一种较理想的退热方法，尤其适用于低龄的高热患儿，值得在儿科临床中推广应用。

沈秀凤为探讨中药、手法推拿在治疗小儿感冒的疗效，将160例感冒患儿随机分成治疗组和对照组，治疗组80例以中药辨证并配合推拿治疗，对照组予以利巴韦林治疗，结论：感冒系小儿常见病，一般辨证也较单纯，以风寒、风热、暑湿袭表为多见，中药以疏散风热、辛温解表、清暑解表，并配合手法治疗，多能起到很好的治疗效果。

小儿感冒是儿童时期最常见的疾病之一，分为风寒、风热、暑湿三大类型，易出现夹痰、夹滞、夹惊的兼证。小儿感冒发热若不及时治疗可引起各种变证，如高热惊厥、气管炎、支气管炎等。推拿疗法可针对性地对小儿脏腑气机进行调理，增强自我抗病能力，促使患儿体温快速降低，症状不断改善，提高临床疗效。推拿治疗小儿感冒体现了中医治病手法的多样性与灵活性，临床疗效确切、应用方便、无副作用，而且对孩子的身心健康具有一定的帮助，使患儿及家长乐于接受。

九、咳嗽

小儿推拿治疗咳嗽临床应用广泛，疗效显著。

（一）单独推拿治疗小儿咳嗽

吴兴立等对60例咳嗽患儿采用推拿治疗，治愈48例，总有效率96.7%。取穴与操作：双凤展翅操作3~5遍，清肺平肝3分钟，运内八卦2~3分钟，点揉天突1分钟，肃肺3~5遍，搓摩胁肋1分钟。1日1次，6次1疗程。

方芳以推、揉、捏手法结合为主治疗外感风寒型咳嗽患儿35例，有效率97.14%。取穴与操作：推天门300次，推坎宫300次，推肺经500次，揉天突500次，揉膻中500次，捏脊5~8次。

王建春采用常规取穴配合小鱼际擦肩胛骨推拿法治疗30例风寒袭肺型咳嗽患儿，有效率96.67%。

李霞以推拿肺俞穴为主治疗外感咳嗽患儿30例，总有效率100%。取穴与操作：

主穴：按揉肺俞 200 次，清肺经 100~300 次，顺运八卦 100~200 次，推揉膻中 100~200 次，飞经走气 50~100 次，分推肩胛骨 50~100 次。加减：四大手法、推三关、清天河水、推脊、搓摩胁肋。

王杰等通过中国生物医学文献数据库、中国知网、维普 VIP、万方 4 个数据库对小儿咳嗽的推拿处方进行数据挖掘。结果表明，推拿治疗小儿外感咳嗽的选穴以小儿推拿特定穴为主，穴位以宽胸理气和祛风解表穴为主。肺经、膻中、肺俞、太阳、内八卦、坎宫、天门、天河水、乳旁这 9 个穴位可为临床小儿外感咳嗽推拿基础治疗方。

单杰等应用三字经派小儿推拿手法治疗 56 例感冒后咳嗽患儿，有效率 100%。取穴与操作：运内八卦 10 分钟，清肝经 10 分钟，清天河水 10 分钟，揉二马 10 分钟；痰多者加揉小横纹 10 分钟，每日 1 次。

荣国安采用小儿推拿手法治疗 32 例外感咳嗽患儿，总有效率 94.7%。取穴与操作：运内八卦、清肺平肝各 300 次，清天河水 200 次，开天门、推坎宫、推揉太阳各 50 次，随证加减。每日 1 次，5 次为 1 疗程。

叶兵等采用传统小儿推拿手法另加掐揉列缺穴治疗 40 例痰湿蕴肺型咳嗽患儿，治愈 26 人，有效 11 人，未愈 3 人。取穴与操作：运内八卦、清肺经、补脾经、揉掌小横纹、推揉膻中、揉乳根及乳旁、分推肩胛、揉肺俞穴、掐揉丰隆。掐揉列缺穴。

井夫杰采用推拿结合挤痧方法治疗风热型咳嗽患儿 41 例，有效率 95%。取穴与操作：清肺经 300 次，清天河水 300 次，按揉风门 2~3 分钟，按揉肺俞 2~3 分钟；挤捏大椎、肺俞，以出痧为度。每日 1 次。

（二）推拿结合其他疗法治疗小儿咳嗽

1. 推拿结合针刺、刺络放血治疗小儿咳嗽

罗迎华采用常规小儿推拿配以针刺的方法治疗外感咳嗽患儿 62 例，有效率 95.2%。推拿取穴与操作：清肺经、清肝经各 100 次，清天河水 200 次，开天门、推坎宫、揉太阳各 50 次，分推膻中，揉乳根、乳旁各 100 次。针刺取穴：列缺、丰隆、大椎及肺俞穴。

熊英等采用传统小儿推拿以及点刺四缝穴的方法治疗 24 例痰湿蕴肺型咳嗽患儿，痊愈 13 例，总有效率 91.67%。取穴与操作：补脾经 2 分钟，清肺经、运内八卦、揉掌小横纹、揉膻中、揉乳根及乳旁、分推肩胛、揉足三里、揉丰隆、按弦搓摩、按揉天突穴各 1 分钟，捏脊 5 遍；选双侧肺俞，留罐 5 分钟；点刺四缝穴，3 日 1 次。

张晓君等采用推拿结合刺络放血方法治疗小儿急性支气管炎 267 例，有效率 100%。操作：以揉一窝风、平肝清肺、天突推向膻中为基本方，伴发热者首次治疗配合双侧少商刺络放血。每日 1~2 次。

于全君采用推拿结合刺血疗法治疗风热型咳嗽患儿 29 例，治愈率 82.76%，总有效率 96.55%。取穴与操作：清肺经、清天河水、揉风门、按揉肺俞、按揉掌小横纹、分推肩胛骨；刺血疗法：取肺俞、大椎、尺泽点刺放血。

2. 推拿结合艾灸治疗小儿咳嗽

郭素洁应用推拿结合艾灸治疗咳嗽患儿 67 例，有效率 100%。推拿取穴与操作：

清肝平肺、清天河水、运内八卦、推四横纹、分推膻中、分推肩胛骨各 3~5 分钟，清天河水 5~15 分钟。艾灸：灸两侧肺俞穴 10~20 分钟。

3. 推拿结合拔罐治疗小儿咳嗽

王静应用三字经流派小儿推拿手法配合走罐治疗 40 例反复咳嗽患儿，痊愈 31 例，显效 7 例，有效 2 例。推拿取穴与操作：运八卦、清肝肺、清天河水、揉二马各 10 分钟，痰多者加揉小横纹 10 分钟，每日 1 次；于颈部、肩胛上区闪罐；沿背部两侧膀胱经走罐；在大椎穴、两侧肺俞穴留罐 5~8 分钟。

王道全等采用推拿结合拔罐治疗婴幼儿急性上呼吸道感染咳嗽 30 例，有效率 93.14%。推拿取穴与操作：分推八道、顺运内八卦、清肺经、推揉膻中、揉乳根、揉乳旁、分推肩胛骨、飞经走气；于肺俞穴闪罐，后留罐。

4. 推拿结合中药治疗小儿咳嗽

李志宏采用推拿结合中药治疗伤食咳嗽患儿 23 例，治愈率 100%。取穴与操作：分推膻中、揉中脘、分推腹阴阳各 100 次，搓摩胁肋 50 次；清肺经、清大肠、揉板门、运内八卦、按揉足三里各 100 次；推肺俞、揉脾俞、推脊各 100 次，捏脊 5 遍。每日 1 次。中药处方：陈皮、半夏、茯苓、炒楂曲、麦芽、莱菔子、杏仁、甘草。

黄华竖采用中药内服结合小儿推拿治疗咳嗽患儿 62 例，总有效率 95.16%。中药方剂：风寒咳嗽以杏苏散为基本方加减；风热咳嗽以麻杏石甘汤为基本方加减。取穴与操作：小儿外感四大手法、掐风池、补脾经、清肺经。

总之，咳嗽作为小儿的常见病、多发病，其病因多为外感六淫，外邪袭肺或平素体虚，内邪伤肺，导致肺失清肃、肺气上逆而咳。推拿手法通过对穴位的刺激，既可清宣肺气、健脾化痰止咳，亦可调和脏腑、平衡阴阳而扶正。

（李　洁）

十、哮喘

推拿治疗小儿哮喘简单可靠。

（一）单独推拿治疗小儿哮喘

罗玫等将 147 例哮喘患儿随机分为推拿组（51 例）、斯奇康药物治疗组（50 例）和体能锻炼组（46 例）进行对比研究。用推拿的方法来健脾益肺、补肾固本，取穴与操作：补脾经、补肺经、补肾经，按揉定喘穴，揉脾俞、肺俞及肾俞；偏于肺脾气虚者加揉膻中；偏于肾虚不纳气者，加揉二马穴。结果：推拿法和斯奇康药物治疗法对降低哮喘复发率均有效，推拿组疗效优于体能锻炼组。

陈偶英等治疗小儿哮喘非发作期患儿 45 例，取穴与操作：揉搓按摩全足，再用拇指推按刺激气管、支气管、肺、肾、脾、胸、心痛点等反射区，点按涌泉、太溪、三阴交、足三里、丰隆穴，推拿的力度以患者产生酸胀感为度。每天 1 次。结果：治疗后 1 年内患儿哮喘发作次数较治疗前 1 年内明显减少，具有统计学差异。结论：中医足穴推拿治疗小儿哮喘非发作期有防治哮喘的作用。

（二）推拿结合其他疗法治疗小儿哮喘

1. 推拿加敷贴治疗小儿哮喘

胡青林采用推拿配合中药敷贴治疗 40 例哮喘患儿。取穴与操作：推肺经，按天突，揉膻中，揉乳根、乳旁，揉肺俞。根据临床寒、热、虚、实而进行穴位的加减。如寒喘者加开天门、推攒竹、按风池、清肺经等；热喘者加推太阳、清大肠、分推膻中、退六腑等；肺虚者，加补肺经、揉足三里；脾虚者，加补脾经、揉中脘等；肾虚者，加补肾经、揉肾俞、揉丹田、揉外劳等。每日 1 次。中药敷贴药方：白芥子、延胡索、细辛、甘遂。敷贴在肺俞、膈俞及定喘穴。治疗 1 年后观察疗效。结果：推拿配合中药敷贴治疗哮喘有效。

陆建中采用综合外治法治疗小儿哮喘 110 例，按照随机数字表法分为观察组和对照组，各 55 例。对照组患儿以吸入布地奈德气雾剂治疗，观察组患儿予中药穴位贴敷和穴位推拿治疗，中药穴位敷贴方：白芥子、延胡索、细辛、甘遂、麝香；按摩穴位选择肺俞、天突、膻中穴。结果：观察组比对照组总有效率高。结论：在小儿哮喘治疗中选择综合外治法能有效缓解临床症状，效果显著，安全性高。

2. 推拿结合艾灸治疗小儿哮喘

董昇等以培土生金为治疗原则，采用推拿及药线点灸法治疗哮喘缓解期儿童。就诊的 120 例儿童哮喘患者，随机分为 2 组。治疗组（60 例）采用推拿及药线点灸法进行治疗，取穴与操作：补脾经，补胃经，按揉脾俞、胃俞、足三里、三阴交、公孙、定喘，捏脊。之后进行药线点灸。每日治疗 1 次，治疗 3 个月。对照组（60 例）口服孟鲁司特钠咀嚼片治疗 3 个月。结果：治疗组总有效率比对照组高，差异有统计学意义。结论：以培土生金为原则，用推拿合并药线点灸法治疗儿童哮喘缓解期疗效显著。

3. 推拿结合针灸治疗小儿哮喘

卢泽强治疗 86 例哮喘患儿，随机分为治疗组（56 例）和西药组（30 例）。治疗组：头皮针、体针、艾灸配合推拿治疗，选择列缺、肺俞、风门、大椎、丰隆、膻中、孔最、定喘、肾俞、膏肓、百劳等穴。每日治疗 1 次。西药组：在哮喘发作期按常规剂量使用氨茶碱或喘定；在哮喘持续状态按常规量服用强的松或静脉注射氢化可的松，缓解期间可按常规剂量肌注丙种球蛋白或口服酮替芬。结果与结论：治疗组疗效优于西药组。治疗组治疗后肺活量、免疫球蛋白、CO_2 结合力、血氧都有明显改善。

4. 推拿结合西药治疗小儿哮喘

田福玲等将慢性持续期哮喘患儿 160 例随机分为治疗组和对照组各 80 例。对照组采用常规雾化治疗方法，治疗组在常规雾化治疗方法的基础上应用小儿推拿疗法，操作：清肺经，清肝经，补脾、肺、肾经，逆运八卦，推三关，推六腑，揉天突，揉定喘，分推膻中，揉按乳旁、乳根，揉肺俞，开天门，推坎宫，推太阳，治疗 3 个月。结果：治疗组患儿的哮喘发作次数和呼吸道感染次数低于对照组患儿。

张敏将哮喘患儿 60 例随机分为对照组和推拿组，对照组使用沙丁胺醇气雾剂，推拿组在此基础上加用小儿推拿疗法。取穴与操作：分推膻中，捏脊，推脾土，推肺经，补肾水，揉足三里。第 1 个月由医者操作，每日 1 次，家长操作，每日 1 次。第 2 个月由家长操作，治疗半年。结果：推拿组患儿血中 IgE、活性氧（EOS）水平与治疗前相比显著下降，推拿组与对照组的支气管激发试验阳性率与阴性率的差异有统计学意义。结论：推拿疗法能改善患儿体质，在炎症介质的合成、介导、激活、释放等多方面起调控作用，且能降低支气管哮喘患儿的气道高反应性，减少哮喘发作。

随着临床经验的不断总结，发现具有治疗小儿哮喘作用的穴位也越来越多，选取不同的穴位及组合搭配可治疗不同分期、不同证候的哮喘。小儿推拿预防治疗哮喘的方法也不再单一，越来越倾向于选择 2 种或 2 种以上的方法，如推拿配合口服中药、药物敷贴、艾灸、心理干预等治疗方法。这样多角度、多方位的立体性的治疗方法得到了医务工作者的认可，在哮喘的防治中占据了重要地位。小儿推拿也因其疗效肯定、治疗方式轻柔无创，受到家长和患儿的广泛认同，成为防治小儿哮喘的常用方法。

（刘　波）

十一、小儿惊风

推拿是中医治疗小儿惊风的主要外治法之一。

（一）单独推拿治疗小儿惊风

赵庆兰等对小儿急惊风的推拿急救方法进行了整理归纳，认为对于急惊风患儿，首先应用开窍醒神法，选用人中、百会、内劳宫、承山中的 1~2 个穴，用重掐手法至闭厥不醒、牙关紧闭、两目上视、四肢抽搐等症状缓解，以患儿啼哭、神志清醒为度。其次随证调治，如运天庭，推攒竹，分推坎宫，运二太阳，揉按中指端、合谷等，掐揉五指节各 30~40 次，揉内劳宫，运八卦，推肺经、三关、六腑，清天河水各 100~300 次。若腹胀、二便不通，加推中脘 100 次、天枢 120 次，口噤不开加运颊车 100 次。最后，若仍不能发汗、发热不退，则采用汗解法，重掐少商、中冲、商阳、合谷各数次，再掐揉太阳、风池至小儿啼哭得汗。

（二）推拿结合其他疗法治疗小儿惊风

1. 推拿结合针刺治疗小儿惊风

李瑞红对 68 例热性惊厥患儿进行了临床研究，随机分为常规护理组和按摩针刺组。常规护理组采取去枕仰卧位，对口腔、舌、呼吸道进行相应处理，就地予以地西泮、苯巴比妥等药物抢救，并进行低流量持续供氧，加强安全防护，给予退热药物，物理降温，迅速建立静脉通道，加强心率、血压、瞳孔等生命体征的监测观察。按摩针刺组则以手指按压水沟、百会、十宣、合谷、涌泉等穴位，手指按压无效时配合针刺治疗，刺激穴位 2~3 分钟，常规护理同上。2 组均以 7 天为 1 个疗程，连续治疗 3 个疗程后，对抽搐停止时间、意识恢复时间等相关数据进行统计分析，按摩针刺组的总有效率达 100%，明显高于常规护理组的 82.35%。

2. 推拿结合中药治疗小儿惊风

吴西志等将 75 例脾虚肝旺证慢惊风患儿分为中药组和外治组进行临床研究，中药组给予缓肝理脾汤加减治疗，药物有太子参、白术、茯苓、白芍、钩藤、焦山楂、焦麦芽、焦六神曲、益智仁、肉豆蔻、炙甘草，每日 1 剂，水煎服。外治组在口服上述中药的同时，进行推拿和灸法治疗，取穴与操作：补推脾土 3 分钟，清肝经 2 分钟，捏脊 6 次，按揉涌泉、足三里各 1 分钟，再以艾条灸大椎、脾俞、关元、气海、百会各 2 分钟，每日 1 次。2 组均经过 4 周 2 个疗程的治疗后，对惊厥频率和程度、惊厥时间和次数等数据进行统计分析，结果：外治组总有效率达 94.7%，显著优于中药组，疗效明显。

（徐 龀）

十二、汗证

（一）单独推拿治疗小儿汗证

聂勇单独应用推拿对 55 例汗证患儿实施治疗，结果：痊愈率 36.36%，总有效率 98.18%。取穴与操作：推天门、揉印堂、推坎宫、揉太阳、揉风池、揉及分推膻中、补脾经、推肺经、清大肠、揉足三里，每日 1 次。

（二）推拿结合其他疗法治疗小儿汗证

1. 推拿结合针灸治疗小儿汗证

王全权等推拿配合半刺治疗小儿盗汗 35 例，治愈 17 例，总有效率 82.9%。与葡萄糖酸钙、葡萄糖酸锌口服组 35 例相比较，差异有统计学意义（$P < 0.01$）。结论：推拿手法配合半刺治疗小儿盗汗疗效确切。推拿取穴与操作：按揉肾顶穴 400 次，补脾经 200 次，推六腑 200 次，揉涌泉 200 次。半刺法操作：取穴合谷、复溜、阴郄、后溪，迅速刺入 0.2cm 左右，快速捻针 3 次后起针。每次取 2 穴，轮流取穴。每日 1 次。

2. 推拿结合中药外治法治疗小儿汗证

王平采用五倍子、五味子、麻黄根各等份研末敷脐部，再配合推拿手法治疗小儿盗汗 168 例，总有效率 95.2%。结论：中药敷脐部配合推拿疗法具有补肺固肾、益气敛汗及疏通经络、调理脏腑平衡的功效。取穴与操作：补肺经 200 次，泻心经 200 次，补肾经 200 次，补脾经 200 次，推六腑 200 次，揉涌泉 300 次。若伴有手足心热，舌红苔薄少津液者是阴虚火旺证，再加上清天河水 100 次，清肝经 200 次，按揉百会 100 次，按揉神门穴 200 次。

总之，目前医家多认为小儿汗证的病机是小儿进补不当所致湿热郁蒸和（或）肺、脾、肾阳虚所致痰多气郁、虚实夹杂。阮兜喜等认为现在生活水平不断提高，大多数家长随意对小儿进补，不科学喂养，致使胃肠负荷过大，造成物质逐渐累积，日久出现湿热蕴蒸，汗液外流，是小儿汗证的主要原因，临床多表现为热证、实证、阳证。许蕴碧亦认为小儿汗证是由小儿机体阴阳不平衡，腠理调控不协调与热量不断累积郁蒸所致。郑苏认为长期小儿消化不良，湿热现象出现，不断迫使汗液流出，属脾胃虚弱，湿热熏蒸所致，虚实夹杂之证。俞景茂认为小儿汗证虽有虚实之分，但临床以虚证或虚实夹杂者多见。自汗以阳虚、表虚为多，盗汗以阴虚、里热为主，小儿汗证以自汗盗汗并见。推拿治疗汗证效果显著且无毒副作用，易被患儿及家长接受。

（赵红义）

十三、遗尿

（一）单独推拿治疗遗尿

杨茯苓等采用推拿治疗隐性脊柱裂小儿遗尿 30 例，治愈率 46.67%，总有效率 87.67%。主穴：肾俞、八髎、气海、关元、龟尾、夜尿点。配穴：板门、脾土。辨证加减：肾气不足型加肾俞、百会；脾肾阳虚型加脾俞、肺俞、三阴交；心肾不交型加心俞、肾俞、小天心、小肠俞；肝经湿热型加肝俞、六腑、太冲。手法：点、按、揉、摩、搓、捏。每日 1 次，每次 30 分钟。

丛日超介绍了山东王道全教授应用推拿治疗小儿遗尿的经验，取穴与操作：补脾经、补肺经、补肾经、推三关、揉外劳宫各 100～300 次，按揉百会，揉丹田，揉关元、气海各 1～2 分钟，按揉肾俞（双侧）、按揉三阴交（双）各 50～100 次，捏脊 3～5 遍，最后擦腰骶部，以透热为度。每日推拿 1 次。

（二）推拿结合其他疗法治疗遗尿

1. 推拿结合针灸治疗遗尿

王琳等采用推拿加针刺治疗小儿遗尿 58 例，总有效率 100%。取穴与操作：清补脾，补肾，揉二马穴，按揉百会穴，按揉足三里，摩腹，捏脊。辨证加减：下元虚冷加推三关、揉外劳宫、揉命门；脾肾两虚加揉板门、补肺经、揉肾顶、揉涌泉；肝经湿热加清天河水、退六腑、清肝经。每日 1 次。

刘世超观察头针、推拿、艾灸治疗小儿功能性遗尿症 42 例临床疗效，总有效率 95.24%。取穴与操作：患儿仰卧。补脾经、补肺经、补肾经、推三关各 300 次，推丹田 100 次，按揉三阴交 100 次。患儿俯卧。按揉肾俞 100 次，横擦腰骶部，以透热为度。捏脊 3～5 遍。

胡梦将 64 例小儿遗尿患者随机分成对照组及观察组各 32 例，对照组采用推拿手法治疗，观察组采用推拿手法加头皮针治疗。结果：观察组总有效率 96.9%，对照组 93.8%（$P < 0.05$）。取穴与操作：推三关 200 次，揉外劳宫 200 次，按百会 200 次，揉丹田 200 次，擦腰骶部 200 次，按揉三阴交 100 次，捏脊 5 次，揉中极 200 次，揉关元 200 次，按揉膀胱俞 200 次。肾气不足者：加补肾经 200 次，按揉肾俞 200 次；脾肺气虚者：加补脾经 200 次，补肺经 200 次，揉脾俞 200 次，揉肺俞 200 次，按揉足三里 100 次。上述手法操作时均应轻快柔和。

王桂茂治疗小儿遗尿，治愈 13 例，总有效率 90.3%。取穴与操作：小鱼际擦上七节骨，横擦腰骶部，均以透热为度。最后左手掌按压于隐裂部，右手托患儿下肢，双手协调行腰骶椎后伸扳法。可配合使用小儿捏脊法。隔日 1 次。

2. 推拿结合中药治疗遗尿

杨春梅应用黄芪缩泉汤配合捏脊治疗小儿遗尿 46 例，每日 1 次，总有效率 87%。治疗期间勿使患儿过度疲劳和情绪激动，控制睡前饮水量。夜间按时唤醒患儿排尿，逐渐养成自控排尿的习惯。建立战胜遗尿的信心，积极配合服药和各种其他治疗。

王振荣等应用缩泉胶囊联合捏脊疗法治疗儿童遗尿，结果：缩泉胶囊联合捏脊组疗效优于单纯捏脊组（$P < 0.05$）。

遗尿是儿科常见病、难治病，也是中医治疗的优势病种。遗尿反复发生是治疗中的难点。中医小儿推拿治疗法是祖国传统医学的宝库，不仅能有效提高治愈率，还能缩短疗程，巩固疗效，减少复发。患儿的依从性在治疗遗尿时也非常重要，年龄较小的患儿可选用小儿推拿较温和的疗法，同时患儿在饮食上及生活作息上也应听从医者的指导，从而达到最佳的疗效。

（赵红义）

十四、夜啼

（一）单独推拿治疗夜啼

代传论单用推拿疗法治疗小儿夜啼 60 例，总有效率 100%。取穴与操作：补脾经 200～300 次，清肝经 200～300 次，清心经 200～300 次，清天河水 200～300 次，掐揉小天心 10～30 次，掐揉五节每分钟 3～5 次，摩腹 3～5 遍，捏脊 5～7 遍。每日 1 次。

刘丽薇对 1 岁以内的婴儿夜啼进行推拿治疗，临床观察 36 例，治愈率 88%。取穴与操作：运八卦，平肝木，揉百会、安眠。脾寒者：加补脾土，揉足三里、关元；心热者：加泻小肠，揉小天心、内关、神门；惊恐者：加清肺金，揉印堂、太冲、内关。每日 1 次，每次 20 分钟。

祝琪用推拿治疗心热脾虚证夜啼，取穴与操作：补脾土 300 次，推三关 100 次，清肝经 100 次，清心经 300 次，摩腹 5 分钟，按心俞、脾俞、肝俞、足三里各 10 次。

褚雪梅以推拿治疗小儿受到惊吓后夜啼 56 例，结果：1 次治愈 49 例，推拿 2 次治愈 7 例。取穴与操作：清心经 300 次，清肝经 300 次，捣揉小天心 2 分钟，掐揉五指节 4 次，掐揉老龙 5 次，推摩囟门 100 次，猿猴摘果 3 次。

沈雁推拿治疗小儿夜啼 20 例，其中脾寒者 6 例、心热者 4 例、惊恐者 3 例、食积者 7 例。操作：以百会、心经、肝经、小天心为主穴。脾寒者加补脾经，摩腹，推上七节；心热者加清小肠，清天河水，退下六腑；惊恐者加推肝经，指掐小天心，掐精宁；食积者加清脾胃，清大肠，推下七节。手法以揉、推、按、掐等为主。患儿取坐位或由患儿家长抱着均可，推时用润滑剂，每穴 3 分钟左右。推拿 1～3 次获临床痊愈。

段萍推拿治疗夜啼患儿 23 例，总有效率 95.65%。取穴与操作：脾胃虚寒型推补脾土穴 8 分钟，揉外劳宫穴 10 分钟，推上三关穴 6 分钟，摩神阙穴 3 分钟，揉天枢穴 3 分钟，四横纹各掐 1 分钟。心经积热型推清心经穴 2 分钟，推清天河水穴 5 分钟，推退下六腑穴 10 分钟，揉小天心穴 5 分钟，推清肺金穴 5 分钟，四横纹各掐 1 分钟。因惊恐而致推清肝木穴 10 分钟，揉小天心穴 6 分钟，揉一窝风穴 6 分钟，四横纹各掐 1 分钟，退下六腑穴 8 分钟。

（二）推拿结合其他疗法治疗夜啼

1. 推拿结合中药治疗夜啼

徐应军等以内服具有宁心安神、消食导滞作用的中药汤剂为主，推拿按摩为辅治疗小儿夜啼 20 例。结果：痊愈 17 例，总有效率 95%。取穴与操作：以小天心、板门为常用穴位，大拇指单指揉法各揉 100 次。寒证加推三关 100 次；热证加清天河水 100 次。每日 1 次。

2. 推拿结合穴位贴敷治疗夜啼

蒋晟等应用推拿结合穴位贴敷法治疗小儿心经积热型夜啼 39 例，总有效率 84.62%，明显优于单纯推拿组。取穴与操作：清心火，分腹阴阳，揉小天心，揉内劳宫、神门等，每日 1 次。

肖莲英采用推拿配合耳穴贴压治疗小儿夜啼 20 例，经 3 个疗程后总有效率为 100%。取穴与操作：补脾经，清心经，清肝经，掐揉小天心，掐揉五指节，摩腹，按揉足三里。脾寒型加揉外劳宫，推三关，摩脐，揉中脘；心热型加揉内劳宫，清小肠，清天河水；惊恐型加摩囟门，掐揉威灵。每次约 20 分钟，每日 1 次，每次取单侧、两侧交替应用。

总之，夜啼病因多为脾寒、心热、惊恐三因。临床上只要辨证确切，推拿疗法标本同治可收到立竿见影之效。

（赵红义）

十五、疳积

（一）单独推拿治疗疳积

杨兆志等用推拿治疗 58 例疳积患儿，疗效较满意，取穴与操作：推脾土：自拇指外侧缘由外向里用推法，推 500 次。推大肠：自食指端桡侧边缘至虎口成一直线由里向外用推法，推 200 次。揉板门：在大鱼际隆起处用揉法 200 次。摩腹：手掌放在脐窝中心，沿顺时针方向用揉法 5 分钟。捏脊 5 遍。每日推拿 1 次，5 天 1 个疗程。

王志红将 60 例疳积患儿辨证为前期的积滞伤脾型和后期的气血两亏型，行推拿疗法治疗，疗效明显。积滞伤脾型：揉板门，补脾经，推四横纹，运内八卦，揉中脘，摩腹、揉天枢，分腹阴阳，运三脘，揉腹，按压腹部脾经和任脉，按揉足三里。气血两亏型：补脾经，推三关，揉外劳宫，运内八卦，掐四横纹，分推腹部，揉腹，点中脘，点足三里，捏脊。均推患儿左手，要轻推轻揉，轻而不浮，重而不滞。因小儿皮肤娇嫩，故取滑石粉作为润滑剂。每次治疗时间一般在 25 分钟左右，每日 1 次，15 次为 1 个疗程。治疗应在饭后 1 小时进行，饱腹或空腹时均不宜推拿。

胡拥政等人对 50 例疳积患儿行推拿疗法治疗，有效率 94%。取穴与操作：掐揉四横纹、清补脾经、揉板门、摩腹、揉脐、揉中脘、捏脊、按揉足三里。乳食伤脾者加：清大肠、分推腹阴阳、推下七节。脾胃虚弱者加：补脾胃、推上三关、揉脾胃俞、运内八卦、揉二马。体虚寒凉者再加擦肾俞。每次治疗 15~20 分钟，隔日推拿 1 次，10 次为 1 个疗程，1 个疗程后休息 10 日，再行下 1 个疗程。

程艳玲用推拿治疗 40 例小儿疳积，总有效率 95%。取穴与操作：推脾土：自拇指外侧缘由外向里用推法，顺时针方向推 100 次。揉板门：在大鱼际隆起处揉 50 次。摩腹揉脐：手掌放在脐窝中心，沿顺时针方向揉摩 5 分钟，使腹部有温热感，以散气消滞、消除膨胀。捏脊：每捏3下向上提拉1次皮肤，共捏脊5次，然后食、中两指分别双指揉脾俞、胃俞、三焦俞，每穴各1分钟。在患儿的双足三里穴各按揉2分钟。在按揉过程中，拇指掐于足三里逐渐用力按揉，以皮带肉，要有一定的渗透力。治疗一般连续3次为1疗程，隔日1次，症状较重者适当增加2次，治疗期间注意饮食配合。

孙安达等人用推拿治疗小儿疳积35例，疗效显著。取穴与操作：积滞伤脾型：补脾经300次，清大肠300次，揉板门150次，运内八封100次，摩腹150次，揉中脘100次，揉天枢100次，按揉足三里50次，揉脾俞250次，捏脊3~5遍。气血两亏型：补脾经500次，补肾经500次，揉板门100次，推三关150次，掐揉四横纹100次，揉中脘100次，摩腹200次，揉脾俞300次，揉肾俞100次，揉足三里150次。捏脊3~5遍。随证加减：便秘者加推下七节骨300次；便溏者加推上七节骨300次；呕吐者加推天柱300次；腹大胀满者加推建里150次；身心烦热，口舌生疮，或吐舌者加推天河水，清心经，清小肠。

唐垂霞用推拿疗法治疗小儿疳积20例，取得满意疗效。取穴与操作：积滞伤脾型：补脾经、揉板门、推四横纹、揉中脘、清大肠、揉天枢、按揉足三里、揉脾俞各100次，摩腹5分钟。气血两亏型：补脾经、胃经、补大肠、推四横纹、揉中脘、揉天枢、按揉足三里、揉脾俞、肾俞、大肠俞、推三关各100次，捏脊6次，摩腹5分钟。以上推拿均以白开水为介质，每日推拿1次，10次为1疗程。

（二）推拿结合其他疗法治疗小儿疳积

1. 推拿结合药物治疗小儿疳积

黄琼等采用推拿结合肥儿疳积颗粒治疗疳积患儿90例，取得明显疗效。取穴与操作：揉板门100~150下；推四横纹50~100次；运内八卦200~300次；补脾经50~100次，单方向直推；分推腹阴阳200下；捏脊；揉中脘；揉天枢；按揉足三里。便溏者加补大肠，便秘者加清大肠、推下七节骨。每日1次，推拿7日，休息3日，3次为1个疗程。推拿手法要求轻快柔和，平稳着实，适达病所。

2. 推拿结合耳穴按压治疗小儿疳积

杨晓勇采用推拿结合耳穴按压治疗小儿疳积35例，总有效率100%。取穴与操作：患儿取卧位，暴露背部。循按患儿足太阳膀胱经及督脉循行部位，在循按的过程中以拇指、食指不断地将皮肤及皮下组织卷、捏、推拿。重点卷、捏、推拿、按压背俞穴及督脉，时间约15~20分钟。本法治疗隔日1次，5次为1个疗程，最长治疗3个疗程，最短为1个疗程。

总之，推拿可以调节脏腑、疏通经络、调和气血、平衡阴阳，达到消食导滞、和胃健脾的目的。如果将推拿与药物、耳穴按压结合治疗疳积，内服外治，可有效治疗小儿疳积。

（王海宽）

十六、佝偻病

（一）单独推拿治疗小儿佝偻病

张起明等用小儿推拿防治小儿佝偻病，取穴：二马，补脾，平肝，天河水。加减：咳嗽有痰加八卦；惊重加小天心；大便稀溏加外劳宫。

吕蔓生采用足部按摩调钙，取得良好效果。足疗选穴以甲状旁腺的反射区（双脚脚掌内缘跖趾关节前方凹陷处）为主，视情况再配其他反射区。如一般缺钙、骨质疏松，配肾、输尿管、膀胱、肾上腺、胃肠等反射区；抽筋加小脑反射区；酸痛麻痹同时配合肢体按摩，如此灵活运用，疗效较佳。

刘少兰等选取进行定期保健且符合标准的 6 月龄婴儿作为实验组，观察中医健脾按摩法对 6～12 月龄婴儿生长发育的影响。对其除进行常规西医学保健外，给予健脾按摩，并进行生长发育指标，患病率，发育商，血常规，血清钙、铁、锌、镁、磷，骨密度，骨碱性磷酸酶等指标的检测，与常规西医学保健的对照组做比较。结果：实验组身高/体质量增长比对照组明显增快（$P<0.05$ 或 $P<0.01$），实验组贫血、维生素缺乏性佝偻病的患病率也比对照组低（$P<0.05$），实验组血清铁/锌值比对照组高（$P<0.05$）；实验组与对照组智力检测结果相比，差异有统计学意义（$P<0.05$）；实验组急性腹泻、支气管肺炎等的患病率比对照组低（$P<0.05$）。该研究证明健脾按摩法对 6～12 月龄婴儿的体格发育有良好的促进作用，能促进钙、铁、锌、磷等营养物质的吸收，降低贫血、维生素 D 缺乏性佝偻病等营养性疾病的患病率，提高婴儿智力发育水平和增强抵抗力。

王晓鸣等采用前瞻性队列研究的科研设计，将浙江省中医院儿童保健门诊的健康婴幼儿 554 例设为干预队列；杭州市拱墅区米市巷社区卫生服务中心、上城区望江社区卫生服务中心的健康婴幼儿 531 例设为对照队列，评价了捏脊推拿预防体弱儿发病的效果。干预队列在常规保健方案基础上加用捏脊椎拿，对照队列只提供常规保健方案。结果：对照队列 531 人中有 84 人发病，干预队列 554 人中有 48 人发病。其中，对照队列中有 75 人发生佝偻病，而干预队列中仅 38 人发生佝偻病；对照队列中有 23 人发生中度以上贫血，而干预队列仅 7 人发生中度以上贫血，差异均有显著意义。认为捏脊推拿能有效预防体弱儿的发病。

（二）推拿结合药物治疗小儿佝偻病

余珍用补血壮骨颗粒及小儿推拿的手法对佝偻病进行了有效防治，并对防治的经验进行了总结。认为小儿佝偻病与贫血等营养不良关系密切，缺铁性贫血是其发病的主要原因。患儿多出现夜惊、睡眠差及多汗等主要症状，患儿的生长发育明显落后，且抵抗力、免疫力低下。0～3 岁是这些疾病的高发期，与儿童喂养方式及母亲的营养状况关系密切，因此采用补血壮骨颗粒进行防治，全方既补先天之肾，又调后天之脾，脾肾双补，直指幼儿营养不良的病因，促进婴幼儿的正常成长发育，从而有效预防贫血及佝偻病的发作。同时配合推拿方法能够调补婴幼儿脾胃，对于增强患儿体质有重要作用。

　　梅琴探讨了经络推拿联合药物治疗对佝偻病婴儿神经及骨骼发育的影响。选取佝偻病婴儿患者114例，依据分层随机分组方法将患儿分为治疗组和对照组，每组57例。对照组仅予以常规药物治疗，治疗组予以经络推拿联合常规药物治疗。比较两组患者治疗前及治疗30天后患儿身长、平均睡眠时间、血钙、血磷、身体质量指数及骨碱性磷酸酶。结果：治疗前2组患儿指标均未见明显差异（$P > 0.05$）；治疗30日后，治疗组患儿身长（70.3 ± 5.7）cm、平均每日睡眠时间（13.9 ± 1.9）h、血钙（2.65 ± 0.14）mmol/L 及血磷（2.02 ± 0.18）mmol/L，均显著高于对照组身长（68.4 ± 4.1）cm、平均每日睡眠时间（12.8 ± 2.1）h、血钙（2.55 ± 0.17）mmol/L 及血磷（1.91 ± 0.16）mmol/L，而治疗组患儿身体质量指数（17.1 ± 3.1）kg/m² 和骨碱性磷酸酶（140.474 ± 30.67）U/L 则明显低于对照组的身体质量指数（18.7 ± 3.7）kg/m² 和骨碱性磷酸酶（160.34 ± 35.07）U/L。认为相比于仅用常规维生素 D 等药物治疗，经络推拿联合维生素 D 等药物治疗对患有佝偻病婴儿的神经及骨骼系统发育有更好的促进作用。

　　鱼彩霞运用小儿推拿手法，同时口服葡萄糖酸钙口服液及小儿鱼肝油滴剂辅助治疗佝偻病。脾胃虚弱者用补脾经、补胃经、引水入土、运内八卦、推三关、摩腹、揉中脘、捏脊、揉脾俞、揉胃俞、按揉足三里。肾气不足者补肺经、补肾经、推三关、摩腹、揉百会。

　　总之，推拿，特别是传统小儿推拿对佝偻病的防治有显著的效果，如结合其他治疗技术，往往可以取得更好的疗效，且预后较好。然而，从现有的文献报道情况来看，在防治佝偻病方面，推拿虽是其中常用的有效疗法，但其机理研究尚处于初级阶段。

（彭 亮）

十七、小儿脱肛

单独推拿治疗小儿脱肛

　　如孙荣华等采用辨证推拿的方法治疗小儿脱肛16例，治愈率100%。取穴与操作：气虚型：运水入土、补脾经、补肺经、补大肠、推三关、揉龟尾、推上七节骨各100~300次，按百会30~50次、揉百会100~200次，捏脊3~5遍。实热型：运土入水、清脾经、清大肠、清小肠、退六腑，推下七节骨、揉龟尾各100~300次，揉天枢50~100次，掐膊阳池3~5次，揉膊阳池100~300次。每日推拿1次，严重者每日推拿2次。推拿治疗的同时，可配合辨证服用中药。久泻久痢脱水严重者，配合输液治疗。

　　陈国发等采用推拿治疗小儿脱肛13例。取穴与操作：补脾土（旋推拇指面），揉板门，推大肠，推三关，摩中脘，揉丹田，按百会，揉龟尾，捏脊。结果：痊愈9例，总有效率69.2%。

　　蒲祖纯采用推五经的方法治疗小儿脱肛1例，取穴与操作：补脾经400次，清肝300次，清心250次，补肺200次，补肾350次，揉龟尾200次，推上七节骨300次，揉丹田 5 分钟，摩腹 5 分钟，揉足三里 5 分钟，灸百会 30 分钟，每日 1 次。经连续推拿 5 次痊愈。

俞宏俊运用推拿治疗小儿脱肛 26 例。操作：捏脊疗法自长强至大椎 5 遍，在背部膀胱经二侧线上由上到下各以捏脊法操作 3 遍，点百会、长强、承山 2 分钟。每天 1 次。结果：治愈率 80.7%，有效率 100%。

（井夫杰）

十八、小儿肌性斜颈

中医治疗本病以单独手法或手法配合药物外敷为主。斜颈患儿多在出生后即可发现，因此强调早发现、早治疗。

（一）单独推拿治疗小儿肌性斜颈

陈晓英主要采用的手法是针对胸锁乳突肌及局部肿块。操作：捏揉患侧胸锁乳突肌，捏拿肿块，将患儿头部向健侧斜扳以拉伸胸锁乳突肌肌腱。

崔立津采用按揉伏兔、肩井、天宗、风池和肩贞等穴位，沿乳突部轮廓自上而下地进行反复揉动胸锁乳突肌并拉直肌肉，轻轻揉捏患者颈肩背部。如果患者颈部有肿块，则对肿块部位着重按摩。

米新以推揉患侧胸锁乳突肌，提拿斜方肌、头夹肌、颈阔肌，力度较大地弹拨患侧胸锁乳突肌，牵伸胸锁乳突肌为常规操作手法。并针对肿块型用重泻法，治疗在常规操作基础上，重点以按揉提拿肿块为主，取穴人迎、水突、扶突、斜颈穴（肿块中央）；针对非肿块型以舒筋解挛、牵伸患肌为主。治疗在常规操作基础上，着重按揉患侧胸锁乳突肌的起止点及加强被动牵伸患侧胸锁乳突肌，取穴大迎、天突、完骨、天柱。

张红则在上述手法基础上加颈椎为纵轴的向上拔伸，轻刮乳突至锁骨上窝或从后发际正中至大椎穴，拽扯患儿健侧耳垂，指甲重掐患儿健侧天宗。

（二）推拿结合其他疗法治疗小儿肌性斜颈

许丽采用按揉、弹拨胸锁乳突肌，拿捏肿块、被动牵伸颈项的方法配合中药归芍煎加减湿热敷治疗小儿肌性斜颈，效果满意。每日 1~2 次。

李永梅在揉捏、牵伸胸锁乳突肌等手法操作后，在疼痛位置放置温度持续维持在 50℃ 左右的蜡块，塑料薄膜将蜡块包平包紧，蜡块包外需要盖置厚浴巾，每次治疗持续 30 分钟。在临床上都取得了较好疗效。

总之，小儿肌性斜颈是新生儿及婴儿时期的常见病，发病率高。若不及时治疗可导致小儿颜面五官畸形，严重影响小儿的身心健康。目前，国外多以手术治疗为主，手术时机以 1~12 岁为宜，但是临床常出现斜颈复发、出血血肿、感染、骨化、副神经损伤、瘢痕形成等并发症。中医主要采用推拿手法治疗，或药物外敷等，推拿手法可以促进局部血液循环及淋巴回流，加速病理产物的代谢和吸收，使痉挛的胸锁乳突肌松弛，起到消瘀散结的作用。外用药物以活血行气药物为主，多辛香走窜，且作用时间长，有活血散瘀、行气消肿、软坚散结、疏通经络的作用，与推拿手法配合应用，疗效颇佳，可以有效松解粘连、解除挛缩、矫正畸形、改善颈部功能活动。王金贵等认为治疗越早，病情越轻，年龄越小，则预后越好，疗程越短，治愈率也越高。中医综合疗法操作简单，创伤小，疗效佳，并可以早期防止疾病的发展，防止小儿颜面、颈肩及头颅五官不对称、流涎以及脊柱代偿性侧弯等后遗症。

（范宏元）

十九、小儿脊柱侧弯

脊柱侧弯是危害儿童及青少年的常见病之一，脊柱影像检查是诊断本病的主要方法。小儿脊柱侧弯是以坐姿不正为主因，形成脊柱偏向一侧，早期多为姿势性，未得到及时纠正，可以造成成年的脊柱侧弯。早期多以手法辅以支具矫正侧弯为主，后期多以手术治疗为主。

（一）单独推拿治疗小儿脊柱侧弯

柯扬运用推拿手法松弛椎旁肌肉，对脊柱进行调治，以此治疗脊柱侧凸。认为该法在治疗时不影响青少年的生长发育，并可根据患者的情况灵活改变整脊力度，因人而异施治。但推拿手法必须坚持，越早发现、越早治疗、患者年龄愈小愈好。经疗效比较发现，对50°以上病例，推拿治疗有效，但手术疗效明显优于推拿治疗；对50°以下病例，手术治疗与推拿治疗疗效无显著差异。保守治疗适应于侧凸角 Cobb 角20°～50°的病例。

王书勤等运用"卧位牵顿"手法治疗青少年特发性脊柱侧弯症：治疗组医者在患者胸背、腰臀、下肢及肾俞、大肠俞、承扶、殷门、委中、华佗夹脊等穴施以轻柔的滚、点、按法治疗，而后患者去枕俯卧，双臂自然下垂，全身放松，医者双手拇指按于棘突下方两侧，"定点"位于错位椎体上一节的棘突旁开约2cm处，"动点"位于错位椎体的棘突对侧旁开约2cm处。第一助手弓箭步立于患者足部床边，双手紧握患者双足，并根据患者病变椎体节段，调整患者双下肢高度。第二助手立于床头，双手抓扶患者双腋下，嘱患者低头张口呼气，医者发令"1，2，3""1，2"时，第一助手持续牵拉患者双下肢，当口令"3"发出的瞬间，3人同时发出爆发力，医者双拇指同时向对侧发力，用力平稳、轻巧、短促、随发随收，使刺激充分深透到机体组织深部，逐渐减轻压力。第一助手向后下方用力牵拉，第二助手用力拉住患者。对照组采用机械牵引。连续1周为1个疗程，观察1、3、5周后，各组治疗前后对比，治疗组1周、3周的总有效率明显高于对照组，且5周的治愈率高于对照组。

王健美采用中医正骨手法治疗本病，效果显著，操作：揉腰背部，用单手拇指的指腹压于患者背伸肌上来回弹拨，待腰背部肌肉充分放松后，一手掌根部置于偏歪胸椎棘突旁，掌指指向颈肩方向，另一手掌根部置于对应棘突的另一侧，掌指指向腰骶部；嘱患者切勿憋气，医者在下压力稳定的情况下，同时带动掌下肋骨分别向颈肩方向和腰骶方向快速用力顿挫、推动，腰椎的整复采用斜扳法，加以整复矫正脊柱旋转的手法，即患者俯卧，医者以一肘压于棘突偏歪侧，双手抱对侧肩关节，以肘为支点，向背侧牵扳，相对用力，而后同样以另一肘压于棘突偏歪侧，双手抱对侧下肢，以肘为支点，向患侧背侧牵扳，12 次治疗后，患者两肩基本平行，双侧肩胛下角连线水平，两侧腰凹基本对称，髂嵴双侧水平，棘突连线与中轴基本重合，脊柱前屈试验阴性，脊柱侧弯基本纠正。

（二）推拿结合其他疗法治疗小儿脊柱侧弯

1. 推拿结合针灸治疗小儿脊柱侧弯

刘农虞等观察电针整脊法对青少年特发性脊柱侧弯症椎旁肌肌电活动的影响，选取 Cobb 角在 10°～40°的青少年为试验对象。患者俯卧位，用㨰法松弛椎旁肌 2 分钟，再用一指禅推法沿督脉和膀胱经的第一侧线由上而下疏通经脉 2 遍，然后令患者侧卧位，下肢屈曲 90°，医者位于患者的背侧，由肩胛骨内上角向第 12 肋骨肋椎关节施行整脊法。如患者左侧卧位，医者用左手肘部在脊柱上方 2cm 处向斜上方按压，肘尖按压强度以患者微微汗出且能忍受为度。按压点分别为 T_3、T_5、T_7、T_9 肋椎关节处及 L_1、L_3、L_5 棘突上方 2cm 处，每处按压 20 下，由上而下依次进行，反复施术 2 次。再取右侧卧位，同样方法施术。然后令患者俯卧位，双手伸直抓住床边，躯体伸直，医者双手紧握患者双足固定之，患者用力主动作形体向上，对抗牵引 5 次，施左右斜扳手法。接着电针治疗。结果：电针整脊治疗后对本病凹、凸侧运动电位时限、波幅及最大用力时波幅等指标均有不同程度的调整作用，电针整脊法对青少年特发性脊柱侧弯症（IS）Cobb 角在 10°～40°的患者有调治作用。

2. 推拿结合牵引、运动疗法等治疗小儿脊柱侧弯

王金磊运用反悬吊牵引、推拿整脊手法配合运动疗法治疗轻度青少年脊柱侧凸临床研究：选取 X 线显示 Cobb 角 10°～30°的青少年为试验对象，首先进行反悬吊牵引，患者侧卧位，侧弯脊柱的凸面朝下，将牵引带置于顶椎凸出位置，向上牵引。再进行推拿整脊手法，操作：患者俯卧位。施㨰法于患者腰背部两侧膀胱经，上自大杼穴向下至八髎穴往返 3～5 遍，用拇指弹拨、按揉两侧膀胱经及华佗夹脊穴 3～5 分钟。依次推扳凸侧面的脊椎棘突，力度要以患者耐受为度，时间约 5 分钟。接着进行整脊手法，如腰椎侧凸：以 L_3 为顶椎左侧凸为例，患者右侧卧位，右手置于左肩处，左肘弯曲放在左腰部，右腿微弯，左腿弯曲，脚背钩住右腿膝窝，医者立于患者前面，右手豌豆骨顶住 L_3 左侧横突，左手拉住患者右手臂，向患者右侧上方拉，当拉力到达 L_3 左侧横突时即停止，然后左手掌压在患者左肩的右手背上，右手掌向前下向内方向下压到一定深度后瞬间发力，完成矫正。并配合姿势训练，矫正体操等运动疗法。结果：46 例患者临床治愈 27 例，显效 5 例，痊愈率及总有效率分别为 58.7%、82.6%。

总之，推拿手法治疗本病应及早发现，尽早治疗，应该同时结合其他疗法，如常用的有支具疗法等，建议侧弯较轻患者先尝试推拿等保守疗法。

（陈红亮）

二十、小儿脑瘫

（一）单独推拿治疗小儿脑瘫

推拿治疗小儿脑瘫是根据中医的经络学说，运用现代运动学原理，采用推、拿、按压、滚揉、抖、摇、弹拨等多种手法，多选取脊背、四肢受累的肌肉为治疗部位，以达到疏通经络、通利关节、调和阴阳、舒筋活血的一种治疗方法。推拿可调节肌肉的张力和弹性，使其收缩功能和肌力增加，同时还可以增强关节周围的血液和淋巴循环。

董小丽等认为推按治疗脑性瘫痪的机制主要体现在以下3方面：充分拉长患儿痉挛和紧张的肌肉，使其痉挛得以缓解和解除。通过对局部组织进行适当的刺激，可以提高其痛阈。能够使局部组织的血液循环得到加强，从而使其温度升高。此外，推拿手法进行的是一种被动运动，此方法有助于关节粘连僵硬的患儿松解关节，改善软组织发生改变的患儿的营养供应情况，促进新陈代谢。

王锡民等观察治瘫八法推拿手法对小儿脑瘫的治疗效果。结果显示，脑瘫患儿的智力、流涎、吞咽、姿势、运动、反射、肌张力等各指标均有明显改善。

运动发育推拿法是将中国传统的小儿推拿手法与国外神经发育疗法相结合而创建的一种手法，主要采用传统推拿中的推、按揉、压、扳和摇等手法，同时吸取国外治疗脑瘫所采用的神经发育学疗法中的主要方法，按照患儿瘫痪部位及病情进行刺激，调节患儿肌肉状态和骨骼关节的排列，运用手法来实现触觉、运动觉、前庭觉等方面的感觉输入，增加儿童在这方面的感觉经验。运动发育推拿法对脑瘫患儿粗大运动功能有康复效果、对精细运动功能障碍有明显的改善。

点穴也是治疗小儿脑性瘫痪的常用手法。谢克功针对脑瘫患儿头控差、抬头不良的功能障碍，取哑门、风池、风府、肩井、天宗、大椎及17对华佗夹脊穴进行点按、捏脊等，可提高患儿的头控能力。曾贞等针对痉挛型脑瘫患儿进行点穴推拿，选取肝俞、太冲、阳陵泉、脾俞、足三里等穴，结果显示，患儿的下肢痉挛程度分级、主动被动屈踝关节时的胫骨前肌和腓肠肌积分肌电图与治疗前比较，差异均具有统计学意义。

"脊背六法"是长期临床治疗小儿脑性瘫痪的过程中总结出来的一套手法，是在小儿捏脊手法的基础上加入推、点、按、扣、拍等一系列推拿手法，用于治疗脑瘫患儿脊背部张力高、肌力差等问题的手法，包括推脊法、捏脊法、点脊法、扣脊法、拍脊法和收脊法。临床疗效显示，"脊背六法"对小儿脑性瘫痪的康复具有很好的临床疗效。

朱静等为研究刘氏推拿手法与普通推拿手法对小儿脑瘫疗效的差异，将60例小儿脑瘫患者随机分为治疗组和对照组，每组30例，在Bobath疗法与针刺疗法的基础上，治疗组采用刘氏推拿手法，对照组采用普通推拿手法，3个疗程后，评定小儿综合功能。结果显示，刘氏推拿手法为主治疗小儿脑瘫可明显优于普通推拿手法。

（二）推拿结合其他疗法治疗小儿脑瘫

近年来研究显示，推拿疗法虽然在治疗小儿脑瘫方面具有独特的优势，但在临床上较少单独使用，常与其他疗法合并使用，可以显著提高临床治疗效果。

1. 推拿结合针刺疗法治疗小儿脑瘫

杨静将 80 例脾肾虚弱型脑瘫患儿按奇偶数分为对照组 40 例（中医推拿及经络导平仪治疗）和治疗组 40 例（中医推拿及经络导平仪治疗＋体针），每周 5 次，共 40 次，治疗结束后，评定临床疗效。结果：体针联合推拿疗法能明显提高脾肾虚弱型脑瘫患儿的肌力，改善其运动功能。

冯兆才等为探究头针联合推拿治疗小儿脑性瘫痪的临床疗效，将 60 例脑瘫患儿随机分为对照组 A（头针＋舌针），对照组 B（推拿治疗）及治疗组（头针＋舌针＋推拿），2 个疗程后判定疗效。结果：治疗组在 Ashworth 痉挛分级、粗大运动商值均优于对照组 A 及对照组 B，认为头针＋舌针联合推拿治疗脑瘫临床疗效确切。

梁秀文为观察针灸联合推拿治疗小儿脑瘫的临床疗效，将 40 例脑瘫患者随机分为对照组（20 例）和治疗组（20 例），对照组予以针刺治疗，以头针和体针为主，治疗组在对照组的基础上加推拿治疗，3 个疗程后对照组总有效率为 70%，治疗组总有效率为 90%，结论：推拿疗法联合体针、头针、舌针等针刺治疗小儿脑瘫疗效显著，明显优于单独使用针刺或是推拿疗法。

2. 推拿结合中药治疗小儿脑性瘫痪

卢松等为观察经穴推拿合并中药小儿醒脑口服液治疗小儿脑瘫的临床疗效，将 90 例患者随机分为治疗组（经穴推拿＋中药）和对照组 1（经穴推拿）、对照组 2（中药），均进行为期 3 个月的治疗。结果显示，经穴推拿配合小儿醒脑口服液综合治疗小儿脑瘫临床疗效确切，值得推广。

3. 推拿结合穴位注射治疗小儿脑瘫

郝淑芳等为探讨穴位注射联合推拿治疗脾肾虚弱型小儿脑瘫的临床疗效，将 240 例脑瘫患儿按住院奇偶数分为治疗组 120 例，对照组 120 例，两组均经过为期 3 个月的治疗后，治疗组外加穴位注射和推拿治疗，结果显示，穴位注射联合推拿治疗能明显提高脾肾虚弱型小儿脑瘫患者的肌力、改善其运动功能。

总之，推拿手法已成为治疗小儿脑性瘫痪的重要方法。推拿手法以柔克刚，以降低肌张力；以刚克柔，适宜软弱无力的脑瘫患儿；刚柔相济，以缓解肌张力、降低肌肉的兴奋性。

以推拿为主联合其他疗法治疗小儿脑瘫受到研究者们的重视，其特色主要体现在如下 2 个方面：推拿联合中药汤药或是外用药可综合改善小儿脑瘫的临床症状；推拿联合针刺，特别是联合体针能明显提高脾肾虚弱型脑瘫患儿的肌力，改善运动功能。

（范宏元）

第八章 推拿治疗五官科病研究进展

一、近视

(一) 单独推拿治疗近视

陈莉红运用推拿治疗近视201例，除7例视力在0.1以下者无效外，其余均获得不同程度的疗效，总有效率96.5%。操作：用轻柔的一指禅推法，由印堂推至前发际、由攒竹推至太阳与太阴、由鱼腰推至头临泣，重点在刺激印堂、鱼腰、阳白等穴。用双拇指按揉太阳与太阴二穴，点揉睛明、睛中。用一指禅推法顺下眼眶反复操作，重点在承泣、球后、四白等穴。分抹上下眼眶与前额。

董占宇用推拿疗法治疗青少年近视30例，总有效率97%。操作：手掌大鱼际以肝俞为中心进行逆时针擦揉；用手掌腕横纹端在肝俞上进行由上至下的轻推；以手掌小鱼际在风府（由下至上）、风池（由上至下）穴上进行轻推，拇指分别点按风府、风池穴；拇指重按头维、太阳；食指分别轻点睛明、攒竹、鱼腰、丝竹空、球后、承泣、阳白、上星、翳风、翳明。

李勇推拿治疗青少年近视60例，总有效率90%。操作：开天门、推坎宫、一指禅推眼眶、轻压眼球、扫散少阳胆经、拿揉颈肌、斜扳颈椎、按揉背部膀胱经腧穴。

华浩昌推拿治疗青少年近视135例，总有效率94.07%。选穴：印堂、睛明、攒竹、鱼腰、瞳子髎、太阳、承泣、球后、上睛明、四白、风池、翳风、翳明、肩井、心俞、肝俞、脾俞、肾俞。推拿手法：一指禅推法、揉法、震颤法、扳法、点法、按法、拿法等。

李爱君整复推拿治疗青少年近视100例，总有效率90%。操作：点压眼周穴位、华佗夹脊穴及颈椎整复。

周平等通过整脊结合局部推拿治疗青少年假性近视80例，总有效率98.75%。操作时面部运用揉局部穴位配合脊椎的推拿整复疗效较好。

(二) 推拿结合其他疗法治疗近视

1. 推拿结合针刺治疗近视

赵忠辉等用梅花针配合推拿治疗青少年假性近视40例，总有效率92.5%。推拿取穴以局部和胆经、脾经为主，梅花针叩刺取睛明、四白、太阳、承泣、阳白、球后、风池等穴位。

王飞宇等用推拿配合梅花针叩刺防治青少年近视120例，总有效率96.7%。推拿治疗以局部穴位为主，梅花针叩刺以颈项部和华佗夹脊穴为主进行治疗。

2. 推拿结合耳穴贴压治疗近视

潘云华以项背部推拿为主综合治疗青少年真性近视25例，视力均明显提高。推拿以局部和项背部为主结合耳穴贴压，材料用医用耳穴定向磁珠，取穴：肝、肾、皮质下、目1、目2等。

张蕾以推拿配合耳穴治疗青少年近视68例，总有效率94.12%。治疗时以眼睛局部为主配合耳穴贴压，耳穴用王不留行籽按压，穴位：眼、肝、肾、脾、心、目1、口等穴，两耳交替进行。

张健等用三步推拿法结合耳穴贴敷治疗青少年近视30例，总有效率93.4%。三步推拿采用眼部、颈部、头部推拿，耳穴贴压以王不留行籽贴压双侧耳部眼穴、目1、目2、肝、肾穴等处。

3. 推拿结合灸法治疗近视

容华等用推拿点穴结合雷火灸法治疗青少年近视54例，总有效率93.3%。操作时局部点穴推拿配合雷火灸，雷火灸：患者取坐位，采用赵氏雷火灸艾条。灸疗部位和穴位：双眼部、额部、双耳部、双耳心及双侧攒竹、睛明、鱼腰、瞳子髎、四白等穴。灸治时分别采用闭口灸、睁眼灸、轮灸耳穴等方法。

曹畅运用推拿结合热敏灸治疗脾虚湿滞型假性近视35例，总有效率92.9%。用推拿放松手法在头面部操作，再在局部进行点穴推拿，后取穴中脘、神阙、足三里等穴进行热敏灸。

4. 推拿结合中药、针灸等综合疗法治疗近视

盖永鸿等以推拿结合中药、针灸治疗青少年近视186例，总有效率95.5%。推拿以局部点穴推拿配合颈部、肩部推拿手法；内服中药方剂以远志10g、菖蒲9g、党参10g、茯苓9g、石斛9g为基本方；针灸治疗选取下列4组穴位：承泣、翳明、四白、肩中俞、头维、球后，睛明、光明。

总之，近视病因多与过用目力，劳瞻竭视，血伤气损，或先天禀赋不足有关；病机多为肝肾两虚，精血不足，以致神光衰微，光华不能远及。推拿治疗青少年近视尤其是假性近视疗效显著且见效快，但远期效果还有待进一步研究。

（王卫刚）

二、斜视

（一）单独推拿治疗斜视

姜淑云推拿治疗小儿共同性内斜视22例，总有效率86.4%。操作：揉睛明200次，揉攒竹100次，揉鱼腰100次，揉瞳子髎100次，揉球后100次，揉眼眶50次，拿合谷5次，拿风池5次，揉肝俞100次。

王云海推拿治疗小儿斜视90例，有效率98.89%。操作：在患眼局部以轻快有利的指揉及一指禅推法为主，配合抹法、运法和弹法，进行2~4个月的治疗。

宋少军用推拿治愈动眼神经麻痹所致斜视，操作：依次按揉攒竹、鱼腰、丝竹空、太阳、四白4分钟；从攒竹穴推抹至太阳穴，从鼻根部经四白推抹至太阳，从神庭穴推抹至头维穴共5分钟；拿五经，按神庭、上星、前顶、百会、后顶、四神聪，共5分钟；叩击头部2分钟。

李华伟穴位点按治疗脑瘫患儿斜视 30 例，观察组在常规治疗基础上增加穴位点按对症治疗。操作：在运动疗法等常规治疗基础上用拇指、食指、中指指腹按揉攒竹、鱼腰、光明、睛明、太阳、四白、瞳子髎、承泣、风池、球后等穴，按揉睛明穴时推移眼球，指尖向下点压，点按的同时推移眼球，内斜视自内向外，外斜视由外向内。总有效率 86.67%，两组疗效比较，差异有统计学意义（$P < 0.05$）。

韩丽娟用推拿养肝柔筋法治疗脑瘫患儿斜视 60 例，治愈 6 例，好转 16 例，无效 8 例。操作：用双手拇指从印堂穴向两侧分抹至太阳穴，点压太阳穴，反复操作 5～7 次。以大鱼际或拇指沿眼周从内向外做按揉，反复操作 5～7 次，内斜视内侧用重手法，外侧用轻手法，重点在印堂、睛明；外斜视外侧用重手法，内侧用轻手法，重点在丝竹空、瞳子髎、太阳。拇指和食、中指相对，从内向外沿眉弓做提捻法。搓摩头两侧。按压眼区的印堂、睛明、攒竹、丝竹空、瞳子髎、太阳等穴位各 1 分钟，然后托起患儿头，使其呈半躺位，点风池，摩擦枕后边缘叶视觉区，并揉按颈项部。点穴肝俞、肾俞，拨揉光明。

万焕以推拿治疗小儿眼病，操作：五指推捏前额至头后发际，往返推捏 10 遍。用一指禅推法在攒竹、睛明、鱼腰、阳白、承泣、太阳、瞳子髎、球后操作，每穴推 1 分钟。拇指按压攒竹、睛明、鱼腰、阳白、承泣、太阳、瞳子髎、球后、翳风、风池。以拇指刮抹运法在攒竹、眉弓、鱼腰、太阳、承泣、瞳子髎、球后、眼眶周围操作，以眼发热、眼发亮为宜，往返 10～15 遍。捏拿合谷、足三里穴。内斜者，重按太阳、瞳子髎穴；外斜者，重按睛明穴；上斜者，重按球后、承泣、四白穴；下斜者，重按鱼腰穴。

雷征用推拿法治疗创伤性眼肌麻痹性斜视 10 例均痊愈。操作：用一指禅推睛明、四白、太阳穴，然后用双手拇指分别按揉百会、攒竹、睛明、丝竹空、风池、太阳穴，再用双手拇指指腹分抹眼眶周围，反复施行 20 分钟后，患者取坐位，医者点揉肝俞和胆俞穴，推拿对侧合谷及下肢光明穴。

（二）推拿结合针灸治疗斜视

陈兴良用等针灸配合推拿治疗麻痹性斜视 5 例疗效明显，推拿以双手拇、食指点、揉、抹睛明、阳白、鱼腰、丝竹空、瞳子髎、球后 5 分钟。认为刺激眼周穴位可疏通局部经脉气血，使筋脉得以濡养，气血运行通畅而达到治疗效果。

刘晟用穴位针灸配合按摩治疗脑瘫患儿斜视 28 例，治疗组痊愈 13 例，总有效率 75%。操作：用拇指、示指、中指指腹轻轻按揉患儿的攒竹、鱼腰、光明、睛明、太阳、四白、瞳子髎、承泣、风池、球后等穴。在按揉睛明穴时推移眼球，用指尖向下点压。按摩同时推移眼球，内斜视自内向外、外斜视由外向内。选用上述穴位按摩，可直接促进眼部血液循环，营养神经，调节改善眼肌的功能，从而矫正斜视，改善视觉功能。

斜视的治疗目的是恢复麻痹肌或支配该肌肉神经的功能，缓解拮抗肌的张力。对眼周局部穴位及相关腧穴的手法治疗可直接促进眼部血液循环，调节眼外肌的功能，从而纠正斜视，改善视觉功能。

（董有康）

三、慢性单纯性鼻炎

（一）单独推拿治疗慢性单纯性鼻炎

葛鹏等运用推摩法自迎香穴顺鼻两侧自下而上，经睛明、印堂、攒竹、太阳、地仓至迎香穴，反复多次；同时配合按揉迎香和太阳穴，以头面部感到温热为度；点揉风池、风府穴，以酸胀为度；用拿法自风池起沿颈椎两侧操作，并拿两侧肩井；按揉大椎、肺俞、风门，点按两侧中府、曲池、合谷穴，以酸胀为度。1 个疗程（10 日）治愈 3 例，2 ~ 3 疗程治愈 5 例；有效 2 例，无效 1 例。

赵科鹏采用推拿手法治疗 36 例慢性单纯性鼻炎患者，操作：拇指按揉印堂穴，两手拇指桡侧沿印堂到神庭穴连线上来回推 50 次左右；两手中指指腹沿鼻两侧，从攒竹穴推抹至迎香穴，反复推 20 次；医者搓热手掌小鱼际部擦左右鼻唇沟 10 次；用示指按揉两侧鼻通、迎香穴约 2 分钟。患者俯卧。用两手拇指按揉风府、大椎、风门、肺俞等穴位各 5 分钟；用擦法从胸椎至腰椎，往返操作 5 ~ 6 遍，分别拿捏两侧列缺穴 50次。实证按揉肺俞、尺泽；虚证按揉脾俞、肾俞、足三里、三阴交等穴位。10 日为 1个疗程，每次治疗 20 分钟。结果：治愈 25 例，显效 9 例，总有效率 100%。

蒋生云采用推拿手法治疗 15 例慢性单纯性鼻炎患者。操作：对有胸椎侧弯者，可加用旋转复位法纠正，其他患者采用一指禅推法在两侧肺俞穴操作约 10 分钟，以透热为度。擦两侧肺俞穴处，至有温热感为止。指揉两侧迎香穴，一直到两侧鼻孔完全通气。结果：治愈 9 例，好转 4 例，无效 2 例，提示推拿手法对慢性单纯性鼻炎有明显疗效，对有脊柱侧弯的患者在纠正其侧弯后，疗效更佳。

鞠香梅等使用点穴手法治疗慢性单纯性鼻炎，操作：拇指指尖点压迎香、上迎香、合谷等穴，每穴点压 1 ~ 2 分钟；用两手食指指腹紧贴两侧鼻翼，稍用力下压并作上下往返摩擦，每次 2 ~ 3 分钟。每日早晚各做 1 次。98 例患者经上述治疗后，48 例（48.98%）症状消失，47 例（约 47.95%）症状减轻，仅 3 例无效。提示点穴法治疗慢性单纯性鼻炎疗效显著。

（二）推拿结合其他疗法治疗慢性单纯性鼻炎

谭永红采用收敛方药结合推拿手法治疗慢性单纯性鼻炎 167 例，方药：穿心莲、香加皮、天麻，水煎取 30ml，加入 20ml 酸汤，口服 40ml，另 10ml 用于推拿按摩治疗，按揉人中、合谷、太阳等穴。痊愈率达 100%，其中有 10 位患者经 5 年随访调查未出现症状反弹或复发。

付杰娜等采用针刺结合推拿治疗小儿慢性鼻炎。将 60 例鼻炎患儿，随机平均分为针刺组、推拿组、治疗组。针刺组给予针刺迎香、印堂、百会、风池，留针 30 分钟，1 日 1 次；推拿组给予推拿治疗，1 日 1 次；治疗组给予针刺联合推拿。3 组均以 15 日为 1 个疗程，治疗 2 个疗程后判定疗效。结果：针刺组显效 6 例，总有效率 50.00%；推拿组显效 8 例，总有效率 65.00%；治疗组显效 12 例，总有效率 95.00%。3 组对比，针刺联合推拿治疗小儿慢性鼻炎疗效显著优于单独针刺或推拿治疗。

李倩认为按摩手法能够改善鼻部的血液循环，修复鼻黏膜，恢复其正常的生理功能；药枕芳香开窍，清肺除湿。两法合用，内外兼治，对慢性鼻炎有标本兼治之功。

药枕组方：野菊花100g、金银花60g、菊花300g、蒿本30g、羌活30g、川芎30g、白芷30g、细辛10g、薄荷20g、苍耳子30g（捣）、辛夷30g（捣）、鹅不食草60g。结合推摩脸部穴位等手法，治疗73例慢性单纯性鼻炎患者。结果：6个疗程内痊愈49例（67%），显效20例（28%），好转4例（5%），无效0例，提示推拿手法后使用药枕巩固疗效，可以得到更好的效果。

（纪　清）

四、急、慢性扁桃体炎

（一）单独推拿治疗急、慢性扁桃体炎

罗易文采用穴位按摩治疗急性扁桃体炎59例获满意疗效，穴位选择手少阳三焦经的角孙穴为主穴，翳风穴为辅穴，先采用"阳型刚术手法"以达"镇静、镇痛、疏散及通畅"作用，再用"阴型柔术手法"以达"兴奋、激发、补助和营养"作用。操作：医者双手食指准确按在角孙穴上，逐渐加大压力，使用推振手法，2分钟后，令患者作吞咽动作，可立即减轻咽痛症状。继续按摩30秒~1分钟，复令患者再作吞咽动作，可显著减轻咽痛，当患者感全身舒适，即可停止按压。医者改用双手拇指在同一穴位上柔和按揉，以消除局部疼痛及麻木感。若按摩主穴后患者症状未见明显减轻，可用同样方法按摩翳风穴。

高树彬采用推拿控制小儿慢性扁桃体炎发作105例，取穴与手法：点按角孙穴，按揉风池穴、扁桃体穴，每穴200次；揉掐少商、商阳穴，每穴1次。结果：经治疗后随访，治愈44例，显效32例，总有效率92.38%。

蒋康平用推拿治疗慢性扁桃体炎急性发作，以双手按揉、提拿两侧风池、肩井、曲池及合谷各2分钟，再予拇指及食指按揉喉结两侧3~5分钟，获得满意效果。

崔传群等推拿治疗小儿扁桃体炎49例，取穴与操作：分阴阳50次，对揉小天心、一窝蜂200次，清脾胃300次，揉板门200次，补肾水300次，平肝、清肺300次，清小肠300次，清天河水500次，揉拨角孙穴50次，揉拿合谷50次，捏脊5~7遍。结果：治愈47例，治愈率96%。

（二）推拿结合其他疗法治疗急、慢性扁桃体炎

舒忠民运用松筋、刺血、拔罐三法治疗急、慢性扁桃体炎198例，操作时双手涂少许介质由颌下至颈后推若干遍，夹捏松筋两侧肩肘部，按压合谷，抖动上肢，辅以三棱针点刺一侧或两侧颌下扁桃体穴，轻挤出血，于点刺部位施予火罐拔毒，结果：痊愈138例，总有效率95.5%。

急、慢性扁桃体炎是临床常见病，尤以儿童多见，推拿可以改善扁桃体周围组织血液循环，清除扁桃体局部异常分泌物，宣通瘀滞之气血，调畅阻塞之气机，活化互结之痰瘀；可避免抗生素滥用、误用，减少患儿服药量，具有较好的社会推广价值。

（董有康）

五、失瘖

推拿治疗失瘖特色明显，疗效显著。

（一）单独推拿治疗失瘖

赵一鹏用推拿手法治疗功能性发声障碍取得满意效果。操作：以拇指按揉双侧合谷穴、曲池穴及双侧大鱼际 3~5 分钟，再用双手掌平推、按揉颈部两侧至肩部，捏拿肩部肌肉，同时以四指上下推、揉两侧胸锁乳突肌，轻按双侧人迎、水突，拇指点压双侧风池、肩井及肩贞穴。

Mathieson 用喉手法治疗肌紧张性发声障碍 10 例，通过嗓音声学分析及声道不适症状（VTD）量表评估治疗效果。操作：双手环形按摩胸锁乳突肌，以单手手指搓揉上区肌肉组织以缓解喉部肌肉的紧张度，双手按压甲状软骨上缘以调整喉体高度。结果：患者持续性言语时相对平均扰动度（RAP）明显下降，VTD 严重程度及频率有所下降，双侧胸锁乳突肌、喉上区肌肉抵抗力均明显下降，提示喉手法可作为治疗肌紧张发声障碍的有效方法。

李革新用手法按摩治愈功能性发声障碍 2 例，采用放松疗法加颈部按摩疗法，先按顺序进行四肢、头、颈、肩放松训练。颈部按摩部位为颈前带状肌、颈后风池穴和环甲肌，3 个部位顺序轮替进行，颈后风池穴按摩力度适当加大，在按摩环甲肌的同时嘱患者发声。治疗后 1 周随访，患者发声正常。

牛宪明以手法治疗声带结节所致的声音嘶哑，拇、食指依次揉点风池、百劳、肺俞穴，以痛点及皮下结节为重点，点大椎、身柱穴，用掌扣法、掌散法松解，用掌从大椎穴向长强穴方向直推 3~5 遍，揉点双侧颈部人迎、天突穴，用拇、食指从颌下沿气管两侧快速、反复推至锁骨，点揉双上肢尺泽、列缺穴，指掐少商穴，肾虚者点揉肾俞、太溪；胃虚者点揉胃俞、足三里。结果：治疗 24 例，总有效率 95.83%。

（二）推拿结合其他疗法治疗失瘖

1. 推拿结合针灸治疗失瘖

彭春华推拿治疗嗓音病 58 例，操作：喉肌推拿：医者用右手的拇指与食、中指在患者的颈部喉结周围的肌肉，作从上而下、从内到外顺着肌纤维走向施行推揉手法。喉关节推拿：医者用拇指及食、中指在喉结两侧，对甲状软骨板作左右轻柔的活动，另外以环构关节为重点，配合其他的关节作推揉手法。穴位推拿：医者用拇指及食指的指尖，点按在喉部两侧的嗓音治疗穴上，如在人迎、扶突、增音、廉泉、天突等穴位作点揉手法。若伴有外感者加点揉合谷、风池、曲池；胸闷气促者加内关；中气不足者加足三里等。环甲推拿：以环甲关节为轴心，医者用右手的大拇指在喉节部位轻轻下压甲状软骨，左手的大拇指则沿环状软骨的前缘将环状骨有节奏地向上推移，每分钟 20 次，双手可交替操作，大约 3~5 分钟，在推拿的同时嘱患者闭口发拼音字母"m"音。结果：痊愈 35 例，显效 28 例，总有效率 94%。

陈陆泉用针灸推拿治疗紧张性发音障碍，针灸治疗取穴天突、人迎、颊车、合谷、曲池、足三里、内庭、尺泽，针灸治疗后行喉部推拿治疗，先用指揉天突、廉泉，随后在舌骨表面旋转按摩至舌骨大角，自甲状软骨切迹向后在甲状舌骨间隙按摩，同时，按揉胃经气舍、水突、人迎，大肠经天鼎、扶突，小肠经天容、天窗，三焦经天牖等穴。治疗过程中嘱患者持续稳定发元音。其次，指弹拨循经喉部的远端穴位。结果：18 例患者治疗前后行声道不适指数评分（VTD）、嗓音障碍指数（VHI）及喉科医师嗓音主观评分（GRBAS）比较，差异具有显著性（$P < 0.05$）。提示推拿结合针灸治疗紧张性发音障碍有明显疗效。

2. 推拿结合中药、针灸治疗失瘖

王德敬以推拿为主配合针、药治愈声带麻痹，推拿先点按"舌根三针"（廉泉穴上0.5cm 及旁开左右各1cm）、人迎、水突，再从上到下沿足阳明胃经拿喉部两侧。毫针刺"舌根三针"、人迎、水突、列缺、通里、照海、太溪、足三里、风池、肩井、中脘、丰隆；中药用仿铁笛丸及补阳还五汤加减，获得满意效果。

中医学认为，风寒或风热火毒等外邪犯喉，内因肾阴虚、肺虚气弱，或情志失调、气机郁滞等均可引起喉部气血郁阻不通导致发音障碍。运用手法治疗可疏通喉部气血，放松和降低喉肌的紧张度，缓解肌紧张带来的不适并恢复喉正常的解剖位置，此外，手法治疗可建立起患者对治疗的信心，从心理上增加其依从性，改善声音质量。

（董有康）

主要参考文献

[1] 田惠林，赵斌，孙佐枫．足反射区按摩保健作用的研究 [J]．中国康复医学杂志，2005，20 (7)：517－519.

[2] 刘建宇．推拿治疗软组织损伤的机制 [J]．中国实用医药杂志，2007，2 (14)：72－73.

[3] 秦渭志，黄明喜，陈金昌，等．推拿治疗软组织的机制研究 [J]．按摩与导引，2007，23 (7)：8－9.

[4] 朱亚林，李子让．试论特殊按摩手法对早期闭合性软组织损伤的治疗 [J]．体育科学，2001，21 (4)：6.

[5] 田惠林，赵斌，刘玉倩，等．定量按摩对肌肉损伤修复作用的形态学和生物力学研究 [J]．河北师范大学学报，2005，29 (2)：213－216.

[6] 郭汝宝，翁军，李增图，等．推拿手法对家兔失神经支配后肌球蛋白重链 mRNA 表达的影响 [J]．中华中医药学刊，2015，33 (1)：46－48.

[7] 朱莲芳，潘向红，周嫱，等．穴位按摩辅助治疗血液透析患者下肢肌肉痉挛的效果观察 [J]．现代中西医结合杂志，2006，15 (17)：2347－2348.

[8] 曹国富，马素慧，蒙家纺，等．手法治疗膝关节骨性关节炎疗效分析 [J]．中国康复医学杂志，2007，22 (4)：366.

[9] 姜淑云，严隽陶，房敏，等．颈椎治疗过程中骨与椎体的生物力学变化 [J]．中国组织工程研究与临床康复，2009，13 (11)：2029－2032.

[10] 朱清广，房敏，潘磊，等．推拿手法对颈椎病患者颈椎节段三维空间位置的影响 [J]．中国中西医结合杂志，2012，32 (7)：922－925.

[11] 顾非，房敏．推拿对腰椎间盘突出症患者腰椎曲度的影响 [J]．上海中医药杂志，2011，45 (3)：58－59.

[12] 周楠，吕强，方舟，等．推拿手法对腰椎间盘突出症腰椎结构三维位移的影响 [J]．医用生物力学，2013，28 (3)：269－274.

[13] 罗久伟，苏衍峰．颈椎椎间孔大小与脊神经根型颈椎病的关系研究 [J]．中国医学影像技术，2009，25 (增刊)：204－205.

[14] 张明才，詹红生，石印玉，等．基于骨错缝、筋出槽诊治椎间盘病症 [J]．中医骨伤，2008，21 (6)：439－441.

[15] 詹松华，赵喜，谭文莉，等．神经根型颈椎病推拿治疗的 MSCT 评价 [J]．中国医学计算机成像杂志，2012，18 (1)：42－46.

[16] 张琴明，房敏，龚利．腰椎侧位斜扳法的改良及规范操作 [J]．按摩与导引，2003，19 (4)：6－7.

[17] 赵喜，谭文莉，杨烁慧，等．多层螺旋 CT 评价推拿治疗神经根型颈椎病椎间孔变化的价值 [J]．颈腰痛杂志，2011，32 (2)：92－95.

[18] 程艳彬，房敏，王广东，等．以"筋骨失衡，以筋为先"探讨脊柱退化性疾病的推拿治疗 [J]．中华中医药杂志，2015，30 (10)：3470－3473.

［19］寿天德. 神经生物学［M］. 北京：高等教育出版社，2000：323 – 327.

［20］林彩霞，孙阿娟，赵艳玲，等. 推拿对软组织损伤兔 β – EP，5 – HT 含量及组织形态学影响［J］. 中国中医骨伤科杂志，2009，17（10）：20 – 22.

［21］许丽. 推拿镇痛时兔中央灰质区 β – 内啡肽及单胺类物质的释放变化［J］. 按摩与导引，1997，4（2）：65 – 66.

［22］王念宏，李军，裴明，等. 推拿手法对实验性类风湿性关节炎家兔疼痛的影响［J］. 辽宁中医药大学学报，2007，9（6）：180 – 182.

［23］李征宇，陈培青，龚利，等. 以痛为腧按揉法缓解腰椎间盘突出症致腰腿痛的效应［J］. 中国临床康复，2006，10（23）：25 – 27.

［24］许艳，徐满英，闫彬彬. GABA 对大鼠伏隔核痛反应神经元电活动的影响［J］. 神经科学报，2005，21（1）：53 – 57.

［25］Melzack R，Wall P D. Pain mechanisms：anewheory［J］. Science，1965，150：971 – 979.

［26］李征宇，俞仲毅，张进，等. 按揉环跳穴神经痛大鼠的镇痛反应及其中枢机制研究［J］. 辽宁中医杂志，2008，35（10）：1604 – 1606.

［27］李征宇，严隽陶. 推拿镇痛的脑功能核磁共振研究［J］. 国际中医药杂志，2007，29（10）：329 – 332.

［28］Lino Becerra，Homs c Reiter，Roy Wise，et al. Reward circuitry activation by noxious thermal stimuli［J］. Neuron，2001，32（9）：927 – 946.

［29］郭争鸣. 推拿按摩的皮肤触压感受器生理机制初探［J］. 湖南中医杂志，2009，25（6）：86 – 87.

［30］Diego MA，Field T，Sanders C，et al. Massage therapy of moderate and light pressure and vibrator effects on EEG and heart rate［J］. Int J Neurosci，2004，114（1）：31 – 44.

［31］Cagnie B，Jacobs F，Barbaix E，et al. Changes in cerebellar blood flow after manipulation of the cervical spine using Technetium 99 m – ethyl cysteinate dimmer［J］. J Manipulative Physiol Ther，2005，28（2）：103 – 107.

［32］Haavik – Taylor H，Murphy B. Cervical spine manipulation alters sensorimotor integration：a somatosensory evoked potential study［J］. Clin Neurophysiol，2007，118（2）：391 – 402.

［33］Taylor HH，Murphy B. A ltered sensori motor integration with cervical spine manipulation［J］. J Manipulative Physiol Ther，2008，31（2）：115 – 126.

［34］Taylor HH，Murphy B. Altered central integration of dual somato – sensory input after cervical spine manipulation［J］. J Manipulative Physiol Ther，2010，33（3）：178 – 188.

［35］张华，王昊，李多多，等. 中医推拿对颈椎病慢性疼痛患者静息态脑功能默认网络的影响［J］. 北京中医药大学学报，2014，37（12）：845 – 850.

［36］Sterling M，Jull G，Wright A. Cervical mobilisation：concurrent effects on pain，sympathetic nervous system activity and motor activity［J］. Manual Therapy，2001，6（2）：72 – 81.

［37］孙庆，董华. "疏肝行气，调神解郁"腹部推拿法治疗广泛性焦虑症的理论研究［J］. 天津中医药大学学报，2011，30（3）：134 – 136.

［38］吴凡，郑慧敏，于天源，等. 按摩推拿治疗周围神经损伤的研究进展［J］. 医学综述，2009，15（13）：2027 – 2029.

［39］李秀彬，李正祥，王立新，等. 脊柱微调手法对神经根型颈椎病的颈椎曲度的影响［J］. 中华中医药学刊，2012，30（8）：1782 – 1784.

［40］张长富．循经点穴配合旋转手法治疗腰椎间盘突出症30例［J］．中华中医药杂志，2005，20（10）：611－622．

［41］鲁梦倩，于天源，姚斌彬，等．推拿对坐骨神经损伤模型大鼠神经超微结构的影响［J］．南京中医药大学学报，2015，31（4）：349－352．

［42］彭德忠，张先庚．针灸推拿治疗腕管综合征32例［J］．四川中医，2006，24（4）：107．

［43］崔可密，李为民，刘霞，等．吴根诚颈部脊柱推拿对健康志愿者自主神经功能的影响［J］．上海针灸杂志，2006，25（6）：6－8．

［44］吴毅文，高晓平，鲍文，等．脊髓型颈椎病植物神经紊乱导致特殊表现的非手术治疗［J］．颈腰痛杂志，2013，34（1）：30－33．

［45］石田韶治．胸外心脏按摩的机理［J］．日本医学介绍，1991，12（3）：103－105．

［46］曾昭炜，谢忠明，李发香，等．心跳骤停与复苏时血液微循环流态变化的实验和临床研究［J］．微循环学杂志，2008，18（1）：15－19．

［47］行罔哲男．胸内心脏按摩的适应症［J］．日本医学介绍，1991，12（8）101－102．

［48］孙国超，孙伊平．内关穴治疗心脏疾病的临床应用文献综述［J］．中国民康医学，2012，24（22）：2780－2781．

［49］李华东，毛树文，毛德刚．推拿治疗冠心病稳定劳累性心绞痛40例［J］．辽宁中医药大学学报，2007，9（5）：151－152．

［50］常江．浅谈中医推拿手法治疗颈椎病的机理［J］．求医问药，2013，11（9）：136－137．

［51］唐宏亮，陈昭，庞军，等．枢经推拿治疗失眠症：随机对照研究［J］．中国针灸，2015，35（8）：816－818．

［52］曾晓春，向红，张怡，等．健脑益智推拿防治新生儿缺氧缺血性脑病后遗症［J］．吉林中医药，2015，35（3）：304－306．

［53］王新华，范炳华，徐泉珍，等．三部推拿法对椎－基底动脉缺血性眩晕模型家兔的干预作用研究［J］．中华中医药学刊，2014，32（8）：1909－1912．

［54］何明月，裘绍源．针灸、推拿疗法对椎动脉型颈椎病患者症状体征总积分的影响分析［J］．辽宁中医杂志，2014，41（7）：1501－1502．

［55］侯懿烜．按摩对兔股四头肌损伤修复的初步研究［D］．重庆：重庆医科大学，2012．

［56］李程，江瑜，陈磊，等．动态力学刺激对血管内皮细胞血管舒缩活性物质$ET-1$和$PGI2$合成释放影响的研究［J］．时珍国医国药，2014，25（1）：257－258．

［57］蒋龙龙，刘昱材，李学超，等．捏脊疗法作用机制及作用特点探讨［J］．中华中医药杂志，2015，30（8）：2852－2856．

［58］周琨，李新建．电针结合推拿对气滞血瘀型原发性痛经患者血清$PGF2\alpha$及$\beta-EP$含量的影响［J］．辽宁中医杂志，2014，41（10）：2041－2042．

［59］GasmanJn//eritcareMed．心肺复苏监测：血和终末潮气二氧化碳分压的作用［J］．国外医学内科学分册，1996，23（9）：406－409．

［60］赵阳．按摩背部在新生儿复苏中的应用价值［J］．中国实用医药，2015，10（5）：267－268．

［61］喻胜卫，李玮，邓丽萍，等．抚触对新生儿窒息治疗的影响［J］．新疆医学，2001，31（4）：308－309．

［62］武永利，王英絮．推拿对人体肺活量影响实验观察［J］．按摩与导引，1995，（2）：1－3．

［63］倪玉婷，张晶洁，孙素涛，等．徐荣谦教授平喘摩按法治疗儿童哮喘经验［J］．中华中医药杂志，2014，29（5）：1512－1514．

[64] 张鹤. 推拿疗法治疗小儿外感发热的临床观察 [J]. 光明中医 2013, 28 (12): 2588 – 2589.

[65] 吕选民. 脊源性哮喘的推拿整脊治疗 [J]. 中国乡村医药杂志, 2015, 22 (1): 10 – 13.

[66] 田福玲, 李旗, 崔建美, 等. 小儿推拿对哮喘患儿免疫功能的影响 [J]. 中国妇幼保健, 2015, 30 (5): 710 – 713.

[67] 田福玲, 李旗, 崔建美, 等. 小儿推拿疗法在小儿支气管哮喘慢性持续期的作用机制和治疗效果研究 [J]. 中国全科医学, 2015, 18 (1): 105 – 108.

[68] 徐海虹, 童林根, 丁光, 等. 中药超声波足浴结合穴位按摩治疗变应性鼻炎的临床研究 [J]. 中国中医药科技, 2014, 21 (1): 16 – 17.

[69] 佘曼瑜. 推拿联合穴位贴敷治疗小儿肺炎喘嗽痰热壅肺证临床研究 [J]. 中医学报, 2015, 30 (5): 633 – 635.

[70] 郑文莲, 戈艳蕾, 李立群. 足穴推拿联合维生素 D 治疗慢性阻塞性肺疾病急性加重并低钙血症的疗效观察 [J]. 临床合理用药, 2015, 8 (2): 120 – 121.

[71] 胡占起. 田振国教授治疗小儿脱肛病经验初探 [J]. 辽宁中医药大学学报, 2014, 16 (11): 83 – 85.

[72] 张勤良. 中药熏洗并按摩治疗小儿脱肛临床观察 [J]. 辽宁中医药大学学报, 2012, (6): 161 – 162.

[73] 蓝裕英. 穴位按摩防治早产儿胃肠外营养相关性胆汁淤积的临床研究 [D]. 福州: 福建中医药大学, 2014.

[74] 蒋龙龙, 刘昱材, 李学超, 等. 捏脊疗法作用机制及作用特点探讨 [J]. 中华中医药杂志, 2015, 30 (8): 2852 – 2856.

[75] 刘晓月, 刘元华. 浅谈产科抚触疗法临床应用及作用机理 [J]. 湖北中医杂志, 2014, 36 (8): 58 – 58.

[76] 吴利英. 穴位按摩在新生儿黄疸中的效果研究 [J]. 实用临床医药杂志, 2014, 18 (22): 185 – 186.

[77] 曲文超, 贾晓, 邵秀英, 等. 小儿健脑益智按摩预防足月新生儿高胆红素血症50例疗效观察 [J]. 中国中西医结合儿科学, 2014, 6 (5): 462 – 464.

[78] 韩利民. 腹部按摩对脑卒中后便秘患者的影响 [J]. 中国实用医药, 2015, 10 (3): 219 – 221.

[79] 周玉凤, 张华玲, 罗小燕, 等. 腹部按摩配合俯卧位对新生儿胎粪排出时间的影响 [J]. 护理实践与研究, 2008, 5 (3): 21 – 22.

[80] 左爱文. 穴位按揉联合腹部按摩护理预防卒中卧床患者便秘34例 [J]. 中国中医药现代远程教育, 2015, 13 (3): 118 – 119.

[81] 陈爱景, 陈惠敏, 杨小丽. 足底按摩对腹部术后患者肠道功能的影响 [J]. 中国临床护理, 2015, 7 (1): 27 – 28.

[82] 杨国帅. 掌振法为主推拿治疗慢性浅表性胃炎 "脾胃虚寒型" 的临床研究 [D]. 济南: 山东中医药大学, 2014.

[83] 海兴华, 李华南, 张玮, 等. 揉腹法治疗慢性浅表性胃炎的临床疗效观察 [J]. 广州中医药大学学报, 2015, 32 (5): 865 – 867.

[84] 冯硕. 推拿手法治疗小儿厌食症 [J]. 吉林中医药, 2015, 35 (9): 269 – 271.

[85] 钟翠芳, 黄丽红, 何妙东, 等. 足部按摩对产后泌尿系统康复的研究 [J]. 中国妇幼保健, 2003, 18 (9): 30 – 31.

[86] 邓国忠. 按摩足部泌尿反射区对肾泌尿功能影响的研究 [D]. 成都: 成都中医药大学, 2006.

［87］邓国忠，丰芬，阎博华，等．按摩足部泌尿反射区对尿量影响的研究［J］．新中医，2008，40（11）：71－73．

［88］简晓春，李惠尧．指压按摩法缓解泌尿系结石绞痛32例［J］．山西护理杂志，1995，9（4）：165．

［89］郭笑丽．按摩阿是穴治疗泌尿结石绞痛56例［J］．新疆中医药，1998，16（2）：24．

［90］罗耀雄，钟志勇．穴位注射及按摩治疗泌尿系结石及其并发症［J］．按摩与导引，1994，（4）：19－17．

［91］苏海云，黄伟，王雪峰．推拿疗法治疗小儿遗尿的研究现状［J］．中国中西医结合儿科学，2011，3（6）：490－491．

［92］侯捷．艾灸配合推拿治疗小儿遗尿52例［J］．中医外治杂志，2008，17（3）：41．

［93］程宾．捏脊疗法治疗小儿脑瘫中微量元素含量变化与临床疗效之间相关性研究［J］．福建中医药，2005，36（2）：4－6．

［94］蒋日仙．推拿按摩运经仪治疗泌尿系结石482例［J］．现代医药卫生，2003，19（1）：79．

［95］乔广义．推拿治愈输尿管结石嵌顿致肾盂积水一例［J］．按摩与导引，1989，（3）：44．

［96］黄光如，周卉玲．穴位按摩结合运动疗法治疗输尿管结石的疗效观察［J］．现代医药卫生，2006，22（7）：1040．

［97］田福玲，李旗，崔建美，等．小儿推拿对哮喘患儿免疫功能的影响［J］．中国妇幼保健，2015，30（5）：710－713．

［98］于娟．推拿肾俞穴治疗老年肾虚腰痛免疫机制研究［J］．山东中医杂志，2004，23（4）：214－216．

［99］卢泽强．针灸配合推拿治疗支气管哮喘56例［J］．中医杂志，2005，46（1）：42．

［100］周忠光，杨松堤，赵少华，等．推拿调节银屑病患者免疫状态的临床观察［J］．针灸临床杂志，1994，（6）：35－36．

［101］尹景载．疏经通督推拿治疗慢性疲劳综合征的疗效及免疫机理研究［D］．南京：南京中医药大学，2009．

［102］连宝领，陈斌，朱鼎成，等．背腰部保健推拿对老年人免疫功能的影响［J］．按摩与导引，2002，18（6）：8－9，18．

［103］许得泽，李梅，邵瑛．近10年推拿提高机体免疫功能作用的研究进展［J］．辽宁中医药大学学报，2008，10（6）：84－86．

［104］郭争鸣．推拿按摩对免疫调节功能的研究概况［J］．湖南中医杂志，2010，26（4）：124－126．

［105］吴萌，李亚，尚坤，等．推拿手法对于机体免疫系统功能调节的研究进展［J］．时珍国医国药，2013，24（12）：2978－2980．

［106］来肖威，余慧华，詹强，等．推拿对人体体液免疫机能的影响［C］∥中华中医药学会第四届全国推拿学术交流论文汇编，杭州，1995：3．

［107］叶常青，刘长安，朱茂祥，等．《放射性肿瘤病因判断标准》解读［J］．国际放射医学核医学杂志，2012，36（4）：210－213．

［108］Barao I，Hanash AM，Hallett W，et al. Suppression of natural killer cellmediated bone marrow cell rejection by CD4（＋）CD25（＋）regulatory T cells［J］．Proceedings of the National Academy of Sciences of the United States of America，2006，103（14）：5460－5465．

［109］张军，马笃军，李惠林，等．推拿手法治疗早期2型糖尿病的临床观察研究［J］．中国医药导

报，2013，10（16）：115－117.

[110] 乔丽萍. 推拿手法治疗糖尿病初探 [J]. 中国中医药现代远程教育，2010，8（22）：24.

[111] 刘桂华，杨健科. 联系解剖学知识思考临床问题—按摩治愈甲状腺功能减退症1例 [J]. 按摩与导引，2008，24（10）：37－38.

[112] 王秀芝，孙少伟，金华子. 足部反射区按摩治疗甲亢效果良好 [C] // 中国足部反射区健康法研究会2002反射学全国研讨会会议交流文集，北京，2002：2.

[113] 金涛，韩丽娟，沈艳红，等. 推拿对女性更年期综合征患者内分泌功能的影响 [J]. 中国中西医结合杂志，2009，29（10）：875－878.

[114] 刘东. 推拿治疗前列腺增生症初探 [J]. 按摩与导引，2004，20（4）：36－38.

[115] 崔瑾，向开维，吴高鑫. 捏脊对厌食大鼠下丘脑和血浆 CCK－8 的影响 [J]. 四川中医，2008，26（10）：86.

[116] 朱升朝，孙敬方，于利群，等. 按摩促进婴幼儿生长发育的机理及实验研究 [J]. 南京中医药大学学报（自然科学版），2002，18（1）：48－50.

[117] 曹静，钱培德，梁秋瑾，等. 按摩治疗对早产儿体重增长及血浆胃泌素、胰岛素、生长抑素水平的影响 [J]. 中国实用儿科杂志，2000，15（1）：28－30.

[118] 徐亚莉，金建军，郑昱，等. 推拿加温灸治疗肝郁脾虚型肠易激综合征及对其胃肠激素的影响 [J]. 中医研究，2005，18（6）：38－39.

[119] 张锐，王联庆. 捏脊疗法对脾虚家兔血浆胃泌素的影响 [J]. 按摩与导引，2004，20（5）：68.

[120] 余润明，李业甫，胡秋炎. 推拿治疗中央型腰椎间盘突出症疗效与唾液中单胺类神经递质含量变化分析 [J]. 中国基层医药，2001，8（3）：73.

[121] 刘志诚，张京英，王开争. 按摩对软组织损伤家兔应激的调整作用 [J]. 中国康复，1990，6（1）：67.

[122] 李强，松浦义昌，坪内伸司，等. 近红外线分光光度法测定少林内功练功时的脑氧代谢状态 [J]. 按摩与导引，2007，24（4）：5－7.

[123] 姚斐，王嘉芝，房敏. 从解剖学角度论推拿功法少林内功的功法功理 [J]. 中国中医药信息杂志，2011，18（8）：92－93.

[124] 江征，王诗忠，廖军，等. 传统功法训练对学生握捏力和上肢肌耐力的影响 [J]. 福建中医药大学学报，2010，20（6）：57－58.

[125] 周信文，岑勇，朱蕾. 推拿功法（少林内功）提高健康男性青年肺功能的临床观察和机理探讨 [C] // 中华中医药学会第四届全国推拿学术交流论文汇编，杭州，1995：8－11.

[126] 韦庆波，吴云川. 八段锦对2型糖尿病患者健康状态调节临床研究 [J]. 辽宁中医药大学学报，2014，16（1）：103－105.

[127] 韦庆波. 传统功法少林内功辅助治疗糖尿病前期患者的临床观察与机制探讨 [D]. 南京：南京中医药大学，2014.

[128] Takuo N, Yukio, Satoshi N, et al. Muscle strength is a marker of insulin resistance in patients with type 2 diabetes: A pilot study. Endocr J [J]. 2007, 54 (5): 791－796.

[129] Balducci S, F Leonetti, UD Mario, et al. Is a longterm aerobic plus resistance training program feastble for and effective on metabolic profiles in type 2 diabetic patients [J]. Diabetes Care, 2004, 27 (3): 841－842.

[130] DunstanDW, RB Daly, N Owen, et al. Homebased resistance training is not sufficient to maintain

improved glycemic control following supervised training in older individuals with type 2 diabetes [J]. Diabetes Care, 2005, 28 (1): 3 - 9.

[131] 陈惠德, 曾云贵, 周小青, 等. 健身气功·八段锦锻炼对中老年人身体形态和生理机能影响的研究 [J]. 北京体育大学学报, 2005, 28 (9): 1207 - 1209.

[132] 树钢. 少林内功结合药物对稳定型劳力性心绞痛患者的治疗效应和机制研究 [D]. 南京: 南京中医药大学, 2013.

[133] 章崇会, 宋爱桥, 邱宜均, 等. 简编易筋经十二式锻炼对老年人焦虑自评的影响 [J]. 中国运动医学杂志, 2005, 24 (3): 340 - 343.

[134] 钟志兵, 章文春, 万志莉. 健身气功·易筋经对老年人心理健康状况的影响 [J]. 中国行为医学科学, 2006, 15 (9): 850 - 851.

[135] 王薇, 李旗, 马树祥, 等. 推拿功法"易筋经"对大学生失眠症的影响 [J]. 中医药信息, 2011, 28 (5): 1 - 93.

[136] 王薇, 王晓磊, 运锋, 等. 应用多导睡眠图评价针刺结合"易筋经"功法治疗大学生失眠症的疗效观察 [J]. 针灸临床杂志, 2015, 31 (4): 13 - 15.

[137] 叶倩. 易筋经干预中老年人高脂血症的临床研究 [D]. 南京: 南京中医药大学, 2014.

[138] 郭朝卿, 程英武, 孔令军, 等. 从生物力学角度探析易筋经的功法功理 [J]. 长春中医药大学学报, 2014, 30 (2): 262 - 264.

[139] 朱毅, 李凝, 金宏柱. 2 周易筋经锻炼和骨盆牵引治疗腰椎间盘突出源性急性下腰痛疗效观察 [J]. 中国运动医学杂志, 2010, 29 (3): 288 - 290.

[140] 蔡祥碧. 健身气功·新编易筋经治疗腰椎间盘突出症下腰痛的研究 [D]. 南京: 南京中医药大学, 2009.

[141] 邱荣鹏. 健身气功·易筋经对原发性纤维肌痛综合征的影响研究 [D]. 南京: 南京中医药大学, 2011.

[142] 耿涛. 健身气功·八段锦研究近况 [J]. 甘肃中医, 2008, 21 (1): 10 - 11.

[143] 国家体育总局健身气功管理中心. 健身气功社会体育指导员培训教材 [M]. 北京: 人民体育出版社, 2007: 284 - 287.

[144] 姜霞. 浅论八段锦与中医养生的辩证关系 [J]. 中华武术·研究, 2012, 1 (2): 95 - 96.

[145] 杨红光. "八段锦"源流及其文化内涵探析 [D]. 郑州: 郑州大学, 2011.

[146] 王晓宇. 一指禅推拿流派源流研究进展 [C] // 中华中医药学会第十二次全国推拿学术年会暨推拿手法调治亚健康临床应用及研究进展学习班论文集, 南宁, 2011: 188 - 191.

[147] 方磊, 严隽陶. 一指禅推法技术要领的运动学分析 [J]. 上海中医药大学学报, 2013, 27 (2): 58 - 60.

[148] 方磊, 房敏. 一指禅推法不同作用力下上肢肌群运动方式及肌电信号特征 [J]. 医用生物力学, 2013, 28 (3): 291 - 295.

[149] 陆燕玲, 熊一清, 许丽. 清泄按揉法治疗小儿功能性便秘临床疗效观察 [J]. 浙江中医药大学学报, 2015, 39 (5): 393 - 394.

[150] 张培振. 摩腹点按九转法治疗胃痛 62 例疗效观察 [J]. 河南中医, 2004, 24 (7): 62 - 63.

[151] 韩永升. 擦法刍议 [J]. 按摩与导引, 2000, 16 (4): 4.

[152] 张健, 马玉琴. 循经补泻配合擦法治疗脑卒中后肩手综合征 30 例 [J]. 山东中医杂志, 2012, 31 (10): 737 - 738.

[153] 元唯安, 程英武. 膏摩治疗急性软组织损伤的研究进展 [J]. 河北中医药学报, 2006, 21

(4): 38 – 40.

[154] 元唯安, 孔令军, 陶吉明, 等. 膏摩对急性软组织损伤患者肌张力影响的研究 [J]. 时珍国医国药, 2011, 22 (7): 1710 – 1712.

[155] 吴萍凤, 鄢玉兰. 振动腹部按摩法结合足部按摩促进婴儿腹胀消失的疗效观察 [J]. 江西医药, 2007, 42 (12): 1163 – 1164.

[156] 方周林. 肘按法为主治疗腰椎间盘突出症临床分析 [J]. 按摩与导引, 2005, 21 (1): 10 – 11.

[157] 周波. 牵引联合理筋手法治疗神经根型颈椎病的疗效观察 [J]. 中华中医药杂志, 2011, 26 (9): 2181 – 2182.

[158] 朱峥嵘. 手法治疗神经根型颈椎病 61 例 [J]. 中国中医急症, 2008, 17 (5): 697 – 698.

[159] 林怡, 包蕾, 彭君梅, 等. 《儿科推拿辑要》学术思想初探 [J]. 中国中医基础医学杂志, 2011, 17 (5): 474 – 475.

[160] 李江全. 中医儿科技术方法操作规范 – – 小儿推拿疗法 [J]. 中医儿科杂志, 2014, 10 (4): 1 – 5.

[161] 李克译. 手法拍推法配合点穴治疗胸胁屏伤 36 例 [J]. 广西中医药, 2013, 36 (3): 34.

[162] 汪国红. 手法推拿结合传统疗法治疗肩周炎 (冻结期) 44 例临床观察 [J]. 中医药导报, 2005, 11 (10): 43.

[163] 邢凯. 侧卧位定位扳法治疗椎动脉型颈椎病 100 例 [J]. 中国实用医药, 2009, 4 (34): 69 – 70.

[164] 第二届颈椎病专题座谈会纪要. 颈椎病诊断标准及分型标准 [J]. 中华外科杂志, 1993, 31 (8): 472.

[165] 王桂茂, 纪清, 赵国红. 按揉法推拿对颈型颈椎病疼痛改善的近期效应评价 [J]. 时珍国医国药, 2012, 23 (9).

[166] 张程. 传统推拿方法结合颈肩肌群按揉牵拉治疗小儿肌性斜颈 17 例疗效观察 [J]. 中国中西医结合儿科学, 2011, 3 (4): 293 – 294.

[167] 陆燕玲, 熊一清, 徐丽. 清泄按揉法治疗小儿功能性便秘临床疗效观察 [J]. 浙江中医药大学报, 2015, 39 (5): 393 – 395.

[168] 黄伟昌. "扳机点" 手法弹拨治疗腰背部肌筋膜疼痛综合征 30 例临床研究 [J]. 江苏中医药, 2013, 45 (8): 47 – 48.

[169] 赵虹, 闻辉, 赵长伟. 点揉法治疗椎动脉型颈椎病引起的脑供血不足的临床研究 [J]. 中国社区医师, 2007, 9 (23): 140.

[170] 陈荣钟, 陈耀龙, 陈淑慧. 点穴为主治疗中风失语症 132 例 [J]. 中医杂志, 2005, 46 (3): 165.

[171] 朱清广. 理筋手法联合颈椎关节调整手法治疗颈椎病 30 例临床观察 [J]. 中医杂志, 2011, 52 (15): 1290 – 1292.

[172] 董德治. 冯氏手法整复骶髂关节半脱位 85 例 [J]. 中国实用医药, 2012, 7 (1): 239.

[173] 柯应夔. 临床妇科学 [M]. 北京: 北京出版社, 1992.

[174] 张瑞明. 按摩治疗经前期综合征临床观察 [J]. 按摩与导引, 2003, 20 (8): 49 – 54.

[175] 许亮, 陈春富. 盐酸氟桂利嗪预防月经期偏头痛的疗效观察 [J]. 中国疼痛医学杂志, 2011, 17 (8): 480 – 483.

[176] 石学敏. 针灸推拿学 [M]. 北京: 中国中医药出版社, 1996. 317 – 323.

[177] 张林，沈丽芳．针灸中药并用治疗经前期紧张症 50 例 [J]．宁夏医学杂志，2000，22 (7)：436.

[178] HSU C S, Yang L L. Effect of a dysmenorrheal. Chinese medicinal prescription on uterus contractility in vitro [J]. Phytother Res, 2003, 17 (7)：778－783

[179] 胡玮．浅谈痛经分型与手法治疗 [J]．中国民族民间医药杂志，2009，18 (7)：123.

[180] 诸国庆．一指禅手法治疗痛经 30 例 [J]．浙江中医杂志，2002，37 (9)：379.

[181] 夏桂成．月周期节律诱导法调理月经周期 [J]．南京中医药大学学报（自然科学版），2000，16 (1)：11－12.

[182] 刘元华，廖品东，张戈，等．黄氏按摩治疗月经不调临床疗效分析 [J]．山东中医药大学学报，2010，34 (2)：129－130.

[183] 藏福科．振腹疗法 [C] //北京中医药大学 50 周年校庆论文集：下册．北京：北京中医药大学，2008：585.

[184] 孙亚男．中医治疗子宫脱垂的研究进展 [J]．四川中医，2012，30 (09)：152－154.

[185] 谢一红，胡慧娟．中药内服外用治疗子宫脱垂 43 例 [J]．实用中医药杂志，2008，10. (6)：20.

[186] 时宏伟．推拿祛湿法治疗小儿腹泻 154 例临床观察 [J]．按摩与导引，2005，21 (9)：39.

[187] 单衍丽，王德景，高振华．推拿治疗小儿腹泻 150 例 [J]．山东中医杂志，2004，23 (2)：88.

[188] 孙沫，刘媛媛．捏脊疗法治疗小儿腹泻 104 例疗效观察 [J]．黑龙江医药科学，2007，30 (2)：39.

[189] 胡宏超，郭倩．揉穴捏脊治疗小儿腹泻 580 例 [J]．陕西中医，2009，30 (10)：1381－1382.

[190] 余继林．冯氏捏积疗法 [M]．上海：文汇出版社，1998：826.

[191] 许楷斯，黄清明，许尤佳，等．小儿遗尿症的中医传统外治疗法及治疗经验 [J]．中国中西医结合儿科学，2011，3 (6)：492－493.

[192] 田伟．实用骨科学 [M]．北京：人民卫生出版社，2011：550－551.

[193] 张荣，赵宁侠，宋虎杰．运动发育推拿法对脑瘫患儿运动功能的影响 [J]．实用中医杂志，2012，28 (3)：196－197.

[194] 陈冬冬，钟宁，黄华玉，等．运动发育推拿法治疗对脑瘫儿童精细运动功能障碍的观察 [J]．上海医药，2012，33 (14)：45－46.

[195] 王雪峰，贾广良．"脊背六法"在小儿脑瘫康复临床应用机理浅析 [C] //第五届全国儿童康复、第十二届全国小儿脑瘫康复学术会议暨国际学术交流会议论文汇编，重庆，2012：438.

[196] 胡晓丽，王雪峰，吴振起，等．脊背六法治疗小儿脑瘫回顾性疗效分析 [J]．辽宁中医杂志，2013，40 (11)，2219－2220.

[197] 李建峰，张恒，钟兰，等．中医药治疗青少年近视概况 [J]．河南中医，2012，32 (1)：127－128.

[198] Mathieson L, et al. Laryngeal manual therapy：A preliminary study to wxamine its treatment effects in the management of muscle tension dysphonia. J Voice, 2009, 23：353－366.

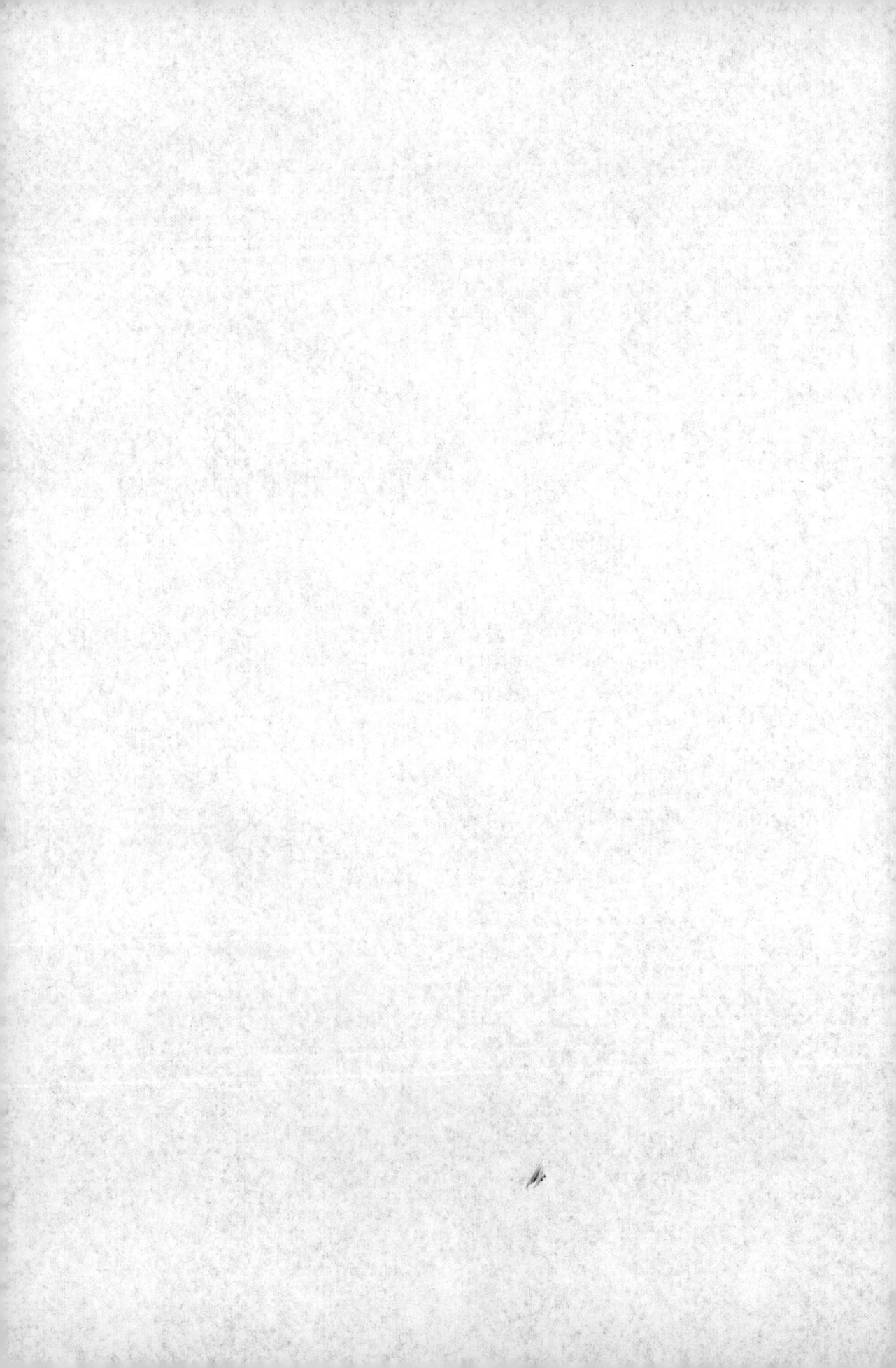